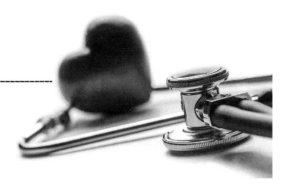

新生儿内科疾病
诊断与治疗

张　洋　主编

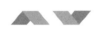

中国纺织出版社有限公司

图书在版编目（CIP）数据

新生儿内科疾病诊断与治疗 / 张洋主编. -- 北京：
中国纺织出版社有限公司，2024.1
ISBN 978-7-5229-1420-6

Ⅰ.①新… Ⅱ.①张… Ⅲ.①新生儿疾病－内科－诊
疗 Ⅳ.①R725

中国国家版本馆CIP数据核字（2024）第039625号

责任编辑：范红梅 责任校对：高 涵 责任印制：王艳丽

中国纺织出版社有限公司出版发行
地址：北京市朝阳区百子湾东里A407号楼 邮政编码：100124
销售电话：010—67004422 传真：010—87155801
http://www.c-textilep.com
中国纺织出版社天猫旗舰店
官方微博 http://weibo.com/2119887771
三河市宏盛印务有限公司印刷 各地新华书店经销
2024年1月第1版第1次印刷
开本：787×1092 1/16 印张：16.25
字数：400千字 定价：98.00元

前　言

　　21 世纪以来，科学技术高速发展推动医学技术的不断进步，儿科学在新世纪也取得了跨越式的进步，越来越科学化、细致化、专业化。随着疾病诊疗的新技术及新理论不断更新，编者结合近几年在临床一线儿科专家的实践经验并参考大量文献编写了本书。

　　本书参考国内外相关资料，并结合儿科临床经验，首先详细介绍了新生儿疾病筛查、新生儿重症监护，然后对新生儿疾病的诊治做了相关介绍，并重点介绍了新生儿常见疾病的病因、临床表现、辅助检查、治疗原则等内容。本书编写中坚持科学性、先进性、可读性的原则，力求创新，打造精品，适用于广大医护人员和教研工作者参考阅读。

　　由于编写时间和篇幅有限，书中不足之处在所难免，望广大读者提出宝贵意见和建议，以便再版时修订，谢谢！

编　者

2023 年 10 月

目　录

第一章

新生儿疾病筛查

第一节　概述

新生儿疾病筛查是指在新生儿群体中，用快速、简便、敏感的检验方法，对一些危害儿童生命、导致儿童体格及智能发育障碍的先天性、遗传性疾病进行筛查，做出早期诊断，在患儿临床症状出现之前，给予及时治疗，避免患儿机体各器官受到不可逆损害的一项系统保健服务。国内外实践证明，新生儿筛查能防止儿童智力低下，有利于提高人口出生质量。国际上认为筛查的疾病一般应符合以下几个标准：①疾病危害严重，可导致残疾或死亡，已构成公共卫生问题；②有一定发病率，筛查的疾病在人群中是相对常见或流行的疾病；③疾病早期无特殊症状，但有实验室指标能显示阳性；④有可靠的、适合于大规模进行的筛查方法，假阳性率和假阴性率均较低，并易被家长接受；⑤筛查的疾病可以治疗，特别是通过早期治疗，能逆转或减慢疾病发展或者改善其预后；⑥筛查费用低廉，筛查、诊断和治疗所需的费用应低于发病后诊断、治疗的支出费用，即投入/产出比高，经济效益良好。

1961 年美国 Guthrie 医生建立了在干燥滤纸血片中采用细菌抑制法对血中苯丙氨酸进行半定量测定的方法，开创了新生儿苯丙酮尿症（PKU）的筛查。自此，新生儿疾病筛查工作在世界范围内广泛展开，筛查的种类也逐渐增加。PKU 和先天性甲状腺功能减退症（CH）是目前国内外新生儿疾病筛查最普遍的病种，世界各地 CH 的平均发病率为 1/4 000，美国 CH 发病率为 1/3 000 ~ 1/5 000，欧洲平均为 1/3 000，非洲国家发病率较低，仅 1/10 000 ~ 1/17 000，亚洲国家如日本为 1/5 700。苯丙酮尿症的发病率也不尽相同，美国、加拿大等北美地区约为 1/15 000，中欧诸国约为 1/10 000，亚洲国家如日本则发病率较低，约为 1/80 000。

我国自 20 世纪 80 年代初期开始新生儿疾病筛查。1992—1997 年，国内八大城市 110 万新生儿筛查结果显示，CH 发病率为 1/5 469，PKU 为 1/14 767。1994 年《母婴保健法》颁布，提出应在全国"逐步开展新生儿疾病筛查"，这使开展新生儿疾病筛查工作有了根本的法律保障。目前我国主要筛查 CH 和 PKU 两种疾病，广西、广东地区增加了葡萄糖-6-磷酸脱氢酶（G-6-PD）缺乏症筛查，其发病率为 3.6%，江苏和上海等部分地区还增加了先天性肾上腺皮质增生症（CAH）的筛查。

随着新生儿疾病筛查工作的不断推进，目前全国已有 30 个省（直辖市、自治区）相继开展筛查，已建立了上百家筛查中心，年筛查新生儿已达 290 万人次，上海、北京、浙江等地的新生儿疾病筛查率已达95%。但从总体来看，我国新生儿疾病筛查率仍然较低，如能对这些患儿及时进行诊断和治疗，可避免智能障碍的发生，具有极其重要的社会效益和经济效益。

一、标本采集

筛查前应将新生儿疾病筛查的项目、条件、方式、费用等情况如实告知新生儿的监护人，并应遵循知情选择的原则。认真填写采血卡片，要求字迹清楚、登记完整。卡片内容包括：采血单位、母亲姓名、住院号、居住地址、联系电话、新生儿性别、孕周、出生体重、出生日期、采血日期及开奶时间等。

1. 采血时间

为出生72小时后，7日之内，并充分哺乳；对于各种原因（早产儿、低体重儿、提前出院者等）未采血者；最迟不宜超过出生后20日。

2. 采血部位

为足跟内侧或外侧，针刺采血部位，滴血于滤纸片上，使血自然渗透至滤纸背面。至少采集3个血斑，每个血斑直径>8 mm。

3. 标本保存

将血片置于清洁空气中，避免阳光直射；自然晾干呈深褐色，并登记造册后，置于塑料袋内，保存在2~8 ℃冰箱中。

4. 标本递送

采集后及时递送，在5个工作日内必须到达筛查检测机构。

CH、PKU、CAH、G-6-PD缺乏症或其他氨基酸、有机酸、脂肪酸代谢异常疾病筛查均可利用同一滤纸血片检测。

二、检测方法

1. PKU

（1）以苯丙氨酸（Phe）作为筛查指标。

（2）Phe浓度阳性切值>120 μmol/L（>2 mg/dL）。

（3）推荐方法为细菌抑制法、定量酶法和荧光分析法。

2. CH

（1）以促甲状腺素（TSH）作为筛查指标。

（2）TSH水平的阳性切值根据实验室及试剂盒而定，一般为10~20 μIU/mL。

（3）推荐方法为时间分辨免疫荧光分析法、酶免疫荧光分析法和酶联免疫吸附法。

3. CAH

（1）以17α-孕酮（17-OHP）作为筛查指标。

（2）17-OHP的阳性切值根据实验室及试剂盒而定，一般为30~60 nmol/L，17-OHP水平与出生体重有关，足月儿>30 nmol/L，出生低体重儿（1 500~2 500 g）>40 nmol/L，极低体重儿（<1 500 g）>50 nmol/L。

（3）推荐方法为时间分辨免疫荧光分析法和酶联免疫法。

4. G-6-PD 缺乏症

（1）以 G-6-PD 活性作为筛查指标。

（2）G-6-PD 活性阳性切值，根据实验室及试剂盒而定，一般在 2.2 IU/gHb 以下。

（3）推荐方法为荧光分析法。

三、追访

对于筛查实验结果大于切值的可疑阳性新生儿，均应立即通过固定电话、手机、短信、电子邮件等方式通知家长，召回到筛查中心进行复查，确诊后尽早给予治疗及干预。

四、诊断

1. PKU

高苯丙氨酸血症（HPA）为血 Phe 浓度 > 120 μmol/L。对 HPA 应进行早期鉴别诊断，以明确苯丙氨酸羟化酶（PIAH）缺乏所致的 PKU 和 PAH 辅酶四氢生物蝶呤（BH）缺乏所致的四氢生物蝶呤缺乏症（BH$_4$D）。可采用下列实验方法加以鉴别。

（1）四氢生物蝶呤（BH$_4$）负荷试验：该负荷试验是一种快速而可靠的辅助诊断实验。如血 Phe 浓度 >600 μmol/L，直接做口服 BH$_4$ 负荷试验。方法为餐前 30 分钟口服 BH$_4$ 片 20 mg/kg，在口服前（0 小时）和口服后 2 小时、4 小时、6 小时、8 小时、24 小时分别采血 1 次，检测血 Phe 浓度。服药前和服药后 4~8 小时留尿做尿蝶呤分析。①PKU 患儿在服用 BH$_4$ 前后，血 Phe 浓度无明显改变。②BH$_4$D 患儿在服用 BH$_4$ 4~6 小时后，血 Phe 浓度可下降至正常，如尿生物蝶呤显著低下，尿新蝶呤明显增加，诊断为 6-丙酮酰四氢蝶呤合成酶（PTPS）型。③24 小时内下降 30% 以上，提示对 BH$_4$ 有反应，尿蝶呤分析正常，诊断为 BH$_4$ 反应性苯丙氨酸羟化酶缺乏症（PAHD）。

（2）尿蝶呤分析：应用高效液相色谱仪进行尿蝶呤分析是诊断 BH$_4$D 的有效方法。通过测定尿新蝶呤（N）、生物蝶呤（B）及其比值 B/（B+N）来鉴别 PKU 和 BH$_4$D。

（3）红细胞二氢蝶啶还原酶活性测定：BH$_4$D 中二氢蝶啶还原酶（DHPR）缺乏者该酶活性极低或测不出。

（4）Phe 负荷试验：如 Phe 浓度 <600 μmol/L，需做 Phe+BH$_4$ 联合负荷试验。先口服 Phe 0.1 g/kg，分别于服前和服后 1 小时、2 小时、3 小时各采血 1 次，检测血 Phe 浓度；再服 BH$_4$ 片，做 BH$_4$ 负荷试验，根据血 Phe 浓度进行鉴别。

苯丙氨酸羟化酶缺乏性 HPA：①血 Phe 浓度 > 360 μmol/L（6 mg/dL）为 PKU。②血 Phe 浓度 ≤360 μmol（2~6 mg/dL）为轻度 HPA。

2. CH

（1）实验室检查和辅助检查。

1）检测血清促甲状腺素（TSH）、游离甲状腺素（FT$_4$）、甲状腺素（T$_4$）、游离三碘甲状腺原氨酸（FT$_3$）、三碘甲状腺原氨酸（T$_3$）的浓度。

2）甲状腺 B 超检查甲状腺是否缺失及其大小、形状和位置。

3）甲状腺核素扫描可发现异位甲状腺，不显影者应考虑甲状腺发育不良或缺如。

4）骨龄测定。

（2）诊断标准。

1）临床型 CH：TSH >20 mIU/L，FT_4、T_4 下降。

2）亚临床型 CH：TSH >20 mIU/L，FT_4、FT_3、T_4、T_3 均正常。

3）高 TSH 血症：TSH 升高但在 20 mIU/L 以下，FT_4、FT_3、T_4、T_3 均正常。

3. CAH

21-羟化酶缺乏症（21-OHD）是最常见的一种 CAH，占 90% ~95%。新生儿筛查能使 70% 21-OHD 的 CAH 患儿在出现临床症状前得到早期诊断。CAH 的实验室诊断涉及许多激素及其中间产物，必须由专业实验室进行，对结果的判断也须仔细分析。

根据临床症状、体征和实验室检测结果，21-OHD 诊断分为失盐型、单纯男性化型、非典型型即晚发型 3 种类型。

实验室检测：①尿：17-酮类固醇（17-KS）、17-羟类固醇（17-OH）。②血：电解质、皮质醇、17-羟孕酮（17-OHP）、脱氢异雄酮（DHEA）、雄烯二酮。

4. G-6-PD 缺乏症

G-6-PD 活性检测为特异性的直接诊断方法。

（1）Zinkham 法（WHO 推荐）：正常值为（12.1 ±2.09）IU/gHb。

（2）Clock 与 Melean 法（国际血液学标准化委员会推荐）：正常值为（8.34 ±1.59）IU/gHb。

（3）NBT 定量法：正常值为 13.1 ~30.0 NBTU。

影响 G-6-PD 活性的因素有新生儿感染、病理产程、缺氧、溶血症等，这些因素可能会掩盖 G-6-PD 缺乏症的诊断；对高度怀疑者，应在血液指标恢复正常，溶血停止后 2 ~3 个月再复查 G-6-PD 活性，以免漏诊。

五、治疗和随访

1. HPA

（1）PKU：①PKU 采用无苯丙氨酸或低苯丙氨酸饮食治疗。②轻度 HPA 无须特殊治疗，密切随访，监测血 Phe 浓度。

（2）BH_4 反应性 PAHD：采用 BH_4 单独治疗或无苯丙氨酸饮食治疗或联合治疗。

（3）BH_4D：采用 BH_4、5-羟色胺、左旋多巴等联合治疗。

（4）随访。

1）PKU 一经确诊后须立即饮食治疗，治疗开始后须在数日内使血 Phe 浓度降至 600 μmol/L（10 mg/dL）以下，继而进一步下降至 120 ~240 μmol/L（2 ~4 mg/dL），每周复查 1 次血 Phe 浓度，根据血 Phe 浓度决定 Phe 摄入量。血 Phe 浓度持续稳定后，每半个月至 1 个月复查 1 次，饮食有改变时随时复查。低苯丙氨酸饮食治疗至少持续到青春发育期，目前提倡终身治疗。

2）低苯丙氨酸饮食治疗的原则：应使 Phe 摄入量能保证正常生长发育和体内代谢的最低需要量，又不出现过高 Phe。血 Phe 浓度控制范围如表 1-1 所示。

3）定期进行体格和智能发育评估（6 个月至 1 年），测定身高、体重、血常规、肝肾功能、微量元素、智力（每 1 ~2 年 1 次）、脑电图（必要时）。

表 1-1 低苯丙氨酸饮食治疗时不同年龄血 Phe 浓度控制的最合适范围

年龄	最合适的血 Phe 浓度
0~3 岁	120~240 μmol/L（2~4 mg/dL）
3~9 岁	120~360 μmol/L（2~6 mg/dL）
9~12 岁	120~480 μmol/L（2~8 mg/dL）
12~16 岁	120~600 μmol/L（2~10 mg/dL）
>16 岁	120~900 μmol/L（2~15 mg/dL）

4）女性苯丙酮尿症患者，应告知在准备受孕半年前起食用低 Phe 饮食，然后受孕，严格控制血 Phe 浓度在 120~360 μmol/L 直至分娩，以免高 Phe 透过胎盘危害胎儿。

2. CH

（1）CH 确诊后，立即采用甲状腺素替代治疗，目前多采用左甲状腺素钠，初始剂量为 6~15 μg/（kg·d）。开始治疗后 2 周内，使血清 T_4 值提高到正常范围的上限；4 周内 TSH 值下降至正常水平。复查后根据血清 TSH、T_4 水平，进行个体化的药物剂量调整。定期随访一般为：1 岁以内小儿，每 2~3 个月复查 1 次；1~3 岁，每 3~4 个月复查 1 次；3 岁以上，每 6 个月复查 1 次。随访期间，每当药物剂量调整后，服药 1 个月即应复查。当血清指标有异常变化，而药物剂量暂时不必调整时，则需密切观察 2 个月后再复查。

治疗随访期间，除定期复查甲状腺功能外，须同时进行体格和智能发育情况的评估，对甲状腺发育异常或骨龄异常者，也应及时复查及评估。智商每 1~2 年测定 1 次，体格发育每半年检查 1 次等。

规范治疗 2~3 年进行重新评估。①永久性 CH：一般为仍需大剂量甲状腺素才能维持正常甲状腺功能者，往往为甲状腺异位、缺如、发育不良或甲状腺素合成障碍，需终身治疗，无须停药评估。②暂时性 CH：一般为小剂量甲状腺素即能维持正常的甲状腺功能者，甲状腺形态、位置、大小发育正常，停药 1 个月、3 个月分别复查甲状腺功能，持续正常者则可终止治疗，但需定期随访。如停药后复发者，也称为永久性 CH，需要终身治疗。

（2）亚临床型 CH 采用较小剂量甲状腺素替代治疗，左甲状腺素钠初始剂量为 3~5 μg/（kg·d）。随后定期复查，根据血清 TSH、T_4 水平，进行个体化的药物剂量调整。

（3）高 TSH 血症：需及时定期随访，每 1~2 个月复查 1 次，期间根据个体情况进行必要的检查（如甲状腺超声、血脂、骨龄、体格发育等）。当 TSH 持续大于 10 mIU/L 时，应予以小剂量左甲状腺素钠 3~5 μg/（kg·d）治疗，并定期随访。

3. CAH

CAH 患儿尽早予以盐皮质激素和糖皮质激素治疗。治疗期间必须进行临床评估和血 17-OHP、脱氢异雄酮、雄烯二酮的检测，以调节两类激素的剂量，达到最佳治疗效果。患儿在出生后 3 个月内，若得到早期规范的治疗，激素水平均能得到较好的控制，并在生长发育过程中，维持正常的生长速率和骨龄成熟，其最终能出现正常的青春期发育。

4. G-6-PD 缺乏症

G-6-PD 缺乏症为 X 连锁不完全显性遗传性疾病，目前尚无特殊治疗，以去除诱因、对贫血和高胆红素血症对症处理为主。确诊后，对家长要进行疾病预防知识的宣教。给予患儿 G-6-PD 缺乏携带卡，指导患儿预防用药，卡内列出禁用和慎用的氧化作用药物，避免食用蚕豆及其制品等。

第二节　遗传代谢病的筛查

遗传代谢病（IMD）是由人体内某些酶、膜泵及受体等的生物合成遗传缺陷所导致，大多数在婴儿期起病，涉及机体各系统组织器官。目前已发现的遗传代谢病达 400 多种，常见的有 30 余种，总发病人数约占出生人口的 1%。IMD 不仅影响儿童的体格发育，还影响智能发育，如能在出生早期发现，可通过调整饮食和补充相应缺乏物质来控制和治疗疾病，降低患儿的病死率及后遗症发生率。如果治疗不及时，可造成不可逆的智力低下、发育不良或脏器损害，给家庭及社会带来沉重负担。因此，在全国范围内开展新生儿期常见遗传代谢病的筛查工作刻不容缓。

IMD 发病机制复杂，临床表现多样且缺乏特异性，确诊依赖于对患儿血、尿及其他体液中特异性异常代谢物质的实验室生化分析。自 1966 年 Tanaka 等应用气相色谱—质谱联用技术（GC-MS）诊断首例异戊酸血症后，通过不断改进，GC-MS 已成为对 IMD 高危儿童筛查及诊断的重要手段。还可同时检测有机酸、氨基酸、糖类和核酸的碱基，一次能筛查多种 IMD，灵敏度及准确度均高。目前，国际上已有美国、加拿大、澳大利亚、卡塔尔及部分西欧国家采用这项技术开展了群体新生儿 IMD 筛查，据报道筛查阳性率为 1/2 000～1/5 000，大幅提高了遗传代谢性疾病的防治水平。德国采用串联质谱技术对 49 万例新生儿进行了筛查，发现脂肪酸氧化和肉碱代谢异常 63 人，氨基酸代谢异常 45 人，有机酸代谢异常 24 人。美国通过这一技术筛查了 200 万新生儿，IMD 发病率为 1/4 000。我国台湾地区筛查了 9.6 万例新生儿，发病率为 1/56 000，我国北京、上海于 20 世纪末率先引进 GC-MS 技术用于高危儿童的筛查，此后其他城市也相继开始使用此项技术，各地阳性检出率相似，为 8.26%～10.4%。

虽然 GC-MS 能对大多数遗传代谢病进行高危筛查诊断，但如果用于新生儿群体筛查，分析成本高，耗时长。目前，串联质谱分析技术（MS/MS）已逐渐成为新生儿遗传代谢病筛查的有力手段。MS/MS 一次能筛查氨基酸代谢异常、脂肪酸代谢异常及有机酸血症等 30 余种遗传代谢病，每次分析只需 2 分钟，大幅提高了筛查效率，实现了从"一种实验检测一种疾病"到"一种实验检测多种疾病"，及"一滴血检测 2 种疾病"到"一滴血检测 30 余种疾病"的根本转变。MS/MS 还具有高灵敏性、高特异性及高选择性等特点。

我国上海、北京、武汉、广州、浙江等地已逐步采用 MS/MS 进行 IMD 高危儿童的筛查。2002—2003 年，上海市某医院与上海市某研究所采集了 104 名临床疑诊 IMD 儿童的干血滤纸片，用串联质谱仪分析血片中氨基酸谱、酰基肉碱谱及其浓度，检出阳性标本 10 例（9.6%）。2005 年对 1 000 例 IMD 高危儿童进行的有机酸血症筛查发现 40 例阳性患者。目前，上海、浙江、广州等省市已开始把 MS/MS 应用于群体新生儿筛查，以 30 种 IMD 的发生率为 1/3 000 计算，我国每年新生儿中可筛查出 7 000 名左右 IMD 患儿。由此可见增加新生儿遗传性代谢病筛查病种的必要性和重要性。

第三节 新生儿听力筛查

新生儿听力障碍是常见的出生缺陷。国外报道正常新生儿双侧听力障碍的发生率为1‰~3‰，国内为1.4‰~1.8‰，经ICU抢救的新生儿中发生率更高。正常的听力是儿童语言学习的前提，儿童听力的最关键期为0~3岁。胎儿后期听觉已较为敏感，这就是早期教育中能够对胎儿进行胎教的理论基础。但是新生儿听力较差，需要较强的声刺激才能引起反应。3~4个月时头可以转向声源；6个月时能够辨别父母的声音；8个月时能够辨别声音的来源。由于儿童听力的发展与儿童的智能以及社交能力有密切关系，故早期发现儿童听力障碍应及时干预。听力障碍的后果不在于聋而在于哑。有专家研究认为，听力障碍儿童最终的语言发育水平并不是取决于听力障碍的严重程度，而是取决于其被发现和干预的早晚。不管听力损害的程度怎样，若能在6个月前发现，通过适当的干预，患儿的语言发育能力可以基本不受影响；6个月前发现的患儿其语言发育水平明显优于6个月后被发现者。

虽然可以对高危家庭进行追踪管理，但仅能发现50%的患儿；用常规的体检和父母的观察识别方式几乎不能在1岁内发现轻至中度听力障碍儿童。目前的医学知识和技术还不能完全预防先天性听力障碍的发生，因而如果能在新生儿期或婴儿早期及时发现听力障碍，可通过放大技术等方法重建其语言刺激环境，使语言发育不受或少受损害，使先天性听力障碍的患儿做到聋而不哑，从而避免家庭和社会的不幸，减轻家庭和社会沉重的经济负担。而新生儿筛查是早期发现听力障碍的有效方法，最终实现使先天性听力障碍儿童聋而不哑。因此，新生儿听力筛查是一项利国利民的大事，对于提高我国出生人口素质，减少出生缺陷具有重要意义。因此，1999年我国卫健委、残疾人联合会等10个部委联合下发通知，将新生儿听力筛查纳入妇幼保健的常规检查项目。

一、耳聋程度分级

根据WHO障碍、残疾和残废的国际分类标准进行分级（表1-2）。

表1-2 WHO听力损伤程度分级标准

听力分级	平均阈值及粗略判断
正常听力水平	≤25 dB（可以听到耳语声）
轻度听力障碍	26~40 dB（听小声讲话困难）
中度听力障碍	41~60 dB（听一般讲话有困难）
重度听力障碍	61~80 dB（听大声讲话也有困难，影响工作和生活）
极重度听力障碍	≥81 dB（几乎听不到任何声音，残存听力一般不能利用，儿童则为聋哑）

注：dB为分贝。

二、新生儿听力筛查方法

听力检测方法可分为主观测听法和客观测听法。

1. 主观测听法

即行为测听，依据受检者对刺激声信号做出的主观判定记录，受到受检者的主观意识、情绪、年龄、文化程度、反应能力和行为配合的影响。主观测听法包括：音叉试验、纯音听力计检查法、阈上听功能测试、言语测听法、表试验、语音检查法等。能判定和鉴定耳聋性质、听力受损程度、蜗性病变与蜗后性病变、语言康复训练效果等。主要用于国内司法、劳动力和伤残鉴定。

2. 客观测听法

无须受检者行为配合，不受其主观意识等的影响，结果相对客观可靠，但结论判断的正确性与操作者的经验和水平有关。频率特性较差，对每个频率的听阈难以做出精确的评价。客观测听法包括：声导抗测试、耳声发射测试、电反应测听等。可用于婴幼儿听力筛查、非器质性耳聋和感音神经性耳聋的鉴别，以及听力受损程度的鉴定。

对筛查方法的总体要求：所用的筛查方法须客观快速、操作简便、便于标准化、准确性可以接受、有良好的敏感性和特异性、价廉。目前国内常用的筛查方法为耳声发射法（OAE）和（或）自动（快速）脑干诱发电位法（AABR）。

三、筛查对象

1. 初次筛查对象

凡诊疗科目中设有产科或儿科的医疗机构均应按照《新生儿听力筛查技术规范》的要求开展新生儿听力筛查，时间为出生后 48 ~ 72 小时；各级妇幼保健机构应在儿童首次健康体检建卡时核查儿童听力筛查情况。未做筛查者应补做听力筛查。

2. 复查、监测对象

初次筛查不通过者应进行复查，复查仍不能通过者，应进行诊断性测定。具有高危因素的婴幼儿应定期进行听力复查或监测，儿童听力障碍的高危因素包括如下。

（1）有儿童期永久性听力障碍家族史。

（2）有巨细胞病毒、风疹病毒、疱疹病毒、梅毒或弓形虫病等宫内感染史。

（3）颅面骨畸形者，包括耳廓和耳道畸形等。

（4）出生时体重低于 1 500 g。

（5）高胆红素血症达到换血要求。

（6）母亲孕期曾使用过耳毒性药物或滥用药物和酒精。

（7）有病毒性或细菌性脑膜炎。

（8）宫内或产程、产后有窒息史（Apgar 评分 1 分钟 0 ~ 4 分或 5 分钟 0 ~ 6 分）。

（9）新生儿重症监护室住院超过 24 小时。

（10）临床上存在或怀疑有与听力障碍有关的综合征或遗传病。

（11）机械通气时间 5 日以上。

四、新生儿听力筛查的工作规范与要求

我国《新生儿疾病筛查技术规范》中规定如下。

1. 筛查机构

（1）诊疗科目中设有产科或儿科的医疗保健机构须配备专职人员，配置新生儿听力筛

查仪，开展新生儿听力筛查。

（2）职责是负责新生儿听力筛查，出具报告，资料登记归档并上报，对家长进行告知并转诊，对通过筛查的高危儿要建议其定期至儿童保健机构随访。

2. **诊治机构**

（1）经省、自治区、直辖市卫生行政部门指定具备儿童听力障碍诊治技术能力的医疗机构为儿童听力诊断中心。

（2）应具备相应的专业人员、先进的听力检测和诊断设备。

（3）职责是负责听力障碍确认，对疑难病例进行会诊，出具报告，资料登记归档并上报，对家长进行告知，建议确诊患儿进入干预程序。

3. **人员要求**

从事听力筛查和诊断的技术人员必须进行经省级卫生行政部门认可的岗前培训，取得培训合格证后方可上岗。

（1）筛查人员：负责新生儿听力筛查的实施，由经过听力学专门培训的技（护）师以上职称的人员担任。

（2）诊断人员：检测人员由从事听力学测试工作 3 年以上的专业人员担任；出具诊断报告由具有高级技术职称的专业人员担任。

4. **房屋要求**

（1）筛查机构：设置 1 间相对比较安静的专用房间，配备诊察床和办公桌椅。

（2）诊断机构：符合国家标准的测听室 2 间；诊室 1 间，并配诊察床，面积至少 8 m²；综合用房 1 间。

5. **设备要求**

筛查机构及诊断机构的设备要求如表 1-3、表 1-4 所示。

表 1-3　筛查机构的设备要求

设备	用途
筛查型耳声发射仪和（或）自动听性脑干诱发电位仪	快速筛查新生儿听力情况
具备网络接收能力的计算机	用于保留结果原始数据，信息管理

表 1-4　诊断机构的设备要求

设备	用途
诊断型听性脑干诱发电位仪（须具备短声、短纯音和骨性稳态反应功能）、诊断型耳声发射仪、声导抗仪、便携式听觉评估仪、纯音听力计（具备声场及 VRA）	综合评估听力损失的性质、程度并进行鉴别诊断
计算机	登记、数据分析

五、听力筛查步骤及流程

听力筛查步骤及流程如表 1-5 所示。

表 1-5　听力筛查步骤及流程

阶段	对象	地点	时间	方法
第一阶段 听力筛查	新生儿	医疗机构	出生后 48～72 小时	OAE 和（或）AABR
	初筛未通过者	医院（或妇幼保健院）的产科	出院时	OAE 和（或）AABR
	出院时仍未通过者 和新生儿期漏筛者	妇幼保健院（所）	42 日内	OAE 和（或）AABR
第二阶段 诊断和干预	复筛未通过者	儿童听力诊断中心	出生后 3～6 个月	诊断型听性脑干诱发电位（ABR）、诊断型声导抗等
第三阶段 康复阶段	确诊患有听力损害 需康复者	各级医疗保健康复中心	确诊时	听力、言语等能力的训练

六、儿童耳聋的预防

1. 一级预防

（1）避免使用或慎用耳毒性药物。

（2）开展耳聋遗传咨询，实行优生优育。

（3）加强免疫接种，预防相关的疾病。

2. 二级预防

（1）积极治疗能致聋的感染性疾病，如细菌性脑炎、巨细胞病毒感染，尤其是慢性中耳炎。

（2）妥善处理高危孕妇、高危分娩和高危新生儿情况。

（3）开展婴幼儿听力筛查，早期发现听力障碍，早期干预。高危儿童，应在 3 岁前接受听力检测追踪。

3. 三级预防

儿童耳聋三级预防的目的是不失时机地对患儿进行语言培训，尽可能地提高其听力和语言沟通能力，这是一项具有抢救性和长远意义的工作。

第四节　新生儿视力筛查

眼是人体的重要器官，是"心灵的窗户"。人类视觉发育的关键期为出生至 3 岁；视觉发育的敏感期为出生至 12 岁。在视觉发育的关键期和敏感期，儿童视觉的形成易受各种因素的干扰和破坏而导致视力发育异常。早产儿视网膜病变（ROP）是未成熟或低体重婴儿发生的增殖性视网膜病变，表现为视网膜缺血、新生血管形成和增殖性视网膜病变。目前其发病机制尚未完全阐明，但学者们一致认为视网膜新生血管在发病机制中起主导作用，而视网膜缺氧则是新生血管形成的关键。在 1942 年 ROP 首先被报道：早产儿出生后 4～6 个月出现视力低下、瞳孔区发白、晶状体后有纤维膜增殖，称为晶状体后纤维增生。近年来我国新生儿科学不断发展，早产儿、低体重儿存活率有很大提高，但 ROP 发生率也开始上升，导致盲童不断增多。

一些视力发育异常早期发现后及时干预是可以治疗和避免的。国外儿童保健和眼科医生设计了一些视力筛查方案，及时检出视力异常人群，进行适时随访和治疗，达到防病治病的目的。我国儿童眼保健始于 20 世纪 70 年代初，以弱视、斜视防治为主。

新生儿出生时眼球近乎球形，由于物体成像在视网膜后，故新生儿的视力为远视力，称为生理性远视。随着儿童年龄的增长，眼球前后轴加长，物体成像在视网膜上，儿童的视力逐渐发育为正常视力。

一、ROP 筛查与诊断

在儿童眼病中，ROP 致盲率高达 6% ~ 18%。早产儿中患病率为 15% ~ 30%，怀孕期越短、出生体重越轻，患病率越高。平均出生体重 1 kg 者，患病率可达 40%；低于 1 kg 者，患病率高达 70% ~ 80%。常双眼发病，男女无差别。据估计，美国每年 100 万婴儿中，有 300 个婴儿由于 ROP 导致失明。WHO 统计，ROP 已成为发达国家的首位致盲因素。

我国卫健委于 2004 年 4 月颁布了《早产儿治疗用氧和视网膜病变防治指南》，其中明确规定，出生体重低于 2 kg 的早产儿和低体重儿，在生后 4 ~ 6 周或矫正胎龄 32 周起，就应进行早产儿视网膜病变的检查。而对患有严重疾病的早产儿，筛查范围可适当扩大。

1. ROP 诊断

1984 年在国际眼科会议上 ROP 被正式命名，并制定了疾病分类标准及分期。ROP 按部位划分为三个区。Ⅰ区：以视神经盘为中心，半径为 2 倍视神经盘至黄斑的距离；Ⅱ区：Ⅰ区以外的环形区域，以视神经盘为中心，以视神经盘至鼻侧锯齿缘为半径画圆；Ⅲ区：为Ⅱ区以外其他部位，直至颞侧锯齿缘。

按病变进程划分五期。Ⅰ期：视网膜有血管区和无血管区之间出现白色平坦分界线；Ⅱ期：白色分界线变宽增高，呈嵴样隆起；Ⅲ期：嵴上发生视网膜血管扩张增生，伴纤维组织增生；Ⅳ期：由纤维增生血管膜造成牵引性视网膜脱离；Ⅴ期：视网膜全脱离，呈漏斗型。此外，还有附加病变、阈值前病变、阈值病变及 Rush 病变等诊断标准。

2. ROP 筛查标准及时间

ROP 早期治疗可阻止视网膜病变的发展，使患儿有一个相对较好的视力预后。ROP 晚期视网膜脱离后再进行治疗，患儿治疗费用高且预后差。因此，早期筛查并治疗对 ROP 至关重要。目前，美国儿科学会规定的筛查标准是：出生胎龄 ≤ 28 周和（或）出生体重 ≤ 1.5 kg 的早产儿。我国筛查标准：体重 < 2 kg，胎龄 < 32 周，有高危因素的早产儿体重 < 2.2 kg，胎龄 < 34 周。一般首次检查应在出生后 4 ~ 6 周或矫正胎龄 32 ~ 34 周开始。

患儿早期筛查时间建议：Ⅰ期或无病变可隔周复查，直至视网膜生长锯齿缘为止；Ⅱ期病变每周复查；Ⅲ期病变每 2 ~ 3 日复查 1 次，如达病变阈值，72 小时内进行治疗。终止检查的条件是视网膜血管化，矫正胎龄 45 周，不曾有阈值前病变，视网膜血管发育到Ⅲ区，以往不曾有Ⅱ区病变。

3. ROP 筛查方法

现今 ROP 筛查方法多利用间接检眼镜直接行眼底检查，更多敏感的筛查指标还在不断研究之中。ERG 检查作为筛查视网膜病变的依据，可很好地反映正常视网膜发育，对预防和治疗 ROP 十分重要。RetCam 数字视网膜照相机也已在临床中应用。

4. ROP 治疗

Ⅰ期、Ⅱ期为观察期，在此期间，绝大多数早产儿视网膜病变会自动退化；Ⅲ期是最佳治疗时期（这段时间很短，约为 1 个月，医学上称为时间窗），若在此时期用激光治疗（仅需 1~2 次），成功率可高达 90%；Ⅳ期、Ⅴ期视网膜已发生脱离，只能用手术方法治疗。

5. ROP 预防

研究显示 ROP 与早产、吸氧、高血压、肠外营养、气管插管、输血、多巴胺应用及气管发育不良等因素有关，特别是早产和吸氧。因此，首先要尽可能降低早产儿的出生率；规范早产儿给氧指征、氧疗及呼吸支持方式；对早产儿应定期随访检查眼底。

二、非高危新生儿视觉筛查

除 ROP 外，先天性白内障、结膜炎、泪囊炎、先天性上睑下垂等眼部疾病也危及儿童眼部健康。应结合 0~7 岁儿童系统管理的体格检查时间在眼保健门诊做常规检查（1 岁内 4 次、1~3 岁半年 1 次、3 岁后一年 1 次）。

新生儿期可通过旋转鼓检查来观察新生儿的眼睛变化。将带有条纹的转鼓在距离新生儿眼前 30 cm 处，用手使其缓慢转动，观察被检眼的反应，如产生眼球震颤则为阳性（即有视力），无震颤则为阴性（即无视力）。

第二章

新生儿重症监护

第一节　新生儿重症监护的特点

一、较强的人员配置

除了训练有素的医护人员对患儿直接观察监护外，尚配有各种先进监护装置，用系列电子设备仪器对患儿生命体征、体内生化状态、血氧、二氧化碳等进行持续或系统的监护，并集中了现代化精密治疗仪器以便及时采取相应的治疗措施，对患儿全身各脏器功能进行特别的护理，尽快使患儿转危为安或防止突然死亡。

医疗工作由各级训练有素的专职医护人员承担，他们技术熟练、职责分明，有独立抢救应急能力，责任心强。此外，还需有各类小儿分科专家（如麻醉科、小儿外科、放射科、心血管专家）及呼吸治疗师等参与工作。

二、精良的医疗设备

新生儿重症监护病房（NICU）精密仪器集中，能最有效地利用人力、物力，以便于保养、维修、延长机器使用期限。有 NICU 的三级医院常有较强的生物医学工程（BME）人员配备，使各种仪器得到及时、有效的维修和预防性保养。

三、具有对重危新生儿的转运能力

人口稠密地区建立的区域性 NICU，承担重危新生儿的转运，接纳重危患儿；对所属地区Ⅰ、Ⅱ级医院进行业务指导及培训教育，并负责协调所属地区围生期产科、儿科及护理会诊工作，保持与高危产妇集中的产科单位的密切联系，以便直接参加产房内高危儿的抢救复苏工作，并将其转入 NICU。

四、进行继续教育的能力

NICU 出院患者应与地区协作网建立密切联系，向基层普及新生儿救治技术。对出院患儿进行定期随访，及时干预，以减少或减轻伤残的发生和发展。NICU 专业医师又应进行跨学科技术、理论研究，以推动新生儿急诊医学的发展；能开展围生及新生儿理论实践进展的各种形式的继续教育学习班。目前，各地有省级继续教育学习班及国家级继续教育学习班可供选择，此类学习班常将理论授课与实际操作相结合，同时介绍国内外最新进展，它们在很大程度上促进了我国新生儿学科的发展。

第二节　新生儿重症监护的设备和仪器配置

近年来，随着电子技术的发展，NICU 的监护设施种类及功能有了较大的发展，使新生儿的监护更精确可靠，治疗更为有效和合理。NICU 中常用的监护电子设备及抢救治疗设备如下。

一、生命体征监护

1. 心率呼吸监护仪

是 NICU 最基本的监护设备。通过连接胸前或肢体导联，监护及显示心率、心电波形。根据心电波形尚可粗略观察心律失常类型。通过胸部阻抗随呼吸变化原理监测及显示呼吸次数（需用胸前导联）。该仪器一般可设置心率、呼吸频率过快或过慢报警，并具有呼吸暂停报警功能。所有重危患儿都要持续进行心电及呼吸监护。心电监护能发现心动过速、过缓、心搏骤停及心律失常等，但不能将荧光屏上显示的心电波形作为分析心律失常及心肌缺血性损害的标准；监护仪具有显示屏，可调节每次心跳发出声音的大小和心率高、低报警。通过心电监护可测知心率、查看心电波形，以它和患儿的脉搏比较可分辨出报警为患儿本身心率过缓、过速或伪差（如导联松脱）所致。胸前导联传感器由 3 个皮肤生物电位电极组成。NICU 多采用左、右胸电极加右腋中线胸腹联合处导联电极。左—右胸前或左胸前—右腋中线胸腹联合处常是呼吸信号的采集点，两处不宜靠得太近，以免影响呼吸信号质量。心率呼吸监护仪用前需先将导电糊涂在干电极上，打开电源，调好声频信号至清楚听到心搏，并将心电波形调至合适大小，设置好高、低报警值（常分别设在 160 次/分和 90 次/分）。应用时电极位置必须正确，导联电极必须粘贴于皮肤使不松脱。当需要了解过去一段时间内心率变化，可按趋向键，此时荧光屏上会显示 2 小时、4 小时、8 小时、24 小时等时间内心率快慢变化趋向图形，也有监护仪可储存心律失常波形，供回忆分析。

目前，功能复杂的心肺监护仪常采用多个插件，可监测体温、心率、呼吸、血压、血氧饱和度、呼出气二氧化碳、潮气量、每分通气量、气道阻力、肺顺应性等。

2. 呼吸监护仪

呼吸监护仪一般监护呼吸频率、节律、呼吸幅度、呼吸暂停等。

（1）呼吸运动监护仪：用于监护呼吸频率及呼吸暂停，其原理为通过阻抗法监测呼吸运动，与心电监护电极相连，从呼吸时胸腔阻抗的周期性变化测定呼吸间隔并计算出呼吸频率，然后将电信号传送至示波器分别显示呼吸幅度、节律，并以数字显示瞬间内每分钟呼吸次数。应用时必须设好呼吸暂停报警时间，一般设为 15~20 秒。

（2）呼吸暂停监护仪：仅用于监护呼吸暂停发作。该仪器的传感器置于新生儿保暖箱的床垫下（床垫厚约 5 cm），感受其呼吸脉冲信号，当呼吸暂停超过所设置的限度时，仪器发出报警。传感器必须置于能感受到患儿呼吸的正确位置即患者肩胸部；体重低于 1 000 g 者因呼吸运动过弱，监护仪可能测不到信号，可将传感器盖上数层布后再置于褥垫上以感受超低体重儿的微弱呼吸运动。

3. **血压监护**

可采用无创或有创方法进行。传统的听诊法不适合新生儿；触诊法在血压较低时常不能获得满意结果。目前多采用电子血压计，如 Dianamap™ 血压监护仪，它同时监测脉率及血压（包括收缩压、舒张压、平均动脉压）。电子血压计配有特制的大小不等的袖带，以适合足月儿或早产儿。新生儿袖带宽度应为肩至肘关节长的 2/3。压力袖带包绕臂或大腿时，袖带上的箭头要正对脉搏搏动处。根据病情需要可设定时间测量，也可随时按压起始键进行测量。仪器能设收缩压、舒张压、平均动脉压及心率的报警值。测量时血压计上显示的心率数应与心电监护仪上显示的心率数相符，当患者灌注不良处于休克、收缩压与舒张压差小时，只能显示平均动脉压而不显示收缩压及舒张压。当使用不当或患者灌注不良时，仪器可显示相应的提示信息，以便做出调整进行重新测定。

创伤性直接测压法：该测压方法是将测压管直接置于被测量的系统内，如桡动脉。由监护仪的中心处理系统、示波器及压力传感器及测压管组成。通过测压管，将被测系统（如动脉）的流体静压力传递至压力传感器。常用的石英传感器利用压电原理可将压力信号转化为电信号，输入监护仪的压力监测模块进行处理，最终显示压力波形及收缩压、舒张压、平均动脉压读数。使用时应设定收缩压、舒张压、平均动脉压和心率的报警范围；系统连接后应进行压力零点校正再行测量。通过该方法测定的压力较为可靠，适用于四肢明显水肿、休克等不能进行无创血压测定的新生儿。通过波形的显示可较直观、实时地反映压力的变化趋势，是危重新生儿抢救的重要监测手段之一。新生儿在脐动脉插管的情况下，采用直接测压法比较方便；也可用桡动脉。直接持续测压法的主要缺点是其具有创伤性，增加了出血、感染等机会。为保证血压及中心静脉压测定读数的准确性，应注意将压力传感器置于心脏水平位，传感器与测压装置的穹隆顶盖间无空气泡，导管通路必须通畅无空气泡及血凝块。

4. **体温监测**

可测定皮肤、腋下、直肠及鼓膜温度。鼓膜温度可采用红外线方法进行测定，它能较准确地反映中心体温，是寒冷损伤时体温评估及新生儿缺氧缺血性脑损伤进行亚低温头部选择性降温治疗时的无创伤性监测手段之一。

二、氧合或通气状态的评估

1. **氧浓度分析仪**

可测定吸入氧浓度，读数范围为 21% ~ 100%。测量时将探头置于头罩、呼吸机管道内，以了解空—氧混合后实际吸入的氧浓度，指导治疗。

2. **经皮氧分压（$TcPO_2$）测定仪和经皮二氧化碳分压（$TcPCO_2$）测定仪**

经皮血氧监护仪传感器由银制阳极、铂制阴极（Clark 电极）以及热敏电阻和加热器组成。传感器上须盖有电解质液和透过膜，加热皮肤表面（常为 43 ~ 44 ℃），使传感器下毛细血管内血液动脉化，血中氧气自皮肤透过后经膜在传感器发生反应产生电流，经处理后显示氧分压数。应用时传感器应放置在患儿体表，既避开大血管，又有良好毛细血管网的部位，如上胸部、腹部。不要贴于活动肢体，以免影响测定结果。该法无创伤性，能持续监测、指导氧疗。

经皮二氧化碳分压监护仪由 pH 敏感的玻璃电极及银/氧化银电极组成。利用加热皮肤表面传感器（常为 43 ~ 44 ℃），使二氧化碳自皮肤透过后经膜在传感器发生反应，经处理后显示二氧化碳分压数,进行连续监测。

经皮氧及二氧化碳分压监护仪的特点是能直接、实时地反映血氧或二氧化碳分压水平,减少动脉血气分析的采血次数,指导氧疗;在新生儿持续肺动脉高压的鉴别诊断时,采用不同部位(上、下肢)的经皮血氧分压差,可评估动脉导管水平的右向左分流。其缺点是检测探头每 3~4 小时需更换一次位置,以免皮肤烫伤;使用前及每次更换探头时,必须进行氧及二氧化碳分压校正。目前已有将经皮氧分压($TcPO_2$)和经皮二氧化碳分压($TcPCO_2$)测定制成同一探头,同时相应校正的自动化程度也有提高,便于使用。

3. 脉率及血氧饱和度仪

该仪器的出现极大地方便了新生儿(尤其是极低体重儿)的监护,使临床取血检查的次数大为减少,同时减少了医源性失血、感染等发生机会。它能同时测定脉率及血氧饱和度,为无创伤的、能精确反映体内氧合状态的监护仪。传感器由 2 个发光二极管发出特定波长的光谱,光波通过搏动的毛细血管床后到达感光二极管。由于氧合血红蛋白与还原血红蛋白对每一种波长的光波吸收量不同,根据光波吸收情况经机器内微机处理后算出(SaO_2)。常用传感器有指套式、夹子式及扁平式等种类,可置于新生儿拇指、大踇趾等位置。机器显示脉冲光柱或搏动波形,显示血氧饱和度(SaO_2)值,同时显示脉率数。使用时必须将传感器上光源极与感光极相对,切勿压绕过紧,开机设好上下限报警值后仪器即显示脉率与 SaO_2 值。应用该仪器者应正确掌握氧分压、血氧饱和度与氧离曲线的关系;各种影响氧离曲线的因素,如胎儿或成人型血红蛋白、血 pH、二氧化碳分压等都会影响特定氧分压下的血氧饱和度。在较高血氧分压时,氧离曲线变为平坦,此时的氧分压变化而导致的 SaO_2 变化较小,故该仪器不适合用于高氧分压时的监护;当组织灌注不良时,测得 SaO_2 值常偏低或仪器不能捕捉到信号;当婴儿肢体过度活动时显示的 SaO_2 及心率常因干扰而不准确,故观察 SaO_2 读数应在安静状态下,当心率显示与心电监护仪所显示心率基本一致时取值。新生儿氧疗时,尤其早产儿应将 SaO_2 维持在 85%~95%,此时的氧分压值在 50~70 mmHg,可减少早产儿视网膜病(ROP)的发生机会。

三、中心静脉压监测

中心静脉压(CVP)与右心室前负荷、静脉血容量及右心室功能等有关。将导管自脐静脉插入至下腔静脉后,血管导管与传感器相连,再按有创动脉测压步骤操作,即能显示中心静脉压。中心静脉压监测用于休克患者,以便根据 CVP 进行补液指导。

四、创伤性颅内压监测

目的是了解在颅内出血、脑水肿、脑积水、机械通气时颅内压的急性变化及其对治疗的反应,以便临床对其急剧变化做出处理。新生儿及婴儿在前囟门未闭时可将传感器置于前囟做无创伤性颅内压监测。测定时,婴儿取平卧位,头应保持与床呈水平位,略加固定,剃去前囟部位头发,将传感器贴于前囟即能测得颅内压。

五、监护仪的中央工作站

将多个床边监护仪连接于中央监护台,在护士站集中反映各监护床单位的信息,包括心率、呼吸、血压、血氧饱和度、体温等,这在成人的 ICU 已有普遍的应用,近年来部分

NICU 也采用了该技术。但应该强调的是，在新生儿监护室，床边监护、直接观察甚为重要，而中心监护系统并不十分有意义。

六、体液及生化监护

如血细胞比容、血糖、血清电解质、血胆红素、渗透压及血气分析等可在 NICU 中完成。

七、其他监护室常用设备

1. 床边 X 线片机

为呼吸治疗时不可缺少的设备，对了解心、肺及腹部病情，确定气管插管和其他置管的位置、了解相关并发症、评估疗效等都有很好的作用。床边 X 线片机的功率以 200 mA 为佳，功率太低可因患儿移动而影响摄片质量。

2. 透光灯

常由光源及光导纤维组成，属于冷光源。主要用于诊断的照明，如在气胸时通过胸部透照可发现光的散射，做出床边的无创性诊断；也可用于桡动脉穿刺的照射，以寻找桡动脉，引导穿刺。

3. 电子磅秤

用于体重的精确测定，也用于尿布的称重以估计尿量。

4. 食道 pH 监护仪

用于胃—食管反流、呕吐及呼吸暂停的鉴别诊断。

5. 床边超声诊断仪

NICU 新生儿常因病情危重或人工呼吸机应用，需床边进行超声检查，以明确先天性畸形、颅内出血、胸腹脏器变化等形态学改变；通过超声还可了解血流动力学改变、脏器血流及肺动脉压力等以指导治疗。由于新生儿的体表较薄，采用超声仪的探头频率宜高，如 5 ~ 7MHz，以提高影像的分辨率。

6. 肺力学监护

常用于呼吸机治疗时的监测。以双相流速压力传感器连接于呼吸机管道近患儿端持续监测气体流速、气道压力，通过电子计算机显示出肺顺应性、潮气量、气道阻力、每分通气量、无效腔气量，并能描绘出压力容量曲线。通过肺力学监测能更准确地指导呼吸机参数的调节，减少肺部并发症的发生。

7. 呼气末二氧化碳监测仪

常结合人工呼吸应用，以监测患儿的通气状态。

八、新生儿重症监护的常用治疗设备

NICU 配备：具有伺服系统的辐射加温床、保暖箱；静脉输液泵；蓝光治疗设备；氧源，空气源，空气，氧气混合器；塑料头罩；胸腔内闭锁引流器及负压吸引装置；转运床；变温毯；喉镜片（0 号），抢救复苏设备，复苏皮囊（戴面罩），除颤器等。CPAP 装置及人工呼吸机将在相关的章节中介绍。

常用消耗品：鼻导管，可供不同吸入氧浓度的塑料面罩，气管内插管（新生儿用插管内径为 2.5 mm、3 mm、3.5 mm 及 4 mm）；各种插管，周围动、静脉内插入管；脐动、静脉插管（分 3.5Fr、5Fr、8Fr）；喂养管（分 5Fr、8Fr）；吸痰管等。

第三节　新生儿辅助机械通气

辅助机械通气是治疗呼吸衰竭的重要手段。新生儿呼吸系统代偿能力低下，当患呼吸系统疾病时极易发生呼吸衰竭，故在 NICU 中使用机械通气的频率较高。因此，新生儿急救医生应熟练、全面、准确地掌握机械通气相关的肺力学知识、气体交换方式、主要参数的作用、常用的通气模式及其临床应用。目前，有很多新型呼吸机供新生儿选用，但持续气流、压力限定—时间转换型呼吸机仍是新生儿基本而常用的呼吸机类型。持续气流是指呼吸机在吸气相和呼气相均持续向其管道内送气，在吸气相，呼气阀关闭，气体送入肺内，过多气体通过泄压阀排入大气；在呼气相，呼气阀开放，气体排入大气。压力限定是预调的呼吸机管道和气道内在吸气相时的最高压力，当压力超过所调定的压力时，气体即通过泄压阀排出，使呼吸机管道和气道内的最高压力等于调定压力。时间转换即根据需要直接调定吸气时间和频率，呼气时间和吸、呼比呼吸机自动计算并直接显示。该类型呼吸机可供调节的参数为吸气峰压、呼气末正压、呼吸频率、吸气时间、吸入氧分数和气体流速。

一、机械通气相关肺力学

无论自主呼吸还是辅助机械通气，均需口和肺泡间存在一定的压力差，方能克服肺及胸壁弹性（顺应性）和气道阻力，从而完成吸气和呼气。

（一）肺顺应性

肺顺应性（CL）是指肺的弹性阻力，常以施加单位压力时肺容积改变的大小来表示，其公式为：

$$顺应性（L/cmH_2O）=容量（L）/压力（cmH_2O）$$

从公式可见，当施给一定压力时，顺应性值越大，容积变化越大。呼吸系统的总顺应性是由胸壁顺应性与肺顺应性构成，但由于新生儿胸壁弹性好，其顺应性常忽略不计，故通常肺顺应性即可代表呼吸系统的总顺应性。正常新生儿肺顺应性为 0.003 ~ 0.006 L/cmH_2O；呼吸窘迫综合征（RDS）时肺顺应性降低，仅为 0.000 5 ~ 0.001 L/cmH_2O，其含义为：在相同的压力下，送入其肺内的潮气量将明显减少，若获得正常的潮气量，则需要更高的压力。

（二）气道阻力

气道阻力（R）是指气道对气流的阻力。常以单位流速流动的气体所需要的压力来表示，其公式为：

$$气道阻力 [cmH_2O/（L \cdot s^{-1}）]=压力（cmH_2O）/流速（L/s）$$

正常新生儿总气道阻力为 20 ~ 40 $cmH_2O/（L \cdot s^{-1}）$；气管插管时为 50 ~ 150 $cmH_2O/（L \cdot s^{-1}）$；胎粪吸入综合征（MAS）为 100 ~ 140 $cmH_2O/（L \cdot s^{-1}）$ 或更高。

（三）时间常数

时间常数（TC）是指在一定压力下，送入肺内或呼出一定量气体所需要的时间单位，取决于呼吸系统的顺应性及气道阻力，其计算公式为：

$$TC（s）= CL（L/cmH_2O）\times R [cmH_2O/（L \cdot s^{-1}）]$$

由公式可见：顺应性越差，气道阻力（包括气管插管和呼吸机管道）越小，送入肺内气体或呼出气体越迅速，所需时间越短，反之亦然。正常足月儿：$TC = 0.005\ L/cmH_2O \times 30\ cmH_2O/（L \cdot s^{-1}）= 0.15s$；RDS 患儿：$TC = 0.001\ L/cmH_2O \times 30\ cmH_2O/（L \cdot s^{-1}）= 0.03s$；MAS 患儿：$TC = 0.003\ L/cmH_2O \times 120\ cmH_2O/（L \cdot s^{-1}）= 0.36s$；送入肺内或呼出一定量气体后剩余的潮气量与时间常数有关，其计算公式为：

$$V/V_0 = e^{-TC}$$

式中 V 为送入肺内或呼出一定量气体后剩余的潮气量；V_0 为潮气量；$e = 2.713\ 4$。

以呼气时间（TE）为例，当 TE 为一个时间常数（TC = 1）时，根据公式 $V/V_0 = 0.37$，$V = V_0 \times 0.37$ 即肺内剩余的气量为潮气量的37%，也就是说，当 TE 为一个时间常数（TC = 1）时，可呼出潮气量的63%；当 TE 分别为2、3、4、5 个时间常数时，呼出气量分别为潮气量的86%、95%、98%、99%。理论上，吸气时间、呼气时间若为5 个时间常数，近乎全部的潮气量能进入肺内或排出体外，但临床实践中吸、呼气时间达 3~5 个时间常数即可。当吸气时间（TI）短于3 个时间常数时，调定压力下的潮气量不能全部送入肺内，使实际的吸气峰压（PIP）低于调定的 PIP，称为非调定的 PIP 下降，此时平均气道压力（MAP）也随之下降，故也称为非调定的 MAP 下降，其结果导致 PaO_2 降低及 $PaCO_2$ 升高；当 TE 短于3 个时间常数时，即可产生非调定的呼气末正压。

（四）非调定的呼气末正压

当应用高呼吸频率（RR）通气时，TE 短于3 个 TC，由于呼气时间不够，肺泡内气体不能完全排出，造成气体潴留，使肺泡内呼气末压力高于调定的呼气末正压（PEEP），其高出的 PEEP 值称为非调定的呼气末正压（iPEEP）。此时功能残气量（FRC）增加，肺顺应性和潮气量降低，每分通气量及每搏输出量减少，PaO_2 降低及 $PaCO_2$ 升高。如果调定的 PEEP 较低，iPEEP 则可使萎陷的肺泡在呼气末恢复正常 FRC，改善氧合，这可能是对 RDS 患儿有时增加频率后氧合陡度增加的原因。当然，当产生 iPEEP 时，呼吸系统也将代偿和限制气体进一步潴留，高 FRC 使肺顺应性降低，气体潴留则使小气道开放，气道阻力下降，从而缩短相应肺泡的时间常数，在原有 TE 内，呼出比原来更多的气体，同时高 FRC 使潮气量减少，故呼出潮气量所需的时间也短，从而缓解气体潴留，达到新的平衡。这也可能是调定的 PEEP 越高气体潴留越少和当存在不特别严重气体潴留时肺泡并未破裂的原因。气管插管较细及气道分泌物增多使气道阻力增加，也是引起气体潴留的重要原因。值得注意的是，呼吸机经近气道测量的 PEEP 值不能准确反映肺泡内呼气末压力。

如何发现 iPEEP？首先根据疾病的种类或肺功能监测，推断和观察 CL、R 和 TC，结合所调定的 TE 预测其可能性，肺顺应性高或气道阻力大的患儿易出现 iPEEP，可应用长 TE。气体潴留的表现为：桶状胸，胸动幅度小，呼吸音减弱；$PaCO_2$ 升高；循环障碍，如血压下降、代谢性酸中毒、中心静脉压升高等；胸片示呼气末膈肌低位；肺功能及呼气末闭合气管插管测量其食道或气道压力等方法对发现 iPEEP 也有一定帮助。有的呼吸机可通过呼气保持按钮获得 iPEEP。

（五）TC 相关的治疗策略

TC 是针对不同疾病制定机械通气策略的重要理论依据。如上所述，RDS 患儿肺顺应性小而气道阻力尚属正常，1 个 TC 仅为 0.03 秒，3 个 TC 为 0.09 秒，即使 5 个 TC 也只有 0.15 秒，因此，对 RDS 极期患儿进行机械通气时，可采用较高频率通气，而不至于产生 iPEEP；由于 RDS 以缺氧为主，增加 TI 可提高 MAP 即提高 PaO_2，而 RDS 所需 TE 很短，故理论上可应用倒置的吸、呼比即 2：1 ~ 4：1，长 TI 虽可提高 PaO_2，但容易造成肺气压伤，故临床已极少应用。MAS 患儿气道阻力明显增加，肺顺应性仅略减小，1 个 TC 仅为 0.36 秒，3 个 TC 则为 1.08 秒，因此，对 MAS 应用机械通气，宜选择慢频率和长 TE，如果提高频率，则应降低 PEEP，以免造成 iPEEP；还可根据 MAS 病理改变（肺不张、肺气肿和正常肺泡同时存在）进行通气，气肿的肺泡 TC 长为慢肺泡，而正常的肺泡 TC 相对短为快肺泡，如果以正常肺泡为通气目标，可根据正常肺泡的 TC（3 ~ 5 个 TC 为 0.45 ~ 0.75 秒）确定 TI 和 TE，采用中等频率，这样既可保证快肺泡有效通气，又可使进出慢肺泡的气体量减少，避免气肿的肺泡破裂，造成气胸；若以气肿肺泡为通气目标，可根据气肿肺泡的 TC 确定 TI 和 TE，采用慢频率、长 TI 和长 TE，这样虽保证气肿肺泡的有效通气，却使正常肺泡过度通气，容易发生气胸。

二、机械通气的气体交换

机械通气的基本目的是促进有效通气和气体交换，包括 CO_2 的及时排出和 O_2 的充分摄入，使血气结果在正常范围。

（一）CO_2 的排出

CO_2 极易从血液弥散到肺泡内，因此血中 CO_2 的排出主要取决于进出肺内的气体总量，即每分肺泡通气量，其计算公式为：

$$每分肺泡通气量 = （潮气量 - 无效腔量）\times RR$$

无效腔量是指每次吸入潮气量中分布于气管内，不能进行气体交换的部分气体，因其相对恒定，故增加潮气量或 RR，可增加每分肺泡通气量，促进 CO_2 的排出，降低 $PaCO_2$，潮气量对 CO_2 的影响大于 RR。定容型呼吸机的潮气量可通过旋钮直接设置；定压型呼吸机的潮气量主要取决于肺的顺应性和吸、呼气时肺泡内的压力差。一般情况下，肺顺应性在一段时间内相对恒定，故其潮气量主要取决于吸气峰压（PIP）与 PEEP 的差值，差值大则潮气量大，反之则小。通气频率也是影响每分肺泡通气量的重要因素之一，在一定范围内，频率的增加可使每分肺泡通气量增加，可使 $PaCO_2$ 下降。此外，患儿在机械通气过程中自主呼吸频率的变化也是影响通气的因素。当 $PaCO_2$ 增高时，可通过增大 PIP 与 PEEP 的差值（即提高 PIP 或降低 PEEP）或调快呼吸机频率来使 $PaCO_2$ 降低，反之亦然。

（二）O_2 的摄取

动脉氧合主要取决于 MAP 和吸入氧分数（FIO_2）。MAP 是一个呼吸周期中施于气道和肺的平均压力，MAP 值等于在这个呼吸周期中压力曲线下的面积除以该周期所用的时间，其公式为：

$$MAP = K \times （PIP \times TI + PEEP \times TE）/（TI + TE）$$

式中 K 为常数（正弦波为 0.5，方形波为 1.0）；TI 为吸气时间；TE 为呼气时间。

MAP 应用范围一般为 5 ~ 15 cmH_2O（0.49 ~ 1.47 kPa）。从公式可见，提高 PIP、PEEP 及吸/呼（I/E）中任意一项均可使 MAP 值增大、PaO_2 提高。在考虑增大 MAP 时，应注意下列几个问题：①PIP 的作用大于 PEEP 及 I/E；②当 PEEP 达到 8 cmH_2O 时，再提高 PEEP，PaO_2 升高则不明显；③过高的 MAP 可导致肺泡过度膨胀，静脉回流受阻，心排血量减少，氧合降低，并可引起肺气压伤。除增加 MAP 外，提高 FiO_2 也是直接而有效增加 PaO_2 的方法。

总之，影响 $PaCO_2$ 的主要参数是 RR 和 PIP 与 PEEP 的差值；影响 PaO_2 的主要参数是 MAP（PIP、PEEP 和 I/E）及 FiO_2。临床上应根据 PaO_2 和 $PaCO_2$ 的结果，在上述原则指导下，综合考虑各参数的具体作用进行个体化调定。

三、呼吸机主要参数及其作用

（一）PIP

PIP 是指吸气相呼吸机管道和气道内的最高压力。提高 PIP 可使肺脏充分扩张，增加潮气量和肺泡通气量，降低 $PaCO_2$；同时改善通气血流比例（V/Q），改善氧合，提高 PaO_2。PIP 高低与肺顺应性大小相关，肺部病变越重，顺应性越差，所需的 PIP 越高。但 PIP 过高，可使原已扩张的肺泡过度膨胀，肺泡周围毛细血管血流减少，V/Q 增大，同时血流向压力低的肺泡周围血管转移，引起肺内分流，并影响静脉回流和降低心排血量，反而会使 PaO_2 降低；当 PIP 超过 30 cmH_2O，也增加患肺气压伤和早产儿慢性肺疾病的危险性。因此，原则上以维持 $PaCO_2$ 在正常高限的吸气峰压即可。初调 PIP 时，应以可见胸廓起伏、呼吸音清晰和 $PaCO_2$ 正常为宜。也可根据肺功能监测仪上的压力—容量环（P-V 环）调节 PIP，当 PIP 超过某一数值后，P-V 环的斜率由大变小、顺应性由好变差（P-V 环变为扁平）。上段 P-V 环斜率由大变小的结合点称为 P-V 环的上折点。此时肺容量约为肺总量的 90%，超过上折点继续增加压力，肺泡将处于过度牵张状态，肺容量增加很少，顺应性差。因此，适宜 PIP 的确定应以低于 P-V 环上折点对应的压力值 1~2 cmH_2O 为宜，应避免 PIP 超过上折点对应的压力值。

（二）PEEP

PEEP 是指呼气相呼吸机的呼气阀不完全开放，使部分气体存留于管道和气道内所产生的压力。适宜 PEEP 的存在，使缺乏肺表面活性物质的肺泡和终末气道在呼气相不至于萎陷，维持正常 FRC，进而改善通气血流比例和肺顺应性，从而使 PaO_2 升高。因为 PEEP 的变化可改变吸气相的起始压力，故在 PIP 固定不变的情况下，提高 PEEP 则潮气量和肺泡通气量减少，使 $PaCO_2$ 增加。有的呼吸机当调高 PEEP 后，PIP 会相应升高，使其差值保持不变，从而避免 $PaCO_2$ 升高。PEEP > 8 cmH_2O 可降低肺顺应性和潮气量，增加无效腔，阻碍静脉回流，使 PaO_2 降低，$PaCO_2$ 升高。调定 PEEP 宜个体化，因肺泡表面活性物质的含量不同，故所需的 PEEP 值也不同。适宜 PEEP 应参考血气结果、呼气末膈肌位置及肺透过度进行综合判断。也可根据 P-V 环来具体设置，呼气末肺泡萎陷时，下段 P-V 环斜率小、顺应性差（P-V 环呈扁平），当 PEEP 达到某一压力点后，随着压力增大而顺应性好、肺容量迅速增加（P-V 环斜率明显增大），下段 P-V 环斜率变化的结合点称为 P-V 环的下折点（拐点），此时原先萎陷的肺泡复张，FRC 增加。因此，适宜 PEEP 的确定应以高于 P-V 环下折点对应的压力值 1~2 cmH_2O 为宜，避免 PEEP 低于下折点对应的压力值。有的呼吸机肺功能监护仪上可显示 P-V 环的上、下折点。

（三）RR

RR 是指呼吸机送气或呼气的频率。频率的变化主要改变每分肺泡通气量，因而影响 $PaCO_2$。当潮气量或 PIP 与 PEEP 差值不变时，增加 RR 能增加每分通气量，从而降低 $PaCO_2$。一般情况下，频率在一定范围内变化并不改变动脉氧分压。RR < 40 次/分多在反比通气（TI > TE）和撤机时使用；当 RR 在 40 ~ 60 次/分时，较易与新生儿自主呼吸同步；RR > 60 次/分时，可在低于原来 PIP 的情况下，保持原来的每分通气量甚或使其增加，维持气体交换，从而减少由于 PIP 过高而造成的气压伤；高 RR 通气，可使 $PaCO_2$ 降低，进而扩张肺血管，是治疗新生儿持续肺动脉高压（PPHN）传统而有效的方法。当 RR > 100 次/分，由于 TI 过短，可产生非调定的 PIP 下降；TE 过短，则造成 iPEEP。因此，在调节 RR 时需要考虑其他参数，特别是 TI 和 TE。撤离呼吸机前，RR 常调到 10 次或 5 次，此时只需将吸气时间固定在 0.5 ~ 0.75 秒即可，呼气时间可以很长，因呼吸机管道内持续有气流，患儿可在较长的呼气时间中进行自主呼吸，保证气体交换。

（四）TI

TI 是指呼吸机呼气阀关闭，使气体进入肺内的时间。该值可被调定。TE 和 I/E 随 TI 和 RR 的变化而改变，其中 TI、TE 及 RR 的相互关系可用公式表示：

$$RR = 60/(TI + TE)$$

TI 主要用于改变 MAP，因此是改善氧合的重要参数，但其作用小于 PIP 或 PEEP。若 TI 过长，使肺泡持续扩张，增加肺血管阻力，影响静脉回流和心排血量，可引起肺气压伤及慢性肺疾病；如果 TI 过短，可产生非调定的 PIP 和 MAP 下降，不利于低氧血症的纠正。以往 TI 多用 0.6 ~ 1.0 秒，现主张用 0.3 ~ 0.6 秒。但适宜 TI 的设定应考虑到肺顺应性的高低和气道阻力的大小，即肺部疾病的性质及严重程度。可通过呼吸机的肺功能监测仪的流速—时间曲线来判断，如吸气末流速曲线降至零则表示肺泡完全充盈，提示吸气时间足够；反之，则表示肺泡不能完全充盈、吸气时间不足。但气管插管周围漏气明显时该方法不可靠。

TE 是指呼吸机呼气阀开放，胸廓弹性回缩将气体排出体外的时间，是影响 CO_2 排出的参数之一。适宜 TE 的设定也应考虑到肺部疾病的性质及严重程度。

通常 I/E < 1，其变化在 RR 一定的情况下，主要受 TI 的影响，因此 I/E 对 PaO_2 影响较大，在正常 TI 和 TE 范围内，I/E 变化不改变潮气量，因此对 CO_2 的排出无明显影响。

（五）流速

流速（FR）是指呼吸机将混合气体送入管道和气道的速度，是决定气道压力波形的重要因素。为排除管道和气道内 CO_2，流速至少应为新生儿每分通气量的 2 倍。低流速通气（0.5 ~ 3.0 L/min）时，气道压力升高缓慢，达 PIP 的时间较长，压力波形为正弦波近似三角形，此波形与自主呼吸的压力波形类似，更趋于生理性，可减少气压伤的发生。但低流速时，MAP 低，不易纠正低氧血症；同时，因气道开放压力不足易形成无效腔通气，也可使 $PaCO_2$ 升高；高流速通气（4 ~ 10 L/min 或更高），气道压力升高迅速，达 PIP 的时间极短，压力波形为方形波，相同 PIP 情况下，方形波 MAP 值约为正弦波的 2 倍，可明显改善氧合。高 RR 通气时，因吸气时间短，要达到设定的 PIP，常需要高流速通气。当肺内气体分布不均匀时，过高流速通气容易引起肺气压伤，同时也造成大量气体浪费：新生儿呼吸机常用流速为 8 ~ 10 L/min。也可通过呼吸机上的肺功能监测仪的压力—时间曲线来判断流速，当患儿自主吸气时，压力—时间曲线上升支出现明显切迹则表示流速过低。

（六）FiO₂

FiO_2 是指呼吸机送入管道和气道中气体的氧分数，其意义同氧浓度。增加 FiO_2 是最直接和方便的改善氧合的方法，提高 FiO_2 可使肺泡 PO_2 增加，从而提高 PaO_2。但 FiO_2 持续高于 0.7 时，可能会引起早产儿慢性肺疾病和视网膜病，因此应密切监测 FiO_2。

四、新生儿常用基本通气模式

（一）持续气道正压

持续气道正压（CPAP）也称为自主呼吸，是指有自主呼吸的婴儿在整个呼吸周期中（吸气和呼气）接受呼吸机供给的高于大气压的气体压力，其作用为吸气时气体易于进入肺内，减少呼吸功；呼气时可防止病变肺泡萎陷，增加 FRC，改善肺泡通气/血流比值，从而升高 PaO_2。主要用于低氧血症、轻型 RDS 和频发的呼吸暂停。多主张应用鼻塞 CPAP，但因易吞入空气导致腹胀，使用时应放置胃管以排气；经气管插管做 CPAP，可增加气道阻力和呼吸功，只是在应用或撤离呼吸机前的短时间内应用。压力一般为 3~8 cmH₂O，压力 >8 cmH₂O（尤其当肺顺应性改善时）可影响静脉回流及降低心排血量，还会造成潮气量减低和 $PaCO_2$ 升高。气体流量最低为患儿 3 倍的每分通气量或 5 L/min。CPAP 不宜使用纯氧作为气源。

（二）间歇指令通气

间歇指令通气（IMV）也称为间歇正压通气（IPPV）。IMV 是指呼吸机以预设的频率、压力和吸、呼气时间对患儿施以正压通气，患儿如有自主呼吸，则按自己的频率和形式进行呼吸，其总的通气量＝患儿自主呼吸的通气量＋呼吸机正压通气量；患儿接受正压通气的频率＝呼吸机的预设频率。当应用较高频率 IMV 时，呼吸机可提供完全的通气支持。因此，当患儿无自主呼吸时，可应用较高频率的 IMV；随着自主呼吸的出现和增强，应相应减低 IMV 的频率，撤机前则可使 IMV 的频率降到 5~10 次/分，减少呼吸机的正压通气，以增强患儿自主呼吸的能力，达到依靠自主呼吸能保证气体交换的目的。此方式由于呼吸机送气经常与患儿的呼气相冲突即人机不同步，故可导致气道损伤、慢性肺疾病、脑室内出血和脑室周围白质软化等的发生。

（三）同步间歇指令通气

同步间歇指令通气（SIMV）是指呼吸机通过识别患儿吸气初期气道压力或气体流速或腹部阻抗的变化，触发呼吸机以预设的频率进行机械通气，即与患儿吸气同步；当患儿呼吸暂停或无自主呼吸时，呼吸机则以设定的频率控制通气。患儿的吸气只有在呼吸机按预设频率送气前的较短时间内才能触发呼吸机的机械通气，因此，患儿接受正压通气的频率等于呼吸机的预设频率。SIMV 从根本上解决了人机不同步现象，从而避免了 IMV 的不良反应。

（四）助—控制通气

助—控制通气（A/C）也称为同步间歇正压通气（SIPPV）。辅助通气是指患儿的自主吸气触发机械通气，机械通气的频率是由自主呼吸的频率所决定；控制通气是指呼吸机按预设的频率进行机械通气。A/C 是将辅助通气与控制通气相结合的通气模式，当自主呼吸较强时，依靠自主吸气触发机械通气，提供与自主呼吸频率相同并且同步的机械通气；当呼吸微弱或无自主呼吸时，呼吸机则按预设的通气频率进行机械通气，以保证患儿需要的通气量。因此，应用 A/C 模式时，患儿接受机械通气的频率≥预设的频率。当患儿自主呼吸较强和较快时，由于患儿接受机械通气的频率大于预设频率，可产生过度通气，故应及时调低压力或降低触发敏感度（增大其负值），一般触发敏感度设置，既要避免过度敏感，导致过多触发，又要避免触发敏感度过低，造成费力触发。

此外，有关压力支持通气（PSV）、容量控制通气（VCV）、压力调节容量控制通气（PRVC）、适应性支持通气（ASV）、压力释放通气（FRV）、双相气道正压通气（BI-PAP）、指令分钟通气（MMV）、容量支持通气（VSV）及成比率通气（PAV）等通气模式，在新生儿不常用或不宜使用，故在此不一一赘述。

五、机械通气的临床应用

（一）机械通气指征

目前，国内外尚无统一标准，其参考标准为：①在 FiO_2 为 0.6 的情况下，$PaO_2 < 50$ mmHg 或经皮血氧饱和度（$TcSO_2$）＜85%（有发绀型先心病除外）；②$PaCO_2 > 70$ mmHg 伴 pH ＜7.25；③严重或药物治疗无效的呼吸暂停。以上三项中有任意一项即可应用呼吸机治疗。

（二）呼吸机初始参数

初调参数应因人、因病而异，以达到患儿口唇、皮肤无发绀，双侧胸廓适度起伏，双肺呼吸音清晰为宜。动脉血气结果是判断呼吸机参数调定是否适宜的金标准。

（三）适宜动脉血气的维持

初调参数或参数变化后 15～30 分钟，应检测动脉血气，作为是否需要继续调节呼吸机参数的依据。血气结果如偏于表中的范围，应立即调整参数。如在表中范围内、病情稳定，可每 4～6 小时监测血气。临床上常用动脉化毛细血管血中 PCO_2 代表 $PaCO_2$，$TcSO_2$ 代表动脉血氧饱和度，但每天至少做一次动脉血气。末梢循环不良者应进行动脉血气检测。

（四）参数调节幅度

一般情况下，每次调节 1 或 2 个参数。在血气结果偏差较大时，也可多参数一起调整。但在 PPHN 早期，参数调节幅度应适当减小，否则会导致 $TcSO_2$ 的再次下降。根据血气的变化调整呼吸机参数，各人经验及习惯不同，只要根据机械通气气体交换和各参数的作用综合考虑、适当调节均可取得良好的效果。原则是：在保证有效通、换气功能的情况下，尽量使用较低的压力和 FiO_2，以减少气胸和氧中毒的发生。

（五）撤离呼吸机指征

当疾病处于恢复期，感染基本得到控制，一般情况良好，动脉血气结果正常时应逐渐降低呼吸机参数，锻炼和增强自主呼吸；当 PIP≤18、PEEP = 2 cmH_2O、频率≤10 次/分、FiO_2≤0.4 时，动脉血气结果正常，可转为 CPAP，维持原 PEEP 值，维持 1～4 小时，复查血气结果正常，即可撤离呼吸机。由于低体重儿自主呼吸弱，气管导管细，阻力较大，故可不经过 CPAP 而直接撤离呼吸机。

第四节 极低体重儿的随访

随着国内 NICU 工作的普遍开展，极低体重儿的存活率有了显著的提高，有单位报道已达 90% 以上。由于极低体重儿各种器官的功能不成熟，在新生儿期常需要接受各种生命支持，因疾病本身或由于生命支持而致各脏器损害及后遗症的发生，正随着其生存率的提高而越来越引起新生儿科医生的重视。对于新生儿监护中心出院的极低体重儿，正确的随访需要对不同疾病患儿的预后等概念有广泛的了解，其中包括生长发育的规律、如何按年龄对随访对象评估、处理以及一系列相关技术。随访中应考虑的情况包括：①特殊情况或类型的发生率；②健康问题对正常生活的影响；③神经、智能等问题。随访工作实际上是对极低体重儿的继续监护，通过随访可及时了解患儿存在的问题，进行必要的干预。在随访中也应关心影响患儿预后的家庭及社会问题，最终使患儿的生存质量得到改善。

一、随访计划的制订与实施

随访是对 NICU 出院患者健康状况的继续评估和支持，及时进行治疗干预，同时也为 NICU 工作提供反馈信息，以改进医疗服务。在出院时应确立详细的随访计划，良好的随访计划能使极低体重儿平稳地从医院过渡到家庭护理。通过随访使家长得到相关疾病的知识，对患儿的预后有较全面的认识。随访是一个动态过程，评估内容包括生长、发育及患儿对所处环境的反应。常通过家长的病史提供、参照正常的生长发育规律以及体格检查来确立患儿属异常或偏离正常。一旦确认，可考虑进行治疗干预。

（一）常规工作

即每次随访均应进行的工作，包括：询问喂养情况；一般的测量（头围、体重、身长、胸围等）；体格检查（包括中枢神经系统及语言）；最后做出评估并给以指导，包括喂养、运动、语言训练等方面的干预。常规工作 6 个月前每 2 个月 1 次，6 个月后每 3 个月 1 次；第二年每 6 个月 1 次；以后每年 1 次到 7 岁止。

（二）智能测定

IQ 和 DQ 的测定：极低体重儿 IQ 小于正常 2 个标准差者占 5% ~ 20%，在超低体重儿（ELBW）可达 14% ~ 40%。在较大的儿童，学习问题可高达 50%，而其中 20% 的儿童 IQ 并不低，处于平均数。慢性肺疾病（CLD）、宫内生长迟缓者，IQ 正常而学习困难的问题值得研究。DDST 仅作为初筛，但不能代替更好的方法，如贝莉婴儿发育量表适用于 2 ~ 30 个月婴幼儿；Wechsler 学前及初小智能表适用于 4 ~ 6.5 岁儿童。Gesell 发育量表，适用于 4 周 ~ 3 岁婴幼儿，结果以发育商（DQ）表示。也可采用中国科学院心理研究所和中国儿童发展中心（CDCC）共同编制的 CDCC 婴幼儿智能发育检查量表。

（三）处理早产儿后遗症

早产儿越小，后遗症越多，出院时患儿可伴有与 CLD、坏死性小肠结肠炎（NEC）和脑室内出血（IVH）相关的临床表现，这些表现大多在 2 年内消失，但在婴儿期需特别处理。鉴于上述情况可出现相关的并发症，患儿在 NICU 出院后如有急诊情况，均应密切监护和转运。对 NICU 出院者的治疗措施应与患儿在新生儿期的实际疾病情况相结合。

（四）随访计划的实施

随访频率应根据情况极低体重儿的具体情况而定。处理随访对象应具备：①对早产儿后遗症的临床处理技能；②具备神经、认知及相关的辅助检查的条件；③熟悉一般儿科问题在早产儿的反应；④能处理儿童复杂的医学、运动和认知问题；⑤有与社区计划结合的知识（能力）。应采用个体化的评价方法，根据情况确定随访频率与重点。

二、各个系统的随访

（一）神经系统

神经系统的随访是极低体重儿随访中最重要的部分，也是家长及医护人员最重视的问题。极低体重儿的生存质量与神经系统的发育关系密切。在多数情况下，极低体重儿神经系统的预后较难估计，对影响或促进神经系统恢复的因素只有少数已被确定。对于神经系统的评估，应考虑采用患者的校正年龄，即按孕周龄来与相应的婴儿发育指标进行比较。如28周胎龄出生的极低体重儿在生后3个月时其校正年龄与足月刚出生儿相似。当生后6个月时，如其运动商只有50（即只有正常的50%）；如将年龄校正，运动商可能会达到100。因此，在婴儿期采用校正年龄是非常重要的。在极低体重儿随访中，当考虑用校正年龄时，各系统的发育应进行分别评估，这是因为不同的系统对环境刺激的反应性是不同的；早期的宫外环境暴露对语言发育较对运动的影响大；语言是认知的一部分，早期的宫外环境暴露与相同胎龄的足月出生新生儿比，对语言发育有加速作用。神经系统问题是早产儿疾病的常见并发症。越早产越易并发脑室内出血（IVH）、脑室周白质软化（PVL）、脑白质损伤；严重窒息、严重宫内生长迟缓（IUGR）和CLD也易出现神经系统后遗症。严重的神经系统后遗症包括脑瘫、惊厥、脑积水、感觉障碍（视、听）、智商低下（IQ < 70）等。胎龄越低，残疾率越高。国外研究发现，体重 < 1 500 g者约10%有各种程度的残疾或功能障碍，其中部分病情不太严重，如肌张力的短期变化（增加或降低）、年长儿的精细运动和感觉问题等。

（二）眼科的随访

极低体重儿的视觉问题很常见，多数为眼肌不协调及折射误差所致。早产儿视网膜病（ROP）占的比重很大。因此，眼科的随访对极低体重儿，尤其是在NICU曾经接受氧疗者是十分必要的。常在生后3～4周（或孕周龄32～34周）第一次做眼底检查，采用暗室散瞳后做双眼间接检眼镜检查，每2周复检1次；当发现早产儿视网膜病（ROP）时每周复检1次。出院后眼科随诊到8个月，对发现ROP者继续随访检查至3岁或更长时间。所有的视觉缺陷应尽早发现并适当治疗。对持续的眼球震颤、注视不能、持续斜视应行视觉检查。婴儿依赖视觉刺激使视觉得以正常发育。对于失明者，则需额外的听觉、触觉及体位刺激以发挥其潜能。

（三）听力的随访

极低体重儿出院者属于听力障碍的高危人群，有报道称在NICU有10%的患儿经BAEP筛查后可见不同程度的听力异常。其发生与多种因素有关，包括早产、呋塞米或氨基苷类药物应用、细菌性脑膜炎、高胆红素血症达需换血的水平、窒息及颅内病变、先天性感染（如巨细胞病毒感染）、颅面先天畸形、染色体疾病（如唐氏综合征）、肺高压患者曾接受过度通气治疗者和有低碳酸血症史等。随访时应了解患儿是否有听力障碍早期体征，包括对较强的噪声无反应、对引起愉快的声音不反应或仅仅对某一两种声音有反应。由于语言技能的延迟,随着小儿的生长,听力障碍显得更为明显。常用诊断方法有脑干听觉诱发电位(BAEP),而耳声发射(EOAEs)为筛查方法,假阳性率相对较高。BAEP 常在出院时检查,如异常可在 1 个月后复查;对于所有 BAEP 异常者,在 3 月龄时应复查;对于在新生儿期有惊厥、围生期病毒感染或有神经发育迟缓者,无论出院时 BAEP 是否正常,在生后 6 个月~1 岁均应复查。

(四)呼吸系统的随访

呼吸问题包括 CLD、呼吸暂停、呼吸道阻塞、儿童后期的反复呼吸道感染等。极低体重儿由于肺的发育不成熟、先天感染及较长时间的机械通气和高氧的应用,可出现慢性肺部疾病(CLD)。这些婴儿出院后呼吸道症状可持续数月,胸部凹陷及哮鸣音可持续 1 年左右。在此期间,再次住院率也很高。CLD 大多在生后 2 岁左右缓解,而此时的肺部 X 线片仍可见阴影存在。呼吸道的高反应性在极低体重儿高达 20%,为正常人群的 2 倍,对于这些患者,有必要进行肺活量、气道阻力及顺应性的随访。极低体重儿的呼吸状态评估包括:①呼吸频率、呼吸费力程度和肺部啰音、哮鸣音及呼吸暂停等;②氧合情况,包括测定血红蛋白、血细胞比容、动脉血气等;③生长情况,包括对运动的耐受性等。发生支气管痉挛时,可用支气管扩张剂、限制液体、利尿、热量的补充、胸部物理治疗(翻身、拍背等)。对于慢性氧依赖者,应教会家长如何在家中使用氧及掌握心肺复苏技术。

(五)体格生长

生长的追赶常在前 2 年发生。生长的追赶常先为头的生长,随后是体重的增加,最后为身高追赶。学龄儿童头围可赶上,但身高、体重小于第 50 百分位(但正常);在 CLD、先天畸形和环境剥夺婴儿,尤其可出现生长迟缓。在随访时应将患儿的头围、身高和体重等指标与正常生长发育曲线对照,同时观察生后年龄及校正年龄。

(六)贫血及铁的缺乏

由于早产儿红细胞生成素分泌不足、生长相对较快等,血红蛋白降低的最低点的到达时间比足月儿早,生理性贫血较足月儿明显,常在血红蛋白降低至能刺激红细胞的产生增加的最低值前(早产儿为 70~90 g/L)已出现了临床症状,而需要进行输血或用红细胞生成素(EPO)等治疗。由于早产儿的储存铁较少,将很快被耗尽,在随访时应及时给以补充铁,直至生后 12~15 个月。

(七)佝偻病

极低体重儿由于摄入钙、磷和维生素 D 减少,发生佝偻病的风险增加,长期接受肠道外营养、利尿剂应用和脂肪吸收障碍所致的维生素 D 减少者发生佝偻病的风险最大。对于所有出院的极低体重儿,推荐补充维生素 D 800U/d,连续 3 个月改为 400U/d,以预防佝偻病的发生。

(八)预防接种

极低体重儿免疫功能差,他们与足月儿一样,应纳入计划免疫,按规定接受免疫接种。预防接种应按生后年龄而不用校正年龄,极低体重儿或超低体重儿都按照正常婴儿接受接种的时间顺序进行,全量给予。

（九）其他

在随访时应关心的健康问题：极低体重儿常有再次住院的可能，其中约 1/2 属于早产儿的后遗症；患儿易发生呼吸道感染。其他如喂养困难、吃得慢、不能建立正常的睡眠、对刺激反应过敏、感知障碍等。上述情况常无特异性，应详细询问病史才能发现。处理常需特别的技能，包括心理、运动、家长配合等。

（十）情感、行为问题

极低体重儿神经系统损害除运动、感觉和智能外，一些高级皮质功能障碍越来越受到重视，包括语言、学习、精神运动障碍、注意力缺陷多动症（ADHD）及行为问题等。行为问题的发生率为 10%～15%，也可对家庭和社会产生影响。

第三章

早产儿

第一节　早产儿的定义及分类

早产儿是当今围生医学和新生儿医学研究的重要内容之一。既往资料显示，全球早产儿出生率为 4%~11%。近年来，早产儿出生率未见下降趋势反而有所上升。随着围生医学和新生儿医学的迅速发展，早产儿尤其是极低出生体重儿及超低出生体重儿的存活率明显提高，同时也增加了存活者的发病率和功能障碍发生率，给健康医疗体系造成巨大负担，成为世界性医疗保健问题。

一、早产儿的定义

世界卫生大会于 1948 年提出首个关于早产儿的定义，即出生体重≤2 500 g 和（或）胎龄小于 30 周的活产婴儿。其后发现不同种族新生儿尽管其胎龄相近但平均出生体重却存在较大差异，导致一些低出生体重足月儿被错误划分为早产儿，而体重超过 2 500 g 的早产儿被误认为足月儿。随着对胎儿宫内发育迟缓的认识，意识到胎儿的成熟与胎龄有密切关系，WHO 妇幼机构于 20 世纪 60 年代建议将早产儿的概念改为胎龄 <37 周的新生儿，将体重 <2 500 g 的婴儿统称为低出生体重儿。美国儿科学会、妇产科学院及 WHO 认为早产儿是指"自末次月经第 1 日计算，胎龄小于 37 周（胎龄 <259 天）的新生儿"。近年来，学者们不断探讨早产儿存活的极限期。一些欧美发达国家由于其医疗技术先进，使得更小孕周、更低体重的早产儿可以在宫外存活，他们将早产儿定义的期限提前至 24 周甚至 20 周，将早产儿定义为"孕周满 20 周不满 37 周、体重大于 500 g 不足 2 500 g 者"。我国关于早产儿的定义尚未统一。有学者提出，由于妊娠 28 周以后，胎儿体重在 1 100 g 以上，胎儿各器官形态及功能基本成熟，具有宫外生活的可能，因此，从我国国情出发，可将早产孕周的低限定为28 孕周。也有学者认为早产儿是指胎龄 <37 周（259 天）、体重 <2 500 g 的活产婴儿。目前多数文献将出生胎龄 <37 周（259 天）的新生儿称为早产儿。

二、早产儿的分类

早产儿分类有不同方法，分别根据胎龄、出生体重、出生体重与胎龄的关系及出生后周龄等进行划分。

（一）根据胎龄分类

胎龄（GA）是从末次月经第 1 天起至分娩为止，通常以周表示。胎龄是评价早产儿结局和预后的主要指标之一，依据胎龄分类能更准确地反映出不同阶段间早产儿的存活率、预测加强早产儿护理所需要的技术要求及费用，以及评估早产儿远期健康与功能障碍的影响。根据胎龄可将早产儿分为以下三类。

1. 极早早产儿

指胎龄 <28 周的早产儿，占 5% 。

2. 早期早产儿

指胎龄 28 ~ 31 周的早产儿，占 10% 。

3. 轻型早产儿

指胎龄 32 ~ 36 周的早产儿，占 85% 。有学者将 32 ~ 36 周进一步划分成两个亚组。①中度早产儿：指 32 ~ 33 周出生的早产儿；②晚期早产儿：指 $34^{0/7}$（239 天）~ $36^{6/7}$ 周（259 天）出生的早产儿。关于晚期早产儿的讨论大约始于 2003 年，文献中引用多个术语来描述胎龄 $32 ~ 36^{+6}$ 周的早产儿，如晚期早产儿、近足月儿、边缘早产儿、中度早产儿和轻度早产儿等。由于缺乏公认的定义和术语，对近足月儿或晚期早产儿的研究和统计颇为混乱。2005 年美国国家儿童健康与人类发展研讨会建议将胎龄 $34 ~ 36^{+6}$ 周新生儿命名为 "晚期早产儿"，取代 "近足月儿"。该提议主要基于两个理由：胎龄 34 周是公认的产科干预界点，通常认为孕 34 周后胎儿发育接近成熟，不再对其采取积极干预防止早产；晚期早产儿的并发症和死亡风险高于足月儿。"晚期早产儿" 这一概念可以更好地反映该组新生儿的早产状况及生长发育风险，促使人们关注其特殊需要。

（二）根据出生体重分类

出生体重是指出生 1 小时内的体重，绝大多数早产儿出生体重均低下。根据出生体重可将早产儿划分为以下三类。

1. 低出生体重儿（LBWI）

指出生体重在 1 500 ~ 2 500 g 的新生儿。

2. 极低出生体重儿（VLBWI）

指出生体重在 1 000 ~ 1 500 g 的新生儿。

3. 超低出生体重儿（ELBWI）

指出生体重 <1 000 g 的新生儿。

（三）根据出生体重和胎龄分类

根据出生时体重与该胎龄平均体重的比较而定。

1. 小于胎龄早产儿（SGA）

指出生体重在相同胎龄平均体重的第 10 百分位以下的婴儿。根据重量指数 [出生体重（g）×100/出生身长^3（cm³）] 和身长头围之比，可将小于胎龄儿分为匀称型和非匀称型。①匀称型：此型常由染色体异常、遗传代谢性疾病、先天性感染所致。由于损伤发生在孕早期，故引起胎儿各器官细胞有丝分裂受阻、细胞数目减少，但仍保持有相当正常的细胞体积。患儿出生时头围、身长、体重成比例减少，体形匀称。重量指数 >2.00（胎龄≤37 周）或 >2.20（胎龄 >37 周），身长与头围之比 >1.36；②非匀称型：此型常由孕母血管性疾病所致胎儿生长发育必需物质（如氧气、营养）供给缺乏。由于损伤发生在妊娠晚期，胎儿大部分器官已发育，故各器官细胞数目正常，但细胞体积缩小，损伤为可逆性，一旦营养供给充足，受累细胞可恢复正常大小。出生时患儿身长、头围正常，但皮下脂肪消失，呈营养不良外貌。重量指数 <2.00（胎龄 ≤37 周）或 <2.20（胎龄 >37 周），身长与头围之比 <1.36。

2. 适于胎龄早产儿（AGA）

指出生体重在相同胎龄平均体重的第 10～90 百分位者。

3. 大于胎龄早产儿（LGA）

指出生体重在相同胎龄平均体重的第 90 百分位以上的婴儿。

（四）根据出生后周龄分类

1. 早期新生儿

出生后 2 周以内的新生儿称为早期新生儿。早期新生儿属于围生儿，是从胎儿转变为独立生活的新生儿的适应阶段，发病率和病死率最高，因此，对早期新生儿的护理、治疗和监测极为重要。

2. 晚期新生儿

出生后第 2 周开始至第 4 周末的新生儿称为晚期新生儿，此时新生儿已完成初步最重要的适应阶段，但发育尚不够成熟，仍需继续适应，护理仍然很重要。

第二节 新生儿及早产儿的药代动力学特点

新生儿指从脐带结扎到生后满 28 天内的婴儿；胎龄在 37 周以前出生的活产婴儿称为早产儿或未成熟儿。其出生体重大部分在 2 500 g 以下，头围在 33 cm 以下。此期的婴儿正处于生理和代谢过程迅速变化的阶段，对药物具有特殊的反应，并随日龄的增长而不断变化，表现为：①随出生体重、胎龄及生后日龄的改变，药物代谢及排泄速度变化很大；②脏器功能发育不全，酶系统发育尚未成熟，药物代谢及排泄速度慢；③患儿之间个体差异很大。在病理状况下，各系统功能均减弱。因此，所用药物剂量及给药间隔、途径等，应随患儿成熟度和病情不同而变化。

一、药物的吸收

吸收是指药物经用药部位进入血液循环的转变过程，吸收的速度和程度决定于药物的理化特性、机体的状况和给药的途径。

（一）经胃肠道给药

口服药物主要通过胃及小肠吸收，药物吸收主要取决于胃液酸碱度、胃排空时间、小肠蠕动和病理状态。影响药物的吸收率的因素如下。

1. 胃液 pH

足月新生儿的胃液 pH 达 6～8，接近中性。但出生后 24～48 小时 pH 下降至 1～3，然后又回升到 6～8，并持续 2 周左右。早产儿出生后一周内几乎没有胃酸分泌，胃液 pH 没有下降的过程，故胃内缺乏必要的酸度。一些在酸性环境下不稳定的药物如口服青霉素类（青霉素 G、氨苄西林、阿莫西林等），新生儿口服吸收完全，生物利用度高，受胃酸破坏少，血药浓度可较成人高。而在酸性环境下易被吸收或本来具有活性的药物，如胃蛋白酶、乳酶生、铁剂等，新生儿口服药物疗效会下降。因此能吃奶的或经鼻饲给药能耐受的新生儿及早产儿，经胃肠道给药安全。

2. 胃排空时间

胃排空时间延长可增加药物与胃黏膜接触时间使吸收增多。新生儿的胃排空时间为 6～8 小时，6～8 个月龄时才接近成人水平。早产儿则更慢，易发生胃潴留，因此主要在胃部吸收的药物吸收完全，如 β-内酰胺类抗生素、地高辛等。

3. 肠道功能

新生儿的肠管 8 倍于身长（成人为 4～5 倍），肠壁薄，黏膜血管丰富，通透性高，由于相对吸收面积大，对药物的吸收增加。因此，新生儿口服给药的吸收与成人不同，使一些药物的吸收量和吸收速率增加，如半合成青霉素类；但有些药物的吸收则减少，如苯巴比妥和苯妥英钠、对乙酰氨基酚等；有些药物与成人吸收相仿，如地西泮、地高辛、磺胺类药物等。新生儿肠蠕动不规则，表现为分节运动，使药物吸收不规律，难以预测吸收多少。主要在十二指肠部位吸收的药物表现吸收缓慢、达峰值时间延长，如阿司匹林、红霉素等。

4. 病理状态

腹泻可使肠蠕动增强，减少药物在肠道的停留时间，进一步减少药物的吸收；胃食管反流新生儿或早产儿会将口服药随奶呕吐而排出体外，药物吸收很难准确计算，故对此类患儿一般不主张通过口服途径给药。

（二）经直肠给药

经直肠给药较为方便又不引起呕吐，也避免了肝脏的首过效应。如直肠灌注地西泮溶液，数分钟后即可达止惊的血药浓度，效果确切。止吐药、解热药（如非那西汀）、镇静药（如水合氯醛）、抗惊厥药（如地西泮）等可直肠给予。但由于早产儿和新生儿大便次数多，直肠黏膜受刺激易引起反射性的排便或因粪便阻塞药物使吸收不完全，若采用此法一定要在排便后进行。使用栓剂应置于肛门括约肌以上，避免自行脱出。新生儿便秘不宜使用开塞露和甘油栓，否则可致腹泻不止，宜用益生菌或液体石蜡。

（三）胃肠道外给药

1. 皮下或肌内注射

药物吸收的多少取决于局部血液灌注和药物沉积面积。早产儿和新生儿有以下特点。

（1）新生儿和早产儿肌肉组织和皮下脂肪少、局部血流灌注不足、肌肉血流量变化大，药物多滞留于局部组织，有时形成硬肿或结节影响药物吸收。

（2）当新生儿和早产儿出现低体温、缺氧或休克时，皮下或肌内注射药物的吸收量更少。

（3）早产儿和新生儿接受注射后，局部逐渐蓄积会产生"储库效应"，导致药物释放缓慢影响吸收。

2. 静脉给药

静脉给药可直接进入血液循环，量—效关系相对准确，可直接获得较高的血药浓度，是可靠的给药途径，尤其适用于急症危重早产儿和新生儿给药，多从外周静脉滴注或静脉推注。但输液瓶或输液管道中的残留会影响实际给药剂量。需要注意的事项如下。

（1）严格按医嘱规定速度给药，最好用微量泵。

（2）一般不通过脐血管给药，脐静脉、脐动脉给药有引起肝坏死或肾坏死的危险。

（3）反复应用同一血管可产生血栓性静脉炎，应变换注射部位。

（4）预防医源性高渗血症对新生儿的损伤，在用药时应了解所用药物的渗透压，尽量避免在短期内重复、大剂量使用多种高渗药物，必要时监测新生儿血渗量。

（5）有些药物渗出可引起组织坏死，如钙剂，使用时要严密观察输液部位。

3. 皮肤给药

新生儿皮下脂肪少，药物透皮吸收较快，新生儿和婴儿的体表面积相对较大，皮肤角质层薄，药物经皮肤吸收的速度和程度比成人高；当皮肤有炎症或破损时，吸收更多可导致中毒反应（如硼酸、类固醇激素等）。

4. 鞘内注射给药

一般取慎重态度，因为新生儿血—脑屏障通透力强，静脉给药可使一些药物在脑脊液内达到一定浓度，而起治疗作用；除非一些药物难以通过血—脑屏障，可考虑鞘内注射给药，如在治疗脑膜白血病时鞘内注射甲氨蝶呤、阿糖胞苷等。

5. 经气管给药

已被列为复苏中的第二给药途径，动物实验和临床应用均已证明某些药物可经肺泡毛细血管迅速吸收回心。由于急救复苏过程中早期建立人工气道非常重要，气管插管措施应先于静脉通道的建立，对训练有素者来说，气管插管仅需数秒即可完成，比静脉穿刺或切开术一般可多争取数分钟，为新生儿建立迅速的给药途径。经气管给药的另一优点是"供应站"作用，即部分药物暂留在细支气管内，可逐渐进入肺泡被吸收而使发挥作用时间比静脉给药长。此外，经外周静脉注入的药物在到达心肌之前，部分已被降解而作用衰减，为维持血液中药物有效浓度而常需反复注射。但经气管给药后需重复给药的间隔时间较长，且可避免静脉大剂量给药所致的不良反应，但需严格掌握气管内给药的种类和剂量。

二、药物分布

药物吸收后经血循环迅速分布到全身。药物的分布取决于早产儿和新生儿体液量的多少、细胞内液与细胞外液的比例、体液的 pH、药物的极性、脂肪含量、与蛋白结合的程度及生物屏障等因素。早产儿和新生儿的特点如下。

（一）体液及细胞外液容量高

新生儿体液占体重的比例高（达80%），早产儿更高。其中细胞内液占35%，细胞外液占45%，使水溶性药物的分布容积增大，水溶性药物在细胞外液中容易稀释，浓度较低。结果是降低血药峰浓度而减弱药物最大效应，又使药物代谢排泄减慢，延长药物作用的维持时间。

（二）脂肪含量低

新生儿脂肪含量低，早产儿仅占体重的 1%~3%，足月儿占 12%~15%，脂溶性药物（如地高辛）不能与之充分结合，使血中游离药物浓度升高。脂溶性药物浓度增高，脑组织富含脂质，血—脑屏障发育未完善，新生儿易出现药物中毒及神经系统的反应。

（三）血浆蛋白结合率低

血浆蛋白结合率低是影响药物分布最重要的原因，新生儿血浆蛋白含量少，尤其是早产儿血浆白蛋白产生不足，并且以胎儿白蛋白为主。与药物的结合能力弱，若患有严重感染、营养不良或低蛋白血症，则药物与血浆蛋白结合得更少，药物与血浆蛋白呈疏松、可变性结合，凡与血浆蛋白结合的药物相对分子质量变大，不能再透过毛细血管壁进入组织液抵达靶细胞发生效应，只有游离型药物才能保持其药理活性。药物间可以竞争与血浆蛋白的结合部位，结合力强者可置换出弱者使其游离，同时后者血浆浓度增高，生理效应增强。

（四）血—脑屏障发育不完善

新生儿和早产儿血—脑屏障易被透过，游离药物可自由通过，尤其是缺氧时其通透性增强，许多药物如青霉素在新生儿脑脊液中可达较高浓度，有助于对细菌性脑膜炎的治疗。但有些药物如磺胺类等与胆红素争夺白蛋白，使游离胆红素增加，透过血—脑屏障可引起核黄疸。容易穿过血—脑屏障向脑组织转运增加的药物有：全身麻醉药、镇静催眠药、吗啡等镇痛药。这些药物在脑脊液中浓度高，易引起呼吸抑制，新生儿最好避免使用吗啡及巴比妥类药物。

三、药物代谢

药物代谢主要在肝脏进行，代谢速度取决于肝大小和酶系统的代谢能力，其次是消化器官，也有一些在肾、肺、血液中进行，过程包括氧化、还原、水解和结合。早产儿及新生儿的药物代谢特点如下。

新生儿肝细胞微粒体中的细胞色素 P450 氧化还原多功能酶和还原型烟酰胺腺嘌呤核苷酸（NADPH），这两种酶的总量仅为成人的一半，对茶碱、咖啡因、地西泮、苯巴比妥等水解清除率低，半衰期明显延长。

新生儿葡糖醛酸转移酶活性低，早产儿此酶的活性只有成人的 36%，对药物的代谢能力较差，药物代谢清除率减慢。与葡糖醛酸结合后排泄的药物如吲哚美辛、水杨酸盐和氯霉素，必须减量和延长给药时间间隔。通过该途径代谢的药还有吗啡、对乙酰氨基酚等，所以应用时需非常谨慎。若不适当调整给药方法方案（给药时间、给药间隔及疗程）往往会造成药物蓄积而致中毒。

新生儿磺基转移酶发育已完善，可对葡萄糖酸结合力不足起补偿作用，新生儿对某些药物可以产生与成人不同的代谢产物，如早产儿使用茶碱可产生咖啡因。大多数脂溶性药物，须与葡糖醛酸、甘氨酸、乙酰基或硫酸盐等结合成为水溶性而排出。

总之，影响新生儿药物代谢因素多，要全面考虑、综合分析、实现用药个体化。

四、药物排泄

排泄是药物在体内彻底清除的过程之一，肾脏是药物排泄的主要器官，其次从肠道、胆管和肺排出。早产儿和新生儿的特点如下。

新生儿和早产儿的肾功能特点：肾组织结构未发育完全，肾小球数量较少，是成人的 1/8 ~ 1/5，肾小球和肾小管功能低，肾血流量及肾小球滤过率均不足成人的 40%，早产儿更低，1 周后，肾小球滤过率增加，出现球管不平衡现象并且持续几个月。由于肾脏的清除率低，往往造成血药浓度高，半衰期延长，导致主要以原型由肾小球滤过及肾小管分泌排泄的药物及其代谢产物易在体内发生蓄积中毒，如抗生素、地高辛、呋塞米等。所以一般来说，日龄越小，出生体重越轻，药物半衰期越长。给药间隔时间应按胎龄、体重和月龄决定。

病理情况的影响：如缺氧和低血压可使肾血流量减少，使药物的消除变慢，应注意减少剂量，延长间隔时间。

应根据新生儿及早产儿的药物代谢特点，针对病情合理用药，以便使药物最大限度地发挥药效，使不良反应限制在最低限度。

第三节 药物选择及给药途径

由于早产儿及新生儿器官发育不成熟，器官功能未发育完善，酶系统不够健全，药物在其体内的药代动力学及药物不良反应受其胎龄、日龄及患病的影响，不能将成人的药理学资料应用于早产儿及新生儿。要使这类人群的用药有效并且安全，必须熟悉其药代动力学特征和药效学规律，如给药的剂量、给药的途径、给药的时间间隔等，使药物发挥治疗作用的同时，不会导致不良反应。

一、新生儿抗生素应用特点

新生儿患有感染性疾患时，应采用抗感染疗法。由于新生儿脏器未发育成熟，血中药物浓度增加，不良反应阈值低下，特别是早产儿和未满一周的新生儿，更应注意用药量比成熟儿小，同时也必须考虑给药的间隔时间。选择用药种类时应掌握适应证，最好采用经过血、气管分泌物和咽培养等的药物敏感试验（药敏试验）检查结果，使抗生素的选择更具针对性。为了增加疗效，减少不良反应，延长耐药菌的产生，可考虑联合用药。新生儿抗菌药物应用特点如下。

采用静脉给药：对血培养阳性的败血症，疗程 10~14 天。B 族链球菌（GBS）及革兰阴性菌所致化脓性脑膜炎疗程 14~21 天。国内外多种教科书均将早产儿不同孕龄或不同出生体重分开列出各种抗菌药物的用量和间隔，同时注意致病菌的耐药问题。

不主张预防性使用抗生素：预防性使用抗生素客观上造成抗菌药物的高选择性压力，不易筛选出更多的耐药菌株。

（一）抗生素使用一般原则

（1）临床诊断败血症，在使用抗生素前收集各种标本，无须等细菌学结果即应及时使用抗生素。

（2）根据病原菌可能来源初步判断病原菌种，未明确前可选择既针对革兰阳性菌又针对革兰阴性菌的抗生素，可先用两种抗生素，掌握不同地区、不同时期有不同优势的致病菌及耐药谱，经验性地选用抗生素。

（3）一旦有药敏试验结果，应做相应调整，尽量选用一种针对性强的抗生素；如果临床疗效好，虽药敏试验结果不敏感，也可暂不换药。

（二）抗生素的序贯疗法

序贯疗法即在急性期或住院期间采用静脉用药，病情稳定或出院后改为口服用药，以达到巩固疗效、清除致病菌的目的。静脉用药转换为口服药继续治疗的标准：静脉用药至少72小时后，感染的症状与体征改善或消失；患儿未发热（腋温≤37 ℃）或热退后24小时以上；白细胞总数和分类恢复正常；C反应蛋白恢复正常。

（1）考虑口服抗菌药物的生物利用度：要达到有效的序贯疗法，必须保证有效的血药浓度，口服药必须要有较好的吸收率即生物利用度。环丙沙星及氧氟沙星口服吸收率分别为70% ~80% 和85% ~95%，甲硝唑95%，氨苄西林＋舒巴坦80%，阿莫西林＋克拉维酸约60%，头孢克洛90%，以上这几种药除了杀菌效果外，还有较高的口服生物利用度，故成为较常选择的用于序贯疗法的药物，但必须避免用时口服含钙和镁制剂，因为会干扰喹诺酮类等药的吸收。

（2）不适合序贯疗法的情况如下：①完全禁食、需要胃肠道休息的婴儿；②有影响胃肠道吸收的因素，如严重的恶心、呕吐、持续鼻胃管引流、吸收不良综合征、短肠综合征等；③病情严重，如白细胞太低、化脓性脑膜炎、脑脓肿、骨髓炎、感染性休克及心内膜炎等；④极低体重儿；⑤多重耐药菌如MRS感染；⑥早期新生儿。

新生儿抗菌药物的序贯疗法，在治疗效果、药物经济学等方面都显示出其广阔的应用前景，随着更多的新的高效口服药物不断研制成功并投入临床应用，现在已是口服抗生素治疗的时代。

二、新生儿复苏用药特点

早产儿、新生儿复苏中药物应少用。心动过缓通常是肺膨胀不全及严重低氧血症所致。建立足够的通气是最重要的纠正方法，但在充分的100%氧正压通气和胸外按压后心率仍小于60 次/min，应给予肾上腺素、扩容或二者兼用。复苏后可用碳酸氢钠或血管活性药。新生儿复苏用药，见表3-1。

表3-1　新生儿复苏用药

药物	用药指征	给药途径	给药剂量和浓度
肾上腺素 （必要时可3~5分钟 重复一次）	在30秒正压人工呼吸和30秒胸外按压配合人工呼吸后，心率仍＜60次/分，应使用肾上腺素	脐静脉（首选）、外周静脉注射、气管内注入。如首剂气管内给药，需重复给药时应选择静脉途径	每次0.01~0.03 mg/kg（即0.1~0.3 mL/kg 的1：10 000 溶液） 每次0.03~0.1 mg/kg（即0.3~1.0 mL/kg 的1：10 000 溶液）
扩容剂 生理盐水 同型血或O型细胞悬液 （必要时可重复）	1. 对其他的复苏措施反应不良 2. 新生儿、早产儿呈现休克（尽管已做了复苏努力但新生儿仍肤色苍白、脉搏细弱、持续心动过缓及循环状态无改善） 3. 并发有胎儿失血的病史（如胎盘早剥、前置胎盘等）	外周静脉或脐静脉在10~15分钟注入	单次剂量为10 mL/kg

三、肺表面活性物质应用

新生儿呼吸窘迫综合征（NRDS）是指出生后不久，出现进行性呼吸困难，乃至呼吸衰竭。多见于早产儿，也可见于剖宫产儿。病理特点是肺泡壁及细支气管壁上覆以嗜伊红的透明膜和肺不张，又称为新生儿透明膜病。病因主要是缺乏肺泡表面活性物质（PS）。目前对肺表面活性物质维持正常呼吸功能的重要性已有充分认识，肺表面活性物质替代性治疗新生儿呼吸窘迫综合征和急性呼吸窘迫综合征（ARDS）等疾病得到肯定疗效。肺表面活性物质有天然型 PS、合成型 PS。

（一）用药指征

早产儿由于肺泡 II 型细胞发育不成熟，不能分泌足够的 PS 而发生早产儿呼吸窘迫综合征。

1. 预防用药

胎龄小于 30 周或有高危因素的早产儿，出生后进行 PS 预防性用药，对减少 RDS 发病、降低病死率有明显作用。

2. 治疗用药

已诊断为 RDS 的患儿应尽早用药，可迅速改善肺的换气功能，提高动脉氧分压，改善肺的顺应性，降低吸入氧浓度，机械通气压力及平均气道压力等。天然型 PS 优于合成型 PS，重复用药效果优于单次用药，但超常规剂量用药不增加疗效。

（二）给药途径

常规经气管插管直接将药注入气管。PS 进入肺内后，影响分布的重要因素包括：按重力分布；PS 量越大分布越好，给予速度越快分布越好。

采用气管内滴注药物时，单次给药维持疗效较短暂，对小胎龄者常需重复给药。经气道滴入的另一个缺陷是肺内分布不均匀。为使 PS 能在肺内分布均匀，药液容积不能过少。但滴入液体过多可致肺水肿加重和循环系统不稳定等。滴注速度缓慢不利于均匀分布，滴注过快易造成药物反流，故推荐给药时间在 1~2 分钟为宜。

（三）给药操作方法

吸净患儿气道分泌物，置患儿于右侧卧位，将 PS 用 4~5 mL 生理盐水配成混悬液加温至 37 ℃左右用注射器与细硅胶管相接，送入气管插管口处，注入所需药量的 1/2，抽出管，机械通气或气囊正压通气 1 分钟，以利于药液更好弥散。再置患儿于左侧卧位，用以上方法将剩余药液注入肺内。给药时变换患儿体位，有利于 PS 在肺内均匀分布。为减少药液损失，除有明显的气道阻塞外，用药后 6 小时内不进行拍背吸痰。

（四）给药剂量及次数

目前，多数推荐剂量为 100~200 mg/kg，早期 PS 应用一般仅给药 1 次，若疗效不理想，可按需给药。在第一次给药后，如呼吸机参数吸入氧浓度（FiO_2）大于 0.5 或平均气道压力（MAP）大于 0.78 kPa，可考虑重复给药，但最多给 4 次，间隔时间为 10~12 小时，视患儿病情而定。

四、新生儿抗惊厥药物应用

新生儿惊厥的治疗主要是积极治疗原发病，纠正生化代谢失调和抗惊厥药物的应用。

（一）纠正生化代谢失调

1. 纠正低血糖

先以 25% 葡萄糖注射液 2～4 mL/kg 于 3～5 分钟内静脉推注，继而用 10% 葡萄糖注射液 5～6 mL/（kg·h）静脉滴注，维持血糖在正常稍高水平。

2. 纠正低钙血症

静脉滴注 10% 葡萄糖酸钙 1～2 mL/kg，同时应监测心率。因低钙血症引起的惊厥，在血钙浓度恢复正常后抽搐可停止。

3. 纠正低镁血症

血镁浓度低于 0.65 mmol/L，可确诊为低镁血症，可用 50% 硫酸镁 0.2 mL/kg 肌内注射。

4. 纠正维生素 B_6 缺乏或依赖

静脉注射维生素 B_6 50 mg 试验性治疗而确诊，给药同时做脑电图监护。

（二）抗惊厥药物的应用

经上述病因性治疗后仍反复发作惊厥或确诊为颅内器质性病变所致，则需应用抗惊厥药物。

1. 地西泮

新生儿抗惊厥首选药，对控制惊厥持续状态作用迅速，但需缓慢静脉注射，注意呼吸抑制，速度宜 <50 mg/min。氯硝西泮：静脉注射，维持时间更长。有黄疸的患儿要慎用。

2. 苯巴比妥

首剂 10～20 mg/（kg·次），而后 5 mg/（kg·次）肌内注射，隔 12 小时一次；紧急情况下，可予静脉注射。为保证安全，血药浓度不应超出 40 μg/mL。

3. 苯妥英钠

若苯巴比妥负荷量已超过 20 mg/kg 而惊厥未得到控制，考虑应用苯妥英钠，要监测血药浓度以随时调整用药剂量。苯巴比妥和苯妥英钠可联合应用，仍未能有效控制惊厥，说明颅内有器质性病变。

4. 水合氯醛

以上药物疗效不佳时，临时用 10% 水合氯醛 0.5 mL/kg 灌肠，可增加抗惊厥效果。

第四节　新生儿及早产儿的用药监护

治疗药物监测（TDM）是指在临床进行药物治疗过程中，观察药物疗效的同时，定时采集患儿的血液（有时采集尿液、唾液等液体），采用现代的分析测定手段，定量测定血液或其他体液中药物代谢的浓度，并将所测得的数据运用药动学原理，拟合成各种数学模型，并根据求得的各种药动学参数制订最佳给药方案，从而提高药物疗效、降低药品不良反应，实现给药个体化，从而达到满意的疗效及避免发生不良反应。同时也可以为药物过量中毒的诊断和处理提供有价值的实验室依据，将临床用药从传统的经验模式提高到比较科学的水平。

一、治疗药物监测（TDM）概述

（一）血浆药物浓度与药效密切相关

一般来讲，药物的体内过程是从用药部位吸收进入血液循环，随血液循环分布进入病变部位，与受体作用而发挥药理作用，因此，"受体部位"活性药物的浓度应当是最能反映药物的指标。体液中药物治疗作用的强弱与持续时间的长短，理论上取决于受体部位活性药物的浓度。因此，将血药浓度作为一个指标来指导临床用药具有重要意义。

（二）临床应用

在临床上，并不是所有的药物或在所有的情况下都需要进行 TDM。在下列情况下，通常需要进行 TDM。

（1）药物的有效血浓度范围狭窄：此类药物多为治疗指数小的药物，如强心苷类，它们的有效剂量与中毒剂量接近，需要根据药代动力学原理和患儿的具体情况仔细设计和调整给药方案，密切观察临床反应。

（2）同一剂量可能出现较大的血药浓度差异的药物，如三环类抗抑郁药。

（3）具有非线性药代动力学特性的药物，如苯妥英钠、茶碱、水杨酸等。

（4）肝肾功能不全或衰竭的患儿使用主要经过肝代谢消除（利多卡因、茶碱等）或肾排泄（氨基苷类抗生素等）的药物时，以及胃肠道功能不良的患儿口服某些药物时。

（5）长期用药的患儿，依从性差，不按医嘱用药或者某些药物长期使用后产生耐药性；以及原因不明的药效变化。

（6）怀疑患儿药物中毒，尤其有的药物的中毒症状与剂量不足的症状类似，而临床又不能明确辨别。如普鲁卡因胺治疗心律失常时，过量也会引起心律失常，苯妥英钠中毒引起的抽搐与癫痫发作不易区别。

（7）合并用药产生相互作用而影响疗效时。

（8）药代动力学的个体差异很大，特别是由于遗传造成药物代谢速率出现明显差异的情况，如普鲁卡因胺的乙酰化代谢。

（9）常规剂量下出现毒性反应，诊断和处理过量中毒，以及为医疗事故提供法律依据。

（10）当患儿的血浆蛋白含量低时，需要测定血中游离药物的浓度，如苯妥英钠。

（三）TDM 的一般流程

治疗决策（医师/临床药师）→处方剂量（医师/临床药师）→初剂量设计（医师/临床药师）→调剂（药师）→投药（护师/药师）→观察（医师/临床药师/护师）→抽血（医师/临床药师/护师/检验师）→血药浓度监测（临床药师/检验师）→药动学处理（临床药师/医师）→调整给药方案（医师/临床药师）。

在 NICU 开展用药监护，使药学、医疗、护理监护有机结合在一起，临床医生、临床药师、护士形成全方位的监护团队，药师发挥积极作用，指导医护人员合理用药、经济用药，监测患儿用药的全过程，发现和报告药物的不良反应。临床护士在 NICU 实施用药监护的主要工作内容如下。

（1）及时准确给药：药名、浓度、剂量、给药途径等准确给药，防止差错。

（2）用药反应观察：包括药物疗效、不良反应、中毒反应等观察。

（3）采集各种药物浓度监测的样本。

（四）采集样本的时间

药物在体内的血药浓度是随时间变化的，取样的时间不同，测得的血药浓度值也会不同。因此，在 TDM 工作中取样时间的把握非常重要。取样时间的确定是根据 TDM 的目的及所使用的药物的动力学特点等因素决定的。

（1）长期使用某药物而进行的定期监测，需测定稳态浓度，即在用药后至少 5 个半衰期以后取样。

（2）治疗指数低、安全范围窄的药物，通常需要分别测定稳态的峰浓度和谷浓度。如果患儿临床表现类似中毒症状，此时需要测定的是药物的峰浓度，如中毒情况紧急可随时取样以明确诊断。不良反应较强的药物应尽量减少药物的用量。药物使用中感觉疗效不明显，应测定谷浓度。

（3）需要确定某个具体患儿的药动力学参数，取样点不得少于 10 个，时间段为 3~5 个半衰期。其中吸收相、平衡相不得少于 3 个点，消除相至少 4 个点。

（五）几种新生儿常用药物的监测

新生儿的药物动力学复杂，药物不良反应高，为 24%，儿童及成人为 6%~17%。新生儿需监测的药物是治疗量与中毒量比较接近的药（茶碱、地高辛等）、毒性较大的药（氨基苷类抗生素）。

二、NICU 用药监护的观察重点及护理

1. 应用肺表面活性物质（PS）时的监护

治疗同时应对血氧和生命体征进行监测，使 PaO_2 维持在 6.7~9.8 kPa，SaO_2 维持在 87%~95%，对同时应用 CACP 或机械通气的患儿进行呼吸管理。

2. 应用氨茶碱时的监护

氨茶碱作为兴奋呼吸中枢药物，多年来一直用于预防和治疗早产儿出生后出现呼吸暂停，但氨茶碱治疗浓度与中毒浓度接近，且个体差异较大，监护内容包括如下。

（1）有条件的 NICU 应测定氨茶碱的血药浓度。

（2）注意给予准确剂量，微量泵控制滴注速度、给药时间间隔。

（3）观察患儿有无茶碱中毒体征：烦躁不安、易激惹、心跳呼吸次数加快、四肢震颤、抖动等。

3. 应用抗感染药物时的监护

细菌感染仍是早产儿死亡的最常见原因，院内感染常为多重耐药菌。因此，临床护士在 NICU 中应加强抗生素药物的观察监护，为医生提供第一手临床资料。主要对策如下。

（1）严格掌握抗生素药物的应用指征：应根据 NICU 感染流行菌株及院内耐药菌株的监测结果，重视细菌培养（可反复多次培养）与药敏试验，与医师、药师一起制订合理的用药方案。

（2）密切观察使用抗生素导致的并发症。

1）早产儿、新生儿的神经系统仍在发育阶段，血—脑屏障发育未成熟，药物易透过血—脑屏障，直接作用于较脆弱的中枢神经系统，产生不良反应。卡那霉素、庆大霉素等氨基苷类药物易致听神经损害；碳青霉烯类如亚胺培南/西司他丁剂量较大时，在中枢神经系统浓度较高，会出现惊厥症状，如脑膜炎球菌在应用头孢菌素效果不佳需要使用碳青霉烯类时，临床药师建议尽可能使用中枢毒性较低的美罗培南。

2）早产儿生存能力差，肝药酶系统发育不成熟，肾功能不完善使药物的代谢和排泄受影响，而且由于循环血浆蛋白较少，游离药物浓度较高，更易产生不良反应。可使用对肝肾功能影响较小的第三代头孢菌素，如头孢噻肟钠。

3）不主张用广谱抗生素预防感染。早产儿用抗生素预防感染是没有意义的，反而更易导致耐药菌株的出现，引起消化道和呼吸道的菌群失调。

4. 早产儿光疗时血钙的监测

早产儿黄疸是常见的症状，而且持续时间较长，光照疗法作为降低血清非结合胆红素的首选方法，方法简单，疗效肯定。但有研究结果显示，患儿光疗后血清总钙和游离钙明显降低，尤以早产儿为甚，部分早产儿会出现低钙血症体征，故早产儿接受光疗的过程中应监测血清钙水平，当血清总钙低于 1.8 mmol/L 或游离钙低于 0.9 mmol/L 时，应及时补充 10% 葡萄糖酸钙 1~2 mL/kg 或光疗的同时常规补钙。

NICU 开展用药监护，医疗、药学、护理有机结合在一起，临床药师与医师、护士形成全方位的监护团队，监测患儿用药的全过程，降低药物的不良反应。并设计药物治疗方案（即个体化用药），对药物做出综合评价，从而提高临床治疗效果。

第五节 早产儿健康评估

一、早产儿入室评估

新生儿的健康评估是指对围生期和新生儿期的高危因素进行系统评估，通过对影响胎儿生长发育、成熟度和胎龄危险因素的评估，判断新生儿目前的健康状况和现存的问题，护士职责是实施新生儿及相关危险因素的观察和记录。

（一）围生史及高危因素的评估

围生史评估包括两方面：孕母的健康状况和胎儿生长发育状况，评估重点是导致生长发育异常的危险因素。

1. 家族史

（1）评估家族是否存在遗传性疾病：如囊性纤维化、21-三体综合征、脆性 X 连锁综合征、唇腭裂、神经管缺陷、侏儒症、成骨不全、肌营养不良、镰状细胞贫血、地中海贫血、脑白质营养不良、苯丙酮尿症。

（2）评估家族是否存在慢性病或功能不全：如糖尿病、高血压、精神发育迟滞、心脏病、肾脏病、癫痫。

2. 孕母健康状况

（1）孕母一般状况：如年龄、BMI 指数、活动度、饮食、致畸暴露情况、不良生活习惯（如吸烟、饮酒、药物滥用）。

（2）慢性病史：如糖尿病、心脏病、高血压、哮喘、甲状腺疾病、系统性红斑狼疮、单纯疱疹病毒感染、焦虑症/抑郁症。

（3）外科疾病和住院史。

（4）孕前和孕期用药史。

3. 孕产史

（1）评估孕母是否存在子宫结构异常、激素紊乱及治疗情况。

（2）既往孕产史：活产数、足月产数、早产数、流产数。活产婴儿的出生体重以及健康状况。

（3）不良产史：婴儿死亡年龄和死亡原因。

4. 社会经济状况

（1）婚姻状况。

（2）经济状况社会经济状况和教育水平。

（3）是否存在家庭暴力。

（4）宗教信仰及文化特点。

5. 本次怀孕史

（1）孕检情况：首次孕检时间和是否规律进行孕检。

（2）末次月经时间以及预产期。

（3）孕期体重增加情况和孕期营养状况。

（4）孕母是否存在以下感染情况：风疹、梅毒、巨细胞病毒、肝炎病毒、人类免疫缺陷病毒、单纯疱疹病毒、人类乳头状瘤病毒、衣原体、淋病奈瑟菌、微小病毒。

（5）孕 35～37 周时 B 族链球菌（GBS）培养结果。

（6）孕母血糖情况：孕母是否存在妊娠糖尿病或 1 型糖尿病，妊娠期间血糖控制情况。

（7）孕母血压情况：孕母是否存在妊娠期高血压、慢性高血压或先兆子痫等异常情况。

（8）新生儿溶血危险因素：孕母 ABO 和 Rh 血型，包括 Rh 阴性胎儿 Rh 阳性母亲。预防 Rh 溶血的产前管理，包括抗体筛查及 Rh 溶血危险的胎儿监测（抗体滴度、B 超、羊膜穿刺术、胎儿输血）。

（9）胎儿生长情况、孕母宫底高度以及超声检查记录。若存在以下情况，易引起宫内发育迟缓。

1）小于胎龄儿（SGA）或宫内发育迟缓（IUGR）史。

2）孕母年龄大于 35 岁或小于 16 岁、孕母单身、社会经济地位较差。

3）营养不良、孕期体重增加过少、活动性克罗恩病，以及其他未治愈的消化系统疾病。

4）不明原因的流产或死胎史。

5）多胎妊娠。

6）吸烟暴露：尼古丁可以释放儿茶酚胺，减少前列环素合成，从而引起血管收缩和血管压力的增加，导致胎盘血流减少，胎儿营养和氧气的供应降低。孕母吸烟与胎盘早剥和孕后期胎儿死亡相关，其 IUGR 发生率是非吸烟者的 3～4.5 倍。

7）高血压或其他血管因素导致胎盘供血不足：慢性高血压（危险上升 4 倍以上）、先兆子痫、严重糖尿病、胎盘或脐带异常。

8）慢性肾衰竭。

9）先天性感染以弓形虫、风疹病毒、巨细胞病毒、疱疹病毒最常见。

10）先天畸形或染色体异常。

（10）若存在以下因素，易出生巨大儿或大于胎龄儿。

1）妊娠糖尿病。

2）孕期体重增加过多。

3）大于胎龄儿分娩史。

（11）胎盘或脐带血管情况。

1）是否存在单脐动脉。

2）孕期超声检查脐动脉血流情况是否异常。

3）是否存在双胎输血。

（12）羊水量：是否存在羊水过多（羊水量多于 2 L）或羊水过少（36 周时羊水少于 1 L 或足月时少于 800 mL）的情况。

（13）孕期是否存在频繁尿路感染。

6. 本次分娩情况

（1）是否存在以下问题：早产、过期产、产后出血、急性腹痛、高血压、创伤。

（2）若孕母发生绒毛膜羊膜炎或 B 族链球菌感染，则新生儿有感染的风险。若孕母或胎儿室性心动过速、孕母体温过高、子宫压痛及孕母白细胞计数上升，提示孕母发生绒毛膜羊膜炎。新生儿早期感染 B 族链球菌的高危因素是羊膜破裂超过 18 小时。

（3）隐匿性绒毛膜羊膜炎：又称为组织学绒毛膜羊膜炎，孕母无临床症状，只有实验室检查异常，可引起严重的母婴并发症，常与破膜后的感染有关。

（4）胎儿肺成熟度的评估。

1）胎龄大于 34 周且做过胎儿肺成熟试验的婴儿，发生新生儿呼吸窘迫综合征（RDS）的危险性小于 50%。

2）胎龄小于 34 周的早产儿，孕母产前应用糖皮质激素可显著降低 RDS 的发病率和死亡率。

3）糖皮质激素的应用时间，应超过 24 小时而少于 7 天。

（5）胎心监测情况。

（6）分娩方式及胎位经阴道分娩、剖宫产或助产（产钳、真空吸引），有无脐带脱垂。

（7）分娩过程中是否使用镇痛药。

（8）羊水性质清（正常）、发绿（胎粪染色）、黄色（陈旧胎粪、陈旧出血、感染）、浑浊（感染）。

（9）新生儿复苏情况。

（二）胎龄评估

胎龄是指胎儿在宫内的周龄或日龄。早产儿胎龄不同，外貌特征和神经系统发育存在明显差异，出生后对其进行胎龄评估，对于判断其宫内发育的成熟度，早期监测早产儿各器官功能意义重大。判断新生儿生长发育和成熟度可以有以下几方面的作用：辅助判断新生儿时期常出现的问题，在没有产前记录的情况下判断胎龄，判断胎龄和出生体重是否吻合，使健康记录的资料标准化。

胎儿的生长发育是一个可预知的、有规律的过程，此过程与胎龄密切相关，从而形成胎龄评估工具。

1. 常用胎龄评估工具

（1）Dubowitz 胎龄评分法见表 3-2 和表 3-3。

1）评分标准 10 项神经系统得分和 11 项身体外部体征得分。

表 3-2　Dubowitz 胎龄评分法外表特征评分法

外观表现	评分				
	0	1	2	3	4
水肿	手足明显水肿（胫骨压痕）	手足无明显水肿（胫骨压痕）	无水肿		
皮肤结构	很薄，滑黏感	薄而光滑	光滑，中等厚度皮疹或表皮脱屑	轻度增厚，表皮皲裂及脱屑，以手足部位为著	厚，羊皮纸样，伴皲裂深浅不一
皮肤色泽（婴儿安静不哭时观察）	黯红	粉红色，全身一样	淡粉红色，全身深浅不一	灰色，仅在耳唇手掌及足跟部分呈粉红色	
皮肤透亮度（躯干）	静脉及毛细血管清晰可见，尤其在腹部	可见静脉及其分支	在腹部可见少数大静脉	少数大静脉隐约可见（腹部）	看不到静脉
胎毛（背部）		整个背部覆满长而密的胎毛	胎毛稀疏分布，尤其在下背部	有少量胎毛间以光秃区	大部分无胎毛
足底纹	无皮肤皱褶	足掌前半部可见浅红色皱褶	足掌前 < 3/4 区域可见较明显的红色折痕	> 3/4 足掌前区可见折痕	> 3/4 足掌区见明显深折痕
乳头发育	乳头隐约可见，无乳晕	乳头清晰，乳晕淡而平，直径 < 0.75 cm	乳头清晰，边缘部高起，直径 < 0.75 cm	乳头清晰，边缘不高起，直径 > 0.75 cm	
乳房大小	扪不到乳腺组织	在一侧或两侧扪到乳腺组织，直径 < 0.5 cm	两侧乳腺组织皆可扪到，直径 0.5~1 cm	两侧乳腺组织皆可扪到，直径 > 1 cm	
耳壳	平如翼无固定形状，边缘轻度或无卷折	部分边缘卷曲	耳壳发育较好，上半边缘卷曲		
耳的稳定性	耳翼柔软，易于弯折，不易复位	耳翼柔软，易于弯折，缓慢回位	耳翼边缘软骨已发育，但柔软，易回位	耳壳发育良好，边缘软骨形成，回位快速	

外观表现		评分				
		0	1	2	3	4
生殖器	男性	阴囊内无睾丸	至少有一睾丸位于阴囊高位	至少有一个睾丸位于阴囊位		
	女性	大阴唇明显分开，小阴唇突出	大阴唇大部分覆盖小阴唇	大阴唇完全覆盖小阴唇		

表 3-3　**Dubowitz 胎龄评分法神经评估评分法**

神经系统体征	得分					
	0	1	2	3	4	5
体位	软、伸直	软、稍屈	稍有张力，屈	有张力，屈	更有张力，屈	
方窗	90°	60°	45°	30°	0°	
踝背区	90°	75°	45°	20°	0°	
上肢退缩反射	180°	90°～180°	<90°			
下肢退缩反射	180°	90°～180°	<90°			
腘窝成角	180°	160°	130°	110°	90°	<90°
足跟至耳	至耳	接近耳	稍近耳	不至耳	远离耳	
围巾征	肘至前腋线外	肘至前腋线和中线之间	肘至中线上	肘不至中线		
头部后退	头软后退	头呈水平位	头稍向前	头向前		
腹部悬吊	头软下垂	头稍高但在水平位下	头呈水平位	头稍抬起	头抬起	

2）所有得分相加得出胎龄。

3）总得分比每项单独得分有更好的相关性。

4）SGA：身体外部得分要低，但神经系统得分要高，两项相加得分比较可靠。

（2）新 Ballard 胎龄评分：详见表 3-4～表 3-6。

表 3-4　**Ballard 胎龄评分——神经系统评价**

体征	分数							得分
	-1	0	1	2	3	4	5	
体位								
方窗	>90°	90°	60°	45°	30°	0°		

体征	分数							得分
	−1	0	1	2	3	4	5	
上肢屈曲		180°	140°~180°	110°~140°	90°~110°	<90°		
腘角	180°	160°	140°	120°	100°	90°	<90°	
围巾征								
足跟至耳								
神经系统总分								

表 3-5　Ballard 胎龄评分——外观成熟度

体征	分数							得分
	−1	0	1	2	3	4	5	
皮肤	薄、半透明滑黏感	凝胶状、红色半透明	粉红色、光滑静脉明显	光滑、皮疹或表皮脱屑，静脉较少	表皮脱屑或皲裂、静脉罕见、灰白色	羊皮纸样、静脉不可见	厚、表皮开裂、有皱纹	
胎毛	无	胎毛稀疏	大量胎毛覆盖	胎毛已经变少	有少量无胎毛区域	大部分无胎毛覆盖		
足底纹	足跟至足尖 40~50 mm：−1 <40 mm：−2	>50 mm 无皱褶	足掌前半部可见轻微浅红色皱褶	前半部横向褶痕	褶痕面积 2/3	全足掌均有褶痕		
乳房发育	无乳房组织	仅能感觉乳房组织存在	乳晕淡而平无乳头	乳晕稍隆起乳头 1~2 mm	乳晕隆起乳头 3~4 mm	乳晕清晰乳头 5~10 mm		
眼睛/耳朵	眼睑闭合 松：−1 紧：−2	眼睑打开耳廓平易折叠	耳廓部分弯曲	耳廓发育好仅上边弯曲	耳廓较硬	软骨厚耳廓硬		
生殖器男	阴囊平整光滑无皱褶	阴囊内无睾丸	至少一睾丸位于阴囊高位	睾丸下降皱褶少	睾丸下降全部覆盖皱褶	睾丸下降皱褶深		
生殖器女	阴唇扁平阴蒂突出	小阴唇和阴蒂突出	阴蒂突出阴唇扩大	大阴唇不能覆盖小阴唇	大阴唇能部分覆盖小阴唇	大阴唇能全部覆盖小阴唇		
外貌总分								

表 3-6 **Ballard 胎龄评分——总分与胎龄**

总分	周数	总分	周数
-10	20	25	34
-5	22	30	36
0	24	35	38
5	26	40	40
10	28	45	42
15	30	50	44
20	32		

在使用新 Ballard 胎龄评分时应注意以下事项：修正后用于评估胎龄 20~44 周新生儿；精确度在两周以内，可应用于健康新生儿或有疾病的新生儿；对胎龄 20~26 周的新生儿而言，出生后 12 小时评价精确度更高。同时，此表也有其局限性，包括为保证客观，需要两位医务人员独立做出两次评价；需在婴儿清醒、安静的状态下进行；臀位或异常胎位、神经系统疾病或窒息、新生儿受孕母用药等均会对评分产生影响。

因此，使用胎龄评估工具注意事项包括：应用时间是从出生到生后 5 天，此时新生儿的身体特征没有明显改变；出生后 48 小时内评价准确度最高；当对胎龄评估为 22~26 周的新生儿决定继续救治或撤离治疗手段时，要考虑胎龄评估工具的准确性。

2. 临床胎龄评估方法

（1）评估神经系统的方法。

1）姿势。

A. 评估手臂和腿的屈曲和伸展。

B. 肢体的屈曲程度和髋关节的内收，会随胎龄增加而增加。

C. 妊娠早期胎儿的姿势是低张力姿势。

D. 需在婴儿安静仰卧时观察其姿势。

2）方窗。

A. 评估腕关节与前臂所成夹角。

B. 由于怀孕末期母体激素的影响，夹角会随孕周的增加而减小。

C. 生后夹角不会改变。

D. 检查者的拇指和示指将婴儿的手向前臂方向充分施加压力，目测小鱼际最高点与前臂所成角度。

3）手臂缩回。

A. 评估手臂的屈曲程度和缩回的力量。

B. 婴儿置于仰卧位，将手臂屈曲 5 秒，牵拉手部使手臂完全伸直后放手。

4）膝夹角。

A. 夹角会随着胎龄的增加而减小。

B. 将新生儿置于仰卧位，将腿抬起与上身平行，左手拇指和示指固定新生儿的膝盖于胸部，右手拇指和示指握住新生儿的踝部轻轻下压。

C. 测量小腿和大腿之间的夹角。

5）围巾征。

A. 新生儿置于仰卧位，抓住一只手绕过胸部和颈部向对侧肩部牵拉，可以用另一只手扶住其肘部。

B. 观察肘部和身体正中线的位置。

6）足跟至耳。

A. 新生儿置于仰卧位，将足部向头部拉近。

B. 观察足部和头部之间的距离以及膝盖的伸展程度。

（2）评估外貌特征的方法。

1）皮肤。

A. 随着胎龄的增加，组织生长增加，皮肤透亮度减低，血管变得模糊。

B. 当胎龄大于38周，皮下组织减少，皮肤褶皱增加并有脱皮现象。

2）胎毛。

A. 在胎龄20～28周时胎儿全身会覆盖一层绒毛。

B. 28周开始，面部和躯干前面的胎毛开始消退。

C. 足月时肩部会遗留一些绒毛。

3）足底纹。

A. 足底纹最先出现于前脚掌，28～30周时，开始向足跟部延伸。

B. 宫内发育迟缓和皮脂过早丢失的新生儿足底纹会比同胎龄新生儿更多。

C. 生后12小时后，由于皮肤慢慢变干，足底纹不再是评判胎龄的一个重要指标。

4）乳头。

A. 检查乳头和乳晕大小。

B. 乳腺结节1～2 mm，胎龄36周。

C. 10 mm，胎龄40周。

5）眼睛和耳朵。

A. 评估眼睑：26～30周时，眼睑睁开。

B. 评估耳朵结构和耳廓软骨：34周开始耳廓上缘可以向内折叠，40周时可以折至耳垂部；34周以前耳廓只有少量软骨，当耳廓折叠后不能自行复原；36周后软骨增多，折叠后耳廓可以自行复原。

6）生殖器。

A. 女婴：评估大阴唇、小阴唇以及阴蒂。在孕早期，阴蒂隆起，阴唇小且距离远；胎龄40周时，大阴唇内充满脂肪，大阴唇能完全覆盖小阴唇。

B. 男婴：评估睾丸是否降至阴囊内以及阴囊褶皱情况。28周时，睾丸从腹部开始下降；37周时，睾丸在阴囊上方；40周时，睾丸完全降至阴囊内，阴囊完全覆盖皱褶。胎龄越大，阴囊垂度越大。

（3）基本资料的评估。

1）测量方法。

A. 出生体重：应出生后1小时内在其安静状态下不穿衣测量，结果以克为单位。根据测量结果，将其按出生体重进行分类。①低出生体重儿：出生体重小于2 500 g。②极低出生体重儿：出生体重小于1 500 g。③超低出生体重儿：出生体重小于1 000 g。

B. 身长：头顶至足底的长度。将新生儿置于仰卧位，腿伸直，测量头顶至脚跟的长度，需要把屈曲状态的婴儿的身体完全伸展。使用测量板辅助可以获得相对精确的结果。当身长小于正常范围，测量顶臀长验证身材比例。

C. 头围：脑发育是否正常的指标。将尺子紧紧围绕眉弓上方，自最突出处绕头一周。头围测量结果受颅缝早闭、头皮血肿等因素的影响。当头围不正常时，要考虑父母头围大小和颅内病变的可能性。

2）在生长曲线中确认新生儿体重、身高、头围测量值的位置。

A. 将体重与孕周比较确定分级。①SGA：出生体重在同胎龄新生儿出生体重的第10百分位以下。②AGA：出生体重在同胎龄新生儿出生体重的第10～90百分位。③LGA：出生体重在同胎龄新生儿出生体重的第90百分位以上。

B. 宫内发育迟缓见表3-7。

表 3-7　宫内发育迟缓分类及特点

分类	特点
对称型	各部分按比例均生长缓慢 出生体重、身长、头围均在同一生长区间内，且每一个都低于第10百分位 病因：先天性宫内感染、先天畸形和染色体异常造成生长减缓或细胞数的减少
非对称型	和头围相比，身长和体重减少，身体比例不对称 出生体重与同胎龄、性别、种族相比下降 病因：胎盘功能不足，孕母营养不足和怀孕后期外在因素影响造成细胞数正常、细胞体积下降

3）根据胎龄和出生体重的分类确定新生儿死亡的危险因素。

A. 发病率和死亡率的统计资料。

B. 确定近期和远期并发症的危险发生率：如果足月初生儿体重在同胎龄新生儿的第3百分位以下，并发症发生率和死亡率较高。早产儿并发症发生率和死亡率没有明确的体重界点。

C. 死亡率。

D. 出生体重和孕周并发症的发生率。

4）根据分类确定呼吸系统疾病、低血糖、体温不稳的危险程度。

A. 早产儿：身体系统不成熟的问题、RDS、NEC 和动脉导管未闭。

B. 晚期早产儿：胎龄≥34周且＜37周，与足月新生儿相比，晚期早产儿并发症发生率和病死率均有所上升。潜在危险问题包括体温不稳定、低血糖、呼吸窘迫、窒息、心动过缓、喂养困难、高胆红素血症。

C. 过期产儿：与胎盘功能不足有关的问题，如窒息和胎粪吸入。

D. 其他：宫内发育迟缓及大于胎龄儿（LGA）特点见表3-8。

表 3-8　宫内生长发育迟缓及大于胎龄儿特点

分类	外貌特点	潜在问题
宫内发育迟缓	与躯干相比，头围大 四肢皮下脂肪减少	低血糖：新陈代谢增加和糖原储备减少 低体温：需要量增加脂肪储备少

分类	外貌特点	潜在问题
	面部特征：干瘪类似老人	红细胞增多：由于慢性缺氧、代谢障碍或染色体
	前囟大、颅缝宽或重合	异常导致的红细胞生成增加
	脐带细且胶质减少	缺氧：窒息或胎粪吸入所致
	舟状腹	感染：与生长迟缓的原因有关
	皮肤：松，皮下脂肪减少，干燥，薄，皮脂减少或消失	远期并发症发生率和病死率：与生长发育迟缓的病因有关
大于胎龄儿	巨大儿	出生后葡萄糖代谢异常，高胰岛素血症和低血糖
	糖尿病母亲患儿；耳朵多毛；头围在同胎龄新生儿正常范围但身体明显增大（胰岛素不能透过血—脑屏障）	生产困难所致的产伤或窒息
		手术或助产所致的并发症：呼吸窘迫、麻醉不良反应
		医源性不成熟：对胎龄的错误估计
		其他与糖尿病母亲有关的问题：RDS、低血糖、低钙血症、红细胞增多、高胆红素血症、先天畸形
		肺动脉高压
		中枢神经系统损伤或感染所致的体温不稳定
		喂养不耐受
		贝—维综合征：大于胎龄，巨舌，低血糖，脐疝，睾丸未降

二、早产儿的体格检查

在出生后初期 12～18 小时内应对新生儿进行一次全身系统检查。记录新生儿是否正常，有无特殊情况，防止出现遗漏。此次检查结果需记录在患儿病史和胎龄评估中，对于以后的检查和全程治疗十分重要。

（一）准备

1. 环境

（1）病室照明条件良好，灯管不要直射新生儿面部。

（2）检查者双手和检查仪器温暖。

（3）为防止低体温，可以使用辐射暖台保持环境温度。

（4）在接触患儿身体前先进行仔细的视诊。

（5）检查顺序。

1）可以依照检查目的和新生儿目前状态而定。

2）一般顺序：从最少打扰患儿的检查做起，最后做对患儿打扰程度最大的检查。

3）在全程检查过程中均要观察皮肤。

4）在评估新生儿活动状态过程中评估其神经行为。

2. **检查时间**

（1）在进行全身检查前要确认威胁患儿生命的首要问题。

（2）根据患儿状态和疾病修正检查内容。

（3）产房首次检查。

1）Apgar 评分。

2）检查有无产伤和先天畸形。

3）评估出生后肺和心脏功能是否适应从宫内到宫外的转变。

4）高危情况：Apgar 评分小于 5 分，母亲发热，异常检查结果，怀疑或有明确证据的药物滥用。

（4）新生儿综合检查。

1）生后 12~18 小时内检查新生儿身长、体重、头围，发育情况，胎龄评估，是否适应出生后宫内到宫外的转变，有无先天畸形。

2）出院检查：集中于住院期间患儿存在的问题，喂养问题和体重增加情况，父母照顾新生儿的能力等。

（二）实施

1. **外貌**

（1）意识状态。

1）睡眠：分为深睡眠和浅睡眠。

2）觉醒状态：安静觉醒、易激惹、哭闹。

（2）皮肤颜色：室内灯光和包被颜色会影响颜色的判断，反映颜色最可靠的部位为黏膜。其他部位包括结膜、甲床、口唇、颊黏膜、耳垂、足底。常见的肤色异常如下。

1）中心性发绀：表皮毛细血管还原血红蛋白含量超过 5 g/dL，多数情况是异常。常见病因有心源性、肺源性、感染、代谢性、神经和血液等方面异常。

2）手足发绀：发绀局限于手、足和口周部位，由外周循环功能不良导致。可能原因有寒冷、休克、压迫和红细胞增多。

3）苍白：为灌注不良、循环衰竭、酸中毒的表现。并发心动过缓提示缺氧或血管收缩，在休克、败血症和严重呼吸窘迫时出现；并发心动过速提示贫血。

4）多血貌：提示红细胞增多。

5）黄疸：胆红素沉积导致皮肤和结膜黄染，从头面部向下肢逐渐发展，出生头 24 小时出现黄疸异常情况，需立即检查。

6）皮肤花斑：新生儿期可能会是正常的表现，尤其是早产儿。因为血管舒缩的不稳定以及不同皮肤组织供血的不平衡导致。在寒冷损伤、血容量过低和败血症可以见到。

（3）呼吸情况。

1）频率：正常为 40~60 次/分，会随活动产生相应变化。

2）呼吸困难，常见表现如下。

A. 胸壁凹陷：因为胸壁的顺应性高，早产儿发生频率更多。

B. 鼻扇：为减少呼吸阻力，鼻孔直径增加。

C. 呻吟：增加胸廓内的压力阻止呼气末气体丢失导致的肺泡塌陷。

3）喘息：气道阻力增加所致，可听见高声调的干啰音，呼气末更明显。

4）喘鸣：气道部分阻塞所致。

（4）营养状态：营养状态良好，皮下脂肪充盈，皮肤无明显松弛；若宫内生长受限，新生儿外表瘦弱、皮下脂肪消失、皮肤松弛。

（5）姿势：生后新生儿的最初姿势反映了宫内活动受限，以及头、躯干和四肢受到压力的状态。四肢的屈曲程度和阻力由检查者对于四肢的拉伸程度描述，肌张力低（屈曲程度下降）和肌张力高（屈曲程度增加）的情况均需做进一步检查。

（6）外观异常：确定是畸形（形状和结构的异常）还是形状改变，应详细描述病变部位、大小、形状、位置、颜色、组织结构、连续性等。

（7）体温。

2. **皮肤检查**

（1）一般情况：正常的皮肤应是柔软、光滑、不透明、温暖的，皮肤外观与胎龄密切相关，观察皮肤发育情况是否与胎龄相符，特别是极低出生体重儿。区分皮肤外观异常是先天性的异常状况或出生后的损伤（如医疗操作）所致。由于新生儿体内尚有母亲激素的影响，某些先天性的病变并不是出生时即有症状。

（2）皮脂：由皮脂腺分泌和表皮细胞脱落形成，在3个月时出现，随胎龄增加而减少。正常颜色应为黄色或白色，过期产儿、溶血性疾病、胎粪污染患儿皮脂颜色会发生改变。

（3）胎毛：覆盖在面部和躯干部分的小绒毛，数量和分布情况与胎龄有关。早产儿全身覆盖，胎龄 32～37 周时逐渐消退。消退顺序为从面部至下肢和背部，足月儿的上肢和上背部可能有胎毛覆盖。

（4）检查病变处、皮疹、青紫和胎记：辨别是正常情况还是感染、血液系统疾病或神经系统疾病。如病变处为非开放性伤口，触诊是否高出皮面。

（5）常见皮肤问题。

1）新生儿红斑：呈斑点状红斑，中心有一丘疹（黄色或白色），丘疹中的无菌体液含有大量嗜酸性粒细胞，大部分位于躯干、手臂和会阴部，不会出现于足底或手掌，可持续数天，可自行消退。

2）脓疱疹：为良性、一过性、非红斑性脓疱或水疱，可单独存在也可丛生，破裂后遗留鳞片状白色损害。

3）皮肤瘀斑：血液进入组织所形成，与血管损伤有关。

4）出血点：针尖样细小的红色或紫色斑点，如果发生在生产过程中受挤压的部位，则为良性；全身广泛分布会提示血小板减少症；呈进行性发展则需做进一步检查。

5）血管痣：可发生于全身各部位，可于出生时存在，也可在婴儿时期出现。

6）咖啡牛奶斑：浅褐色或棕色斑点，边界清楚，和周围皮肤相比，有明显的色素沉着，6 个以上提示有病理改变。

7）草莓样血管瘤：红色、高出皮面、有边界、可压扁。可在身体任何部位发生。大多数自行消失，如果不影响重要功能则无需治疗，胎龄越小，发生概率越高。

8）大疱性表皮松解症：全身起大疱，可能是常染色体显性或隐性遗传。

9）吸吮水疱：因为宫内吸吮造成的拇指、示指、腕部或前臂皮肤损坏。

3. **头部**

（1）概述：发现头部异常时应回顾孕产史、B 超结果、生产方式，90% 的先天畸形出生时会有头颈部的异常，但也有很多外形异常与种族、性别和家族相貌特点有关，是短暂的。

（2）头围：测量头围反映大脑的发育情况，通常头围和身高落在同一区间，如果头围和身长差异大于一个四分位数，则认为异常。头围通常比胸围大 2 cm。正常足月儿头围正常范围是 32 ~ 38 cm。

1）小头畸形：常见原因为大脑发育不良、发育停止、颅缝过早闭合。

2）巨头症：家族性的或病理性的（脑积水）。

（3）观察头的形状和对称性，判断是宫内或生产过程中挤压所致还是解剖结构异常。

1）挤压变形：剖宫产儿头形较圆，臀位生产儿头形较扁，枕额距离较宽。为头顶位经阴道生产时挤压所致，为通过产道颅骨进行的适应性的变形。常见挤压变形的形状为头部延长，枕骨突出，矢状缝重叠，通常生后一周内消失。在极低出生体重儿中矢状缝重叠超过一周较为罕见。

2）颅骨形状异常。

A. 斜头畸形：头部外观不对称，一侧扁平。

B. 颅缝早闭：一侧或多侧颅缝过早关闭。

C. 先天无脑畸形：神经管未闭合，颅骨未发育。

（4）颅缝和囟门。

1）颅缝：将拇指按于颅缝对侧轻轻推动，检查其移动性。常见的异常问题如下。

A. 颅缝重叠：自生产时挤压所致或未成熟的骨性连接导致的颅缝融合。

B. 颅缝过宽：由颅内压力过高所致。颅人字缝增宽提示颅内压升高，矢状缝和额骨缝增宽通常在非洲裔人群中多见。

C. 颅骨软化：轻轻挤压，颅骨会发生变形但压力去除后形状恢复。通常发生于人字缝两边的顶骨和枕骨，胎儿宫内位于顶位时间过长，颅骨与母体骨盆长时间的挤压导致骨化延迟或骨重吸收。

2）前囟：位于矢状缝和冠状缝的交界处，菱形，长径 4 ~ 6 cm，通常生后 18 个月左右关闭。

3）后囟：位于矢状缝和人字缝的交界处，三角形，成人指尖大小，通常生后 2 个月左右关闭。

4）常见异常情况。

A. 第三个囟门：通常在前囟和后囟之间，沿着矢状缝的位置，可能与某些先天畸形有关。

B. 大小异常：囟门过大，要考虑种族之间的差异，可能为正常情况。

C. 囟门关闭，颅缝僵硬不能移动，要考虑未成熟骨化的可能。

D. 颞部、额部、枕部的杂音可能与高输出性心力衰竭或血管畸形有关。

E. 张力异常：①囟门饱满，脑积水、产伤、出血、感染引起的颅内压升高引起；②囟门塌陷，脱水。

（5）头皮、面部和颈部包块。

1）头皮水肿：通常见于顶位生产的患儿，由于局部长时间挤压所致。水肿超过颅缝，边界不清，可伴随瘀斑、出血点或青紫。出生时最大，24 ~ 48 小时消失。

2）头皮血肿：产伤造成的骨膜下出血，单侧出现、位置固定、触之较硬，通常不超过颅缝，不伴随瘀斑。通常出生时不会发现，出生后进行性增大。如伴随反应不良、喂养不良以及活动度下降会提示有颅骨骨折，通常几个月才会消失，且多会留下钙化点。

3）帽状腱膜下出血：通常由出生时拖拽头部力度过大引起，是一种临床急症。出生时头皮肿块可移动，肿块可以跨越颅缝和囟门，边界不清，肿块可迅速增大，并伴有急性失血症状，可导致休克。出血可蔓延至眼窝、耳朵周围以及颈部，在所有的生产并发症中发病率最低，但是后果最严重。

（6）头皮检查。

1）头皮完整性。

2）头发分布情况：头发颜色与种族以及遗传有关。某些基因病也会表现为头发色素缺失。检查是否存在局部头发稀疏或过于浓密，检查发质是否脆弱易断、卷曲、毛茸茸、扭结，检查发际线的边界。

3）常见异常情况。

A. 生产过程中助产工具带来的头皮撕裂或摩擦伤痕。

B. 皮肤发育不全：13-三体综合征局部头皮缺损。

C. 头旋：头旋过多或位置不正常可能提示大脑发育不正常。

D. 前发际线过低。

（7）观察：安静时婴儿头位置反映胎儿时期头部位置，观察其活动度。

4. 面部

（1）观察眼、鼻、口的位置以及对称性：将面部分为三部分进行检查：前额，眼部和鼻部，口和下颌。在新生儿安静、哭闹和吸吮时分别进行观察，哭闹时面部不对称提示面神经麻痹。

（2）眼睛内眦间距约等于眼裂的长度，眼距过宽或眼距过窄均提示异常。

1）结膜和巩膜：巩膜通常为白色，若巩膜呈蓝色，常见原因为小早产、成骨不全或染色体疾病，巩膜黄染提示黄疸。结膜部分出血多与生产过程中胎儿头部受挤压有关。

2）角膜、虹膜和瞳孔：出生时角膜通常浑浊，足月儿通常生后几天角膜浑浊消失，浑浊较深或不对称为异常状况。检查是否存在先天性白内障。出生后 3 ~ 6 个月虹膜为深蓝色，之后颜色会发生变化。瞳孔等大、等圆、对光反射灵敏。若瞳孔为白色，则提示异常情况。

3）视网膜红光反射：正常颜色为红色。白色提示先天性白内障；缺失要考虑视网膜母细胞瘤、青光眼、出血等疾病。

4）眼部运动的对称性。

A. 眼睑：上下眼睑融合，发生于小早产，通常 28 周以及以上的早产儿眼睑不会融合，是判断是否具有生存能力的指标之一。眼睑水肿，与生产过程或应用滴眼液引起的眼睛刺激有关。上睑下垂，观察是单侧还是双侧眼睑下垂。

B. 眼裂：是否有斜度由种族决定，几种先天性综合征有特异典型的变化。

C. 内眦皱褶：任何一边内眼角靠近鼻梁处的皮肤形成垂直褶皱，是子宫内受压的临床表现，21-三体综合征患儿较常见。

D. 睫毛、眉毛：20 ~ 23 周出现。常见异常情况为睫毛缺如或睫毛过长，眉弓过高或眉毛在前额中央融合。

（3）鼻子的评估。

1）大小和形状：鼻子的位置异常通常与生产过程或医疗干预有关，形状异常通常与先天性综合征有关，常见的异常情况有：扁平、鼻梁过宽。

2）鼻孔通畅情况：在双侧鼻孔下各放一个温度低的金属板，观察金属板上雾气形成情况（证明有呼出气流），目前临床实际工作中不常用此法。

常见鼻孔阻塞原因：①鼻孔闭锁或狭窄，膜性或骨性阻塞，可单边也可发生于双侧；②发炎肿胀或分泌物阻塞；③医源性：由置管引起的黏膜肿胀。

（4）口、舌和口周部的评估。

1）口应位于正中且左右对称。

A. 小口畸形：常见于18-三体综合征。

B. 大口畸形：多见于黏多糖、贝—维综合征、甲状腺功能减退。

C. 吸吮和吞咽功能通常在32～34周时发育。

2）唇裂：临床表现多样，轻时仅有小缝隙，重者可从鼻根部开始直至上唇完全分为两瓣。

3）硬腭和软腭：建议先视诊后触诊。上腭弓高表示宫内缺少吸吮动作和神经活动降低。

4）黏膜囊肿。

A. 爱泼斯坦小结：微小、黄白色小块，为表皮囊肿，通常在硬腭缝两侧发现，几周后消退。

B. 博恩结节：硬腭上米粒样的小囊肿，与皮肤上的粟粒疹类似。

C. 齿槽囊肿。

5）牙齿萌出：如果牙齿可晃动或根部不牢固，一般建议咨询小儿牙科医生拔除。

6）舌系带：评估是否存在舌系带过短，舌系带过短可限制舌活动，舌尖处可形成深 V 形状。

7）舌头：舌头过大可阻塞呼吸道，也是某些综合征的表现之一。吐舌：21-三体综合征和贝—维综合征。

8）鹅口疮：念珠菌感染所致，通常为生产过程中感染孕母阴道念珠菌所致。口腔黏膜表面可见大片白色物质覆盖，用棉棒擦拭不能擦掉。

（5）耳朵的评估。

1）检查外耳是否缺如，判断耳朵位置和形状。耳轮应位于内眦的水平延长线上，30%正常人的耳朵在内眦水平延长线以上。耳位靠下与一些综合征或染色体疾病相关，有时由于头盖骨变形，导致视觉上耳位较靠下。

2）检查外耳道，鼓膜一般是不可视的。

3）常见的异常。

A. 小耳畸形：耳朵发育不良，可能与耳道闭锁有关，可导致听力丧失，也可能只是耳朵形状的变异。

B. 耳前瘘管：耳屏前方或耳轮处的小开口，可能与先天性耳聋和肾脏异常相关。

C. 附耳：可一个也可多个，大小不同，可以是耳廓或耳屏的附件。在耳椎骨发育异常综合征中较常见，与尿路异常相关，也与唇裂、腭裂、上腭发育不全有关。

（6）鼻泪管：新生儿眼泪罕见，2～4个月时眼泪较多见。

（7）检查面部皮肤是否有以下情况。

1）粟粒疹：直径1 mm左右白色或黄色疹，无红斑，出生后前几周自行消退。

2）汗疹：直径1～2 mm清晰小水疱，最初发现于前额、头皮和皮肤皱褶处。

3）产钳引起的撕裂伤、皮下血肿、摩擦伤。

4）头部和颈部出血点：通常由第二产程过急导致。

5）皮肤凹陷：面裂。

（8）观察下巴形状及与上颌骨的连接是否有小颌畸形：下颌小而舌正常，可导致严重的呼吸道问题，在先天性疾病中可见。

5. 颈部和锁骨

（1）视诊和触诊颈部。

1）包块：若触诊到包块，应注意包块所在位置。最常见为淋巴水囊瘤，由淋巴管道形成。多囊水囊瘤通常位于胸锁乳突肌后，向肩胛、腋窝和胸廓方向放射，可以导致呼吸道扭曲。孕期超声检查可诊断。也可能为甲状腺舌管囊肿和鳃裂囊肿。

2）皮肤皱褶带：由乳突肌至肩膀的皮肤皱褶，特纳综合征、努南综合征和21-三体综合征较多见。

3）斜颈：由于头经常在一侧导致的颈部活动受限。

（2）视诊和触诊锁骨：捻发音为骨折断处有骨摩擦产生，锁骨骨折的临床表现为局部肿胀、变色、压痛。观察拥抱反射时双臂运动的对称性以及检查时患儿的疼痛表情。

6. 胸和肺

（1）检查胸部形状和尺寸：正常胸部为圆形、左右对称，前后径约等于左右径。桶状胸由过度通气所致，鸡胸与马方综合征相关，漏斗胸或胸壁塌陷，一般为正常形状变异，无临床重要性。胸骨短小常与18-三体综合征相关。早产儿中肋骨边缘清晰可见，与肌肉和脂肪层较薄有关。

（2）观察呼吸情况：患儿休息时检查，正常呼吸频率为40～60次/分，呼吸不费力，胸式或腹式呼吸。

1）呼吸急促：呼吸频率超过60次/分，常见于肺部疾病、心脏疾病、感染、发热、疼痛、环境温度过高。

2）呼吸浅慢：常因中枢神经系统抑制引起。

3）周期性呼吸：呼吸过程中有5～20秒的停顿，但是不伴有肤色、张力、心率的改变。

4）呼吸暂停：呼吸停止时间超过20秒。会伴有心率下降、肌张力下降、肤色改变。

5）呼吸缓慢、喘息提示呼吸衰竭或酸中毒。

（3）呼吸深度有变化为生理现象：凹陷，有额外肌肉参与呼吸过程，胸骨下、肋下肌凹陷生后常见，若持续存在提示有肺部问题，需记录凹陷的深度。若出现鼻扇、凹陷、呼吸急促、呻吟提示有呼吸衰竭。

（4）听诊比较双侧胸部呼吸音：正常呼吸音清、双侧对称、吸气和呼气有少许不同。

1）双侧呼吸音不对称：常见于气胸、囊性腺样瘤畸形、先天性膈疝。

2）异常呼吸音。

A. 湿啰音：音调低，分为粗湿啰音和细湿啰音，细湿啰音在吸气时明显，通常由于生后肺内液体未清除干净所致。

    B. 喘息音：通常在呼气相听见，音调高。

    C. 干啰音：音调低，由于呼吸道因黏液或分泌物部分阻塞所致。

    D. 喘鸣音：粗糙、吸气相更严重，由于呼吸道直径变小所致，如水肿、包块。

    E. 呼吸音消失：肺不张、积液、呼吸轻浅。

    F. 肠鸣音：先天性膈疝。

    G. 摩擦音：胸膜渗出。

（5）乳腺和乳头：乳腺和乳头大小与胎龄有关。乳腺增大多是母体雌激素的影响，可自行消失。如出现单侧发红或硬肿，为感染症状。乳腺有分泌物，多时由母体雌激素导致溢乳。可以持续数周至数月。若有脓性分泌物，提示葡萄球菌感染导致乳腺炎。

7. 心脏和心血管系统

（1）正常新生儿心率120～160次/分，与活动状态和胎龄有关，胎龄越小，心率越快。

1）心动过缓：心率小于100次/分。足月儿深睡眠时期心率可下降到80～90次/分，导致心动过缓的病理性原因为窒息、脑缺陷、迷走神经反射、先天性心脏病。

2）心动过速：心率大于160次/分。可能的原因为呼吸衰竭、贫血、先天性心力衰竭、高热、休克、室上性心动过速。

（2）心尖冲动：正常心尖冲动处位于左侧锁骨中线第4肋处，如果心尖冲动移位要考虑气胸的可能性。心尖冲动位于右侧提示右位心和先天性膈疝。

（3）听诊。

1）第一心音：右心压力大时会增强，如动脉导管未闭、室间隔缺损、法洛四联症、贫血、高热、动静脉瘘。

2）第二心音：大动脉和肺动脉瓣膜关闭时产生。在肺血管闭锁、大动脉扭转、主动脉异常时第二心音听诊减弱。

3）心音听诊不清：可能的原因为心包积气、纵隔气肿、先天性膈疝。

4）心脏杂音：可以是生理性的，也可以是病理性的。如在出生后前48小时出现与出生后循环过渡有关，需要继续观察。若在48小时后心脏杂音明显，提示存在室间隔缺损、阻塞造成的肺动脉湍流、严重的输出系统阻塞（如瓣膜开放口径和大通道血管狭窄）。

听诊心脏杂音位置描述清楚，描述时使用胸骨中线、锁骨中线、腋中线等定位标志，有无放射等（至背部或腋下可听到）。

杂音出现的时间：收缩晚期、全收缩期及舒张期杂音都有病理意义。

杂音的强度：听诊杂音可分为四级或六级，临床上较多使用六级分法。一级杂音无重要意义，正常人在主动脉瓣区及心尖部也可听到。但三级以上杂音多表示心脏血管有器质性病变如心瓣膜病、先天性心脏病、发热等。

杂音强度分类标准如下。

一级：几乎听不到。

二级：声调柔和但是清晰可闻。

三级：中等强度但是无震颤。

四级：声音强，有震颤。

五级：声音强，听诊器轻轻放于胸壁即可听到。

六级：声音强，听诊器放于胸壁附近即可听到。

（4）脉搏搏动：正常情况下脉搏搏动有力且上肢和下肢、左侧和右侧强度均相等。常测上肢动脉为肱动脉、桡动脉，下肢常测动脉为股动脉、腘动脉、胫后动脉、足背动脉。脉搏搏动强度可分为五级。

1：触诊不到。

+1：很难触诊到，线性、微弱、易受压迫而消失。

+2：较难触诊到，可能因压迫而消失。

+3：易触诊，较难因压迫而消失，正常脉搏。

+4：洪大脉，不会因压迫而消失，与动脉导管未闭有关。

（5）毛细血管灌注能力的评估：在患儿腹部皮肤施加压力直至局部皮肤变白松开，数秒数至皮肤颜色恢复。若恢复时间小于或等于 3 秒则灌注正常。

（6）血压：新生儿血压与胎龄和日龄有关。通常下肢血压较上肢血压稍高，若上下肢血压相差 20 mmHg 以上提示有阻塞（主动脉狭窄）。

8. 腹部检查

（1）一般情况：患儿喂养情况，呕吐、大便情况，孕母用药情况，孕母血型，是否存在宫内感染。

（2）视诊：正常腹部应为圆形、软、两侧对称。

1）舟状腹：肠道位于胸腔（膈疝），出生后腹部轻微凹陷，但肠道充气后腹部膨胀。

2）腹壁肌肉发育不良：肠环、肝脏边缘、脾脏边缘清晰可见。

3）腹胀：肠梗阻、感染、包块或腹部脏器增大。

4）腹壁缺陷：腹腔内容物自脐带向内侧移行时分裂或腹壁肌肉组织的分裂。

A. 脐膨出：腹腔内容物通常有一层黏膜包裹，腹腔内容物进入脐带形成囊。通常与心脏功能障碍、13-三体综合征、18-三体综合征、贝—维综合征共存。

B. 腹裂：腹壁肌肉缺陷，腹腔内容物无黏膜包裹外露。通常位于右侧中线，腹腔内容物由于暴露于羊水中而增厚、水肿、颜色黯淡。

C. 脐疝：与腹壁肌肉薄弱有关。

（3）触诊：自腹部右下象限开始向上以顺时针方向触诊。肝脏边缘应位于右锁骨中线肋下缘 1~2 cm。如触诊肝脏肿大，提示有先天性心脏病、感染、溶血性疾病、动静脉畸形；腹部触诊包块，通常是泌尿系统问题。

肾脏和膀胱的触诊方法：一手放于身体一侧，用另一手指尖从上至下触诊。足月儿肾脏在 4.5~5 cm，当膀胱充盈时，可于耻骨联合上方触诊到 1~4 cm 大小的膀胱。若肾脏增大或触诊不到，需要进一步检查。

（4）听诊：肠鸣音消失或极度活跃均提示阻塞。

（5）脐带检查：脐带是胎儿宫内生长、发育、健康状况的重要线索。正常脐带呈蓝白色、湿润、胶状，脐带直径的大小和华通胶多少有关。华通胶保护脐血管不受压迫和阻塞，随胎龄增加而增加，脐带过细可能与胎盘功能不足和宫内生长受限有关。脐带长度为 30~90 cm，取决于宫内空间和胎儿活动水平，宫内活动少的患儿脐带长度短（21-三体综合征，神经肌肉疾病）。正常脐带中包含两根动脉和一根静脉。常见的脐带异常情况包括：脐带扭转，颜色异常：如黄绿色（胎粪污染），染色程度和暴露时间有关；血管畸形：单脐动脉常和脊柱畸形有关。脐尿管瘘，可见尿液自脐部流出。

9. 生殖器和肛门

正常的外观变化要远多于病理性疾病。先天性缺陷较少。一旦发生，给父母带来很大压力。泌尿生殖器畸形与其他系统畸形高度相关，臀位生产可造成外生殖器和会阴部位的青紫和水肿。尿道下裂、尿道上裂和阴茎下弯患儿不应做包皮环切术。

（1）一般检查：婴儿取仰卧位。

1）性别确定：如果生殖器外观模糊，要等到进一步检查结果之后再确定性别，并告知家长需要进一步检查来确定性别。

2）肛门：检查是否通畅，怀疑有神经管缺陷的婴儿要检查肛门收缩能力。将肛门轻微撑开，观察其回缩。

3）胎粪排出通道。

A. 瘘管：可位于前方也可位于后方，可能会与肠道膨胀伴行。女婴多见直肠阴道瘘，男婴多见直肠尿道瘘。

B. 持续稀便：怀疑神经管缺陷。

4）腹股沟检查：触诊顺序，自下腹部沿腹股沟向阴唇和阴囊部分触诊。腹股沟肿胀：可为单侧或双侧，哭闹时会增大，可自行消失。当腹股沟部分出现包块，检查是否为疝气，发生疝气时，将肠道轻柔地还纳回腹腔。不能还纳的疝气有发生嵌顿和坏死的危险。

（2）男婴。

1）阴茎：检查阴茎大小、外观和包皮。正常阴茎直，大小与身体比例合适，从耻骨到龟头的长度为2.5~3.5 cm，未行包皮环切术的新生儿龟头被包皮包裹。可出现生理性包皮过长和先天性包皮囊肿。

若检查到以下情况出现，则为异常。①阴茎下弯：阴茎弯曲，有时和尿道下裂同时发生。②阴茎过小：足月儿阴茎短于2.5 cm。

2）确定尿道口位置：正常尿道口位于龟头中点，异常情况如下。①尿道下裂：尿道口位于阴茎腹侧，常与阴茎下弯、尿道口狭窄、腹股沟疝、隐睾症并发，在正常尿道口位置，常有或深或浅的盲凹处。②尿道上裂：尿道口位于阴茎的背侧。

3）排尿：正常尿线直、排尿连续有力，应于出生后24小时内排尿，可有尿酸结晶。异常情况如下。①尿线方向的变化提示尿路梗阻，尿液自会阴部或腹部流出提示有尿瘘。②尿色异常：红（含有血红蛋白或肌红蛋白），棕色（胆红素），棕黄色（尿液浓缩）。

4）阴囊和睾丸：检查大小、颜色、对称性、阴囊皱褶、睾丸位置。触诊时睾丸质硬、表面光滑、大小相同。早产儿睾丸未降常见。阴囊表面有色素沉着。异常情况如下。①阴囊肿大或变色、触不到睾丸。②隐睾症：睾丸位置异常，需进一步做超声检查或染色体核型分析。③阴囊裂成两半：中线过深，割断阴囊。④阴囊积液：阴囊双侧或单侧积液，可透光。⑤睾丸扭转：阴囊呈青紫色，可触到硬包块，柔软或非柔软，可透光，是外科急症。

（3）女婴。

1）阴唇和阴蒂：正常生后光滑，随体液丢失而形成皱褶，激素作用出现色素沉着。出生时由于母体激素的影响而略水肿，会阴光滑，无凹陷，宽度为指尖大小。异常情况如下。①阴唇肿胀：可能为腹股沟疝气或卵巢异位。②阴唇阴囊融合，女性男性化。③阴蒂肥大，假两性畸形。④泌尿生殖器异常：阴道或尿道开口位置异常。⑤皱褶形成：

外阴性别不明。

2）阴道：正常为粉红色，白色或血色分泌物是由于母体激素的影响，可持续2~4周，处女膜肥厚或阴道皮肤肥厚是常见现象。异常情况如下。①直肠阴道瘘：自阴道中有排泄物流出，提示有直肠阴道瘘。②处女膜闭锁：分泌物在阴道内聚积，要区别于巴氏腺囊肿。③子宫阴道积水：阴道口被黏膜组织覆盖导致分泌物在阴道聚积。

3）尿道口：正常位置位于阴蒂下方。

10. 背部、脊柱和四肢

患儿安静时观察其手指和脚趾的数量，上肢和下肢的对称性，运动姿势、休息状态的姿势、活动的幅度，有无损伤；触诊关节和骨隆突处，判断是否柔软、有捻发音；许多异常的体位是由宫内压迫造成而不是先天性缺陷，无须特殊处理即可恢复。

（1）背部检查：婴儿处于俯卧位，检查背部两侧对称性，肩胛位置和对称性，脊柱排列和完整性，皮肤异常情况和有无包块。

1）皮肤的评估。

A. 蒙古斑：是正常变异，黑色素细胞在真皮层沉积所形成的灰蓝色斑块，多在腰骶部发生，但腿部、背部和肩膀处也可发现，良性病变，会慢慢褪色。

B. 微小的皮肤病变：可能提示脊柱缺陷，要注意观察有无凹陷、小坑、囊肿、异常的色素沉着、血管瘤、脂肪瘤。

C. 臀褶不对称：检查有无囊肿（脂肪瘤）或脊柱栓系综合征。

2）脊柱：常见的先天性脊柱疾病。

A. 脊柱闭合不全：脊椎脂肪瘤、皮样囊肿、脊柱栓系综合征、脊柱纵裂、皮肤赘生物等。

B. 神经管缺陷：神经管闭合不全，未闭合处可以是开放的，脊髓和神经暴露或被皮肤或其他组织覆盖。

C. 骶尾部畸胎瘤（大部分是良性）。

D. 脊柱侧凸：脊柱向一侧弯曲，要评估有无消化道畸形。

（2）上肢的评估。

1）观察上肢发育状况：肱骨、桡骨、尺骨缺如会与特定综合征有关；锁骨和肱骨骨折与出生时损伤或成骨不全有关；手部或前臂水疱由宫内吸吮所致；臂丛神经损伤由生产过程中用力牵拉肩膀导致神经根拉伸或撕裂，或与生产过程中母体骶岬压力过大有关。

A. 上臂丛神经损伤：上臂麻痹，手指活动正常，可握拳，拥抱反射不对称。

B. 下臂丛神经损伤：前臂麻痹，手不能握拳。

C. 全臂丛神经损伤：新生儿不能移动肩部，胳膊无力，手部软弱，肌张力减低。

2）手和手指：观察手和手指的形状，常见异常为并指、多指趾畸形、指侧弯、指过短。指过短：手指和指关节均过短，与软骨发育不全和21-三体综合征有关；通贯掌：单一只手通贯掌，通常为正常现象。21-三体综合征患儿中约有50%出现通贯掌；指甲：过期产儿和胎粪污染会呈现黄色，染色体疾病患儿指甲发育不良。

（3）髋部的评估。

1）髋外展：膝部伸直，髋关节维持外展状态，多为宫内臀位所致。

2）髋关节发育不良：由于内收肌缩短导致的臀纹和股骨长度的不对称，患儿仰卧位，脚底放于床面使膝部直立。两膝部高度不相等，需要进一步判断是否有髋关节脱位。

3）臀部：使用脐导管时要观察四肢和臀部有无发白或青紫，若有则提示血液循环出现问题，臀部出现凹陷可能是股骨异常的表现。

（4）下肢：通常新生儿下肢稍稍弯曲，足部外翻。

1）膝反张：膝部过伸，与胎儿宫内位置有关。臀位中较多出现，女婴多于男婴，轻者是良性的，情况严重者需要夹板矫形。

2）肢或趾的离断（羊膜带综合征）：宫内时羊膜带缠绕肢体或指端，造成发育受限或离断。

3）跖内收：脚侧面凸起形成"C"，跖关节内收，第1脚趾和第2脚趾之间距离增加，可以是位置性的，也可以是结构性的。

4）马蹄形内翻足。

5）仰趾外翻足。

6）摇篮足。

11. 神经系统检查

（1）一般情况：详细询问病史，包括家族史、神经系统疾病、产伤、难产、宫内窒迫、孕母用药、酗酒、药物滥用。胎龄是影响神经系统检查结果的重要因素；检查时间不同和顺序不同会得到不同的检查结果，如果得到异常结果，需重复进行检查以确认。神经系统检查要求婴儿安静、清醒或浅睡眠时进行，不裹包被，仰卧头部位于正中位置，足月儿最佳检查时间是两次喂奶间隙。

（2）皮肤病变：与神经病变有关的皮肤病变。

1）多发性神经纤维瘤：咖啡牛奶斑，长度在1.5 cm以上，数量在6个以上。

2）头面部血管瘤病：面部三叉神经分布处出现鲜红色痣，有时只分布于上身。

3）结节状硬化：表皮色素缺失。

（3）姿势的评估。

1）足月儿上肢内收，髋部外展且弯曲，下肢弯曲，双手松握拳。早产儿胎龄越小肌张力越低。

2）异常状况包括：持续颈伸位（角弓反张）；拇指弯曲；肘部弯曲，手背部放于床面；36周以上新生儿腿成蛙位。

（4）观察自主运动：足月儿可平滑地移动肢体，早产儿会出现肢体颤动、抖动或不平稳的移动，环境刺激或不舒服的操作会引发大动作，下巴颤抖和粗震动是正常现象。抖动是有节律的强度相同的动作，在惊吓或哭闹后易发生，要区分强直和痉挛。抖动给予温和约束后即可消失，但是强直和痉挛仍然持续。

（5）哭声：足月儿哭声响亮，音调正常有变化。

1）虚弱、音调单一的哭声：疾病或早产婴。

2）哭声尖锐：神经系统疾病或代谢性疾病，药物戒断。

（6）肌张力：评估主动、被动运动。

1）肢体对抗、足跟贴耳、围巾征。

2）腱反射：新生儿期只有髌反射是可靠的，注意痉挛持续时间。

（7）反射。

1）原始反射：足月儿应全能引出，记录缺失的原始反射和过度反射。

A. 吸吮反射：轻轻触碰婴儿唇部，婴儿会张开嘴并开始吸吮。检查者戴好手套，将手指放入婴儿口内，评估吸吮协调性和力量，早产儿也可引出吸吮反射，力量会较足月儿弱。

B. 觅食反射：轻触婴儿面颊，婴儿会将嘴转到刺激的方向。

C. 握持反射：轻抚婴儿掌心，婴儿会抓握。

D. 颈项反射（击剑反射）：婴儿仰卧，将头转向一侧，头转向侧的上肢伸展，同时对侧上肢肢体弯曲。

E. 拥抱反射：将新生儿仰卧位，拉离床面十几厘米距离，一只手扶住婴儿上背部，另一只手托住头，婴儿的双手会紧紧抱住胸部呈拥抱状；头部位于正中，用手托住婴儿头、背部，使呈斜坡卧位，躯干与床面呈30°角，然后迅速使其头向后倾10°~15°倾托引起上、下肢外展，同时躯干及手指伸直，然后上肢屈曲呈现拥抱状。为了观察仔细，每项操作可重复2~3次，双侧动作不对称提示存在臂丛神经损伤。

F. 踏步反射：双手托住婴儿腋下，脚底接触平面，婴儿会双脚交换运动，就像踏步一样。

G. 巴宾斯基反射：刺激新生儿脚底，脚趾即会弯曲随即伸展，此反射缺失提示中枢神经系统受损或脊髓神经功能障碍。

2）脊髓反射。

A. Galant 反射：托住婴儿腹部，沿脊柱方向抚摸一侧背部，婴儿受刺激一侧将出现摇摆，反映T_2~S_1段神经功能。

B. 肛周反射：刺激肛周皮肤，外部括约肌将收缩，反映$S_{4~5}$段神经功能。

（8）脑神经。

1）嗅神经（Ⅰ）：将有强烈刺激味道的物品置于新生儿鼻下，新生儿会做出痛苦表情，新生儿不常规检查。

2）视神经（Ⅱ）：评估视敏度和视野，检查瞳孔大小和对光反射，怀疑持续眼球震颤要引起重视。

3）动眼神经（Ⅲ）、滑车神经（Ⅳ）和展神经（Ⅵ）：控制眼球和眼外周肌肉，评估眼睛大小和对称性，观察瞳孔对光反射。前庭反应：将婴儿头部自一侧转到另一侧，眼球也会跟着相应转动，若眼球不动或仅能朝一侧转动，提示眼神经功能障碍。

4）三叉神经（Ⅴ）：控制下颌和面部的感知觉，触碰新生儿面颊，可诱导出觅食反射，将手指放入新生儿口腔内，可诱导出吸吮反射。

5）面神经（Ⅶ）：控制面部表情，观察面部运动的对称性，哭闹时不能皱眉和闭眼提示面神经有损伤。

6）听神经（Ⅷ）：不使用专门测量仪器只能大概检查。

7）舌咽神经（Ⅸ）：评估舌部运动以及诱导咽反射。

8）迷走神经（Ⅹ）：除与第9对舌咽神经一起主管咽喉部肌肉的运动外，还负责心脏、血管、胃肠道平滑肌的运动。听哭声：注意有无喘鸣、嘶哑、失声，评估新生儿的吞咽动作。

9）脊髓副神经（Ⅺ）：控制颈部肌肉（转颈、耸肩），将婴儿头部从正中转至一侧，婴儿应试图将头转回至正中位置。

10）舌下神经（Ⅻ）：控制舌部肌肉，评估吸吮、吞咽、咽反射。

（9）感觉功能。

1）触觉：脚底痛觉刺激会引起回缩反应，检查者用大头针刺激婴儿脚底部会引起下肢弯曲，下肢未弯曲是异常现象。

2）光：有光直射新生儿的眼睛，新生儿会闭眼。

3）声音：当新生儿仰卧时，检查者在离耳边十几厘米处摇铃发出响声，新生儿的反应和声音强度有关。

三、相关辅助检查

（一）实验室检查

实验室检查是最常用的辅助检查。通过实验室检查可了解早产儿内环境情况，帮助判断疾病诊断、治疗，评估治疗效果；筛查、判断疾病严重程度以及疾病转归。NICU中进行实验室检查需要综合考虑。总的原则是：只进行必要的检查，将对患儿的伤害降至最低。

1. **实验室检查的作用**

（1）了解患儿的健康状态。

（2）监测疾病状况以及严重程度。

（3）协助诊断。

（4）确认诊断和治疗方法。

（5）疾病筛查。

（6）判定治疗方法是否有效。

（7）判断预后。

（8）遗传咨询。

（9）评估特殊事件如用药错误、医疗纠纷等。

审慎应用实验室检查在任何情况下都很重要，尤其是在NICU。在决定是否进行实验室检查之前要考虑以下几个问题。

（1）这个检查必要吗？

A. 患儿体格检查发现异常情况，需要实验室检查来协助诊断？

B. 根据患儿病史判断应该做此项检查吗？

（2）检查结果能回答什么问题？

A. 实验结果对临床治疗患儿有帮助吗？

B. 实验检查结果对疾病诊断有帮助吗？

（3）现阶段患儿需要此检查吗？

A. 患儿病情有变化吗？

B. 患儿病情好转了吗？

（4）检查时机合适吗，何时应做实验室检查？

（5）这个检查是不是最能回答临床疑问？

（6）实验标本所需要血量大不大？

（7）预期收益是不是高于风险？

（8）如果这个实验结果出现误差，有重做的必要性吗？

2. NICU 常用实验室检查

（1）电解质检查：可分为四类，包括如下。

1）体内有功能的化学物质：电解质、钙、镁、磷、总蛋白、白蛋白、激素、维生素。

2）作为代谢废物被清除的物质：胆红素、氨、尿素氮（BUN）、乳酸。

3）细胞损伤、细胞异常释放的化学物质：碱性磷酸酶、丙氨酸转氨酶（ALT）、天冬氨酸转氨酶（AST）、肌酸激酶（CK）。

4）药品和毒品：抗生素、茶碱、咖啡因、地高辛、镇静药等。

（2）血液检查：检查血液和造血组织如骨髓、单核—吞噬细胞系统。

1）血液细胞：红细胞、白细胞、血小板。如血细胞比容（Hct）、网织红细胞、血小板计数、外周血涂片、全血细胞计数、白细胞计数和白细胞分类。

2）血浆：血浆蛋白、凝血因子、免疫球蛋白。如总蛋白、白蛋白、纤维蛋白原、凝血因子、免疫球蛋白（IgG、IgM、IgA）。

（3）微生物学检查：检查致病性微生物，包括细菌、真菌、病毒、寄生虫和血清学检查。如各种体液的培养、菌株检查、细菌抗原检测。

（4）显微镜检查：显微镜下检查体液和组织，如细胞计数、尿液分析等。

（5）输血检查：献血者筛查和检查、配血等。

NICU 常用血液成分如下。

1）全血：血细胞比容 35% 左右，对于新生儿来讲偏低。主要用于外科手术时输血和 ECMO 泵。

2）压缩红细胞：血液浓缩而成，血细胞比容升至 70%。输血常用。将血细胞比容恢复至 50%，用于贫血患儿输血。

3）血小板：从血液中将血小板分离储存于血浆中。用于血小板减少症的替代治疗。

4）新鲜冰冻血浆：血浆和血细胞分离并且冷冻储存，含有部分纤维蛋白原，富含凝血因子Ⅷ和Ⅸ，用于凝血因子缺乏的替代和 DIC 的治疗。

5）粒细胞：用于粒细胞极度缺乏的患者。

6）冷沉淀因子：富含凝血因子Ⅷ和Ⅸ和纤维蛋白原，用于血友病和 DIC。

（6）免疫分析：利用抗原—抗体反应检测，如药物检测、毒理检查、血浆蛋白检测和内分泌测定等。

（7）细胞学检查：进行基因检测和染色体分析。

（8）免疫学检查：评估免疫系统的功能。用来检查是否存在过度免疫、免疫功能低下、免疫紊乱等情况。如 C 反应蛋白、C3、C4、IgG、IgM、IgA。

（二）影像学检查

对于入住 NICU 的危重新生儿来说，影像学检查是常见检查。它可以评估患儿病情、协助诊断。护士应熟悉常见的影像学结果。

由于各组织的成分不同，X 线影像上显示不同密度。密度最低的部分对 X 线的阻碍最小，在影像片上显示为黑色或深灰色；密度最大的组织对 X 线的阻碍最大，有较少或没有 X 线穿透，影像片上显示为浅灰色或白色；X 线较易通过脂肪组织，所以脂肪组织显影是深灰色阴影；血液、肌肉、肝脏组织密度相似，显影为浅灰色或中灰色。液体组织显影颜色要比充气组织颜色浅而比骨骼组织或金属物要深。骨骼组织主要由以钙为主的有机物质构成，这些物质会减少 X 线的透过，显影为白色。手术时应用的一些金属物质密度很大，X 线不能穿透，显影为白色。各种物质密度不同而带来的显影颜色深浅的不同是应用 X 线检查的基础。

新生儿影像学检查的潜在危险主要有以下三点。

射线危害：阈值量的射线远远高于检查所需要的射线量，而小于阈值的射线对患儿没有不良影响。

射线延迟损害：与射线有关的儿童时期的恶性肿瘤与射线的累积暴露量有关。

个人伤害：现在对于射线导致个人损害方面研究较少，对危害的估计可能过高。在患儿 2 个月龄时一次腹片的射线量远小于自生后第一天开始接受的自然环境中的射线量。

影像学结果分析如下。

1. 肺部

正常肺膨胀至第 8 肋，气管在接近中线位置，稍弯曲。建议通过标记吸气相胸片中肺扩张的肋间数来表示肺的大小。肺血管自肺门处起始，后逐渐减少并延伸至。根据病理状况的不同，肺血管可以增加或消失。若在胸片发现游离气体，提示有气胸、气腹、纵隔气肿。

2. 纵隔的评估

（1）心脏：观察心脏大小，有无移位。心脏轮廓会因为患儿体位和 X 线角度的问题有所变化。心脏形状改变可提示先天性心脏病，如法洛四联症为靴型心脏。肺血管显著减少提示肺血管闭锁，增加提示存在充血性心力衰竭。

（2）气管：通常位于中线附近，通过 X 胸片来判断气管插管位置是否合适。

3. 胸腺

观察胸腺大小及是否存在。

4. 横膈

横膈在胸片上的表现为心脏两边各有的一平滑的、弯曲的阴影，在第 10 ~ 11 肋间。若肺过度膨胀则会变平滑，若腹部膨胀则会抬高，观察是否存在膈疝，若有膈疝，腹腔内容物通过横膈上的空洞进入胸腔。

5. 胃肠道

观察是否有气管食管瘘、肠壁积气、腹水、气腹、梗阻等情况。在食管闭锁时，可见一扩张的、充满气体的食管袋，如果食管闭锁，胃肠充满气体，可以观察到瘘。

6. 骨骼系统

评估骨骼系统对称性、大小、连续性、完整性以及有无异常。

7. 置管

判断气管插管、脐动静脉插管、中心静脉置管的位置是否合适。

四、相关护理技能

为了使检查结果尽可能准确，标本的采集一定要规范、注意细节。正确的操作技术、标本来源、采集容器的选择、粘贴标签和实验过程缺一不可。应最大限度降低患儿血量的使用和减少疼痛刺激。在进行足跟采血、动静脉穿刺等有创操作时要进行有效的疼痛管理。

（一）标本类型

1. 末梢血标本

需要微量血液检查时最常用的取血方法，在充盈良好的足跟采取动脉、静脉、毛细血管和组织液的混合物。足跟有水肿、损伤、青紫、感染或发育异常要避免采血。

（1）新生儿指尖皮肤到骨骼的距离若少于 1.5 mm，禁止使用指尖采血。

（2）针刺深度为 0.65～2 mm，不能超过 2 mm。

（3）尽量避免使用捏、挤的方法。

（4）应使用疼痛控制的方法。

2. 静脉穿刺

常见采血部位：手背、肘部、足部、腿、头皮。也可从脐静脉导管、深静脉插管中获得。足月儿接受静脉穿刺的痛苦较采足跟血轻。

（1）需要使用止血带，止血带使用时间不超过 1 分钟。若止血带使用时间超过 3 分钟，将会影响实验室检查结果。

（2）较小婴儿进行静脉穿刺比较困难。

（3）会破坏可用于静脉输液的血管。

（4）应使用疼痛控制方法。

3. 动脉穿刺

常用部位：桡动脉、颈动脉、颞动脉。因有动脉痉挛影响下臂供血的危险，较少使用肱动脉采血。NICU 患儿很少使用股动脉采血。如有脐动脉导管也可经此获取动脉血标本。

4. 床旁分析测试

快速诊断，优点为快速检测，血量要求少，少于 0.5 mL。

5. 腰椎穿刺

获取脑脊液标本进行检查。以下情况需要脑脊液标本进行检查：感染、出血、脱髓鞘疾病、恶性肿瘤。

6. 尿标本

尿标本收集方法：尿袋收集、导尿管收集、耻骨弓膀胱穿刺。

7. 胸腔穿刺

胸腔积液检查项目如下。

（1）微生物检查：培养、菌株检查。

（2）生化检查：电解质水平、总蛋白、白蛋白、血糖、三酰甘油。

（3）血液检查：白细胞计数和白细胞分类。

8. 腹腔穿刺

腹水检查项目如下。

（1）微生物检查：培养、菌株检查。

（2）生化检查：电解质水平、总蛋白、白蛋白、血糖、三酰甘油。

（3）血液检查：白细胞计数和白细胞分类。

（二）实验室检查流程

（1）开具化验检查项目医嘱。

（2）检查医嘱是否合适。

（3）尽可能将检查项目合并，减少实验用血量。

（4）根据医院工作流程核对患儿身份和检验条码。

（5）为患儿做好检查准备。

1）如取足跟血，建议将足部包裹，可增加血流量。有研究显示，足跟加热并不能提高足部血流量。

2）使用疼痛管理方法：如非营养性吸吮、口服蔗糖水、袋鼠式护理等。

（6）遵循严格的无菌操作流程，降低医源性感染发生的可能性。

（7）遵循标准预防流程，保护医务人员。

（8）根据检查需要选用合适的采血方法。

（9）采足跟血时针头刺入后前几滴血丢弃。

（10）先取培养标本，后取血液检查标本、生化标本、配血检查标本。或根据医院流程执行。

（11）每一个试管注入足够的血量。

（12）贴标签。

（13）将取好的标本置于合适的容器中。

（14）标本应立即送检。

（15）取血试管：NICU会应用一些微量试管，所需实验血量较少。取血后，要将试管轻柔地上下颠倒7~10次。不同颜色的试管里面所含的抗凝剂不同，要根据医院实验指南选择合适的标本容器。

（三）实验室检查概念阐述

了解实验性结果的应用以及局限性对临床非常重要。采血时间、部位、血量、输血、婴儿生长发育等诸多因素均会影响实验室检查结果，在临床应用时要考虑下述情况。

1. 精确性

精确性就是真实性，指实验室检查结果和真实情况的接近程度。

2. 可重复性

可重复性是指重复做检查是否得到相同结果，与精确性有关，但又不完全由精确性所决定。

3. 灵敏度

灵敏度即区别假阴性的能力，不漏诊患儿的能力。

灵敏度高则有较低的特异性。一些试验检查需要较高的灵敏度：献血者的血液筛查，发生假阳性的结果要比发生假阴性的危害小得多。

4. 特异性

特异性即区别假阳性的能力，即不误诊患儿的能力。

特异性高通常灵敏性较低。一些检查要求特异性较高，如尿液的毒理筛查。

5. 取值范围

取值范围即确定正常结果的上下限。取值范围与人群特征有关，如年龄、性别等。约有5%的正常值是落在正常值范围之外的，不同实验室的正常值范围也会不同。

（四）检查结果应用原则

患儿管理依靠良好的临床技能、审慎的试验检查的应用以及对试验数据的仔细判读。要将患儿的病情和试验结果结合起来应用于临床治疗中。根据最优照顾、患儿痛苦最小、花费最少制订以下的试验原则。

（1）即使在最好的条件下，不做实验室检查是最好的。

1）试验结果可能会对临床判断产生误导。

2）任何试验均有局限性，灵敏度和特异度都不会是100%。

（2）要根据最可能的诊断选择试验项目。

1）根据病史、体格检查、疾病流行情况确定可能的诊断。

2）病史和体格检查的重要性要高于实验室检查。

（3）对于取值落入边界范围导致临床判断困难的情况，检查有无病情变化或实验误差。

1）即使最高质量的实验室，试验结果也可能不准确。

2）如果换一个实验室，需要重新检查。

（4）每个实验室会有不同的参考值范围。

1）年龄、性别、种族、体型、身体状况这些因素都必须考虑。

2）在没有疾病的人群中，5%的试验结果取值会在参考值范围以外。

（5）参考值范围仅代表了95%的人群，参考值范围以外的试验结果并不一定意味着异常。

1）实验室检查结果在正常值范围以内并不一定代表正常。

2）一些情况下需要相关试验验证。

（6）对一个个体来讲，应长时间保留化验检查结果，与个体本身健康状态时的试验结果对比要比与正常值范围对比更有意义。

（7）多个试验结果异常要比单一试验结果异常更有临床意义。2个或2个以上的检查结果异常更有助于诊断疾病。

（8）试验结果异常幅度越大，临床意义越大。

（9）即使一种疾病的特异性试验检查也可能只在有相同症状的1/3的患儿中出现。

（10）过多的重复试验是资源浪费，而且实验室工作负担过重会增加出错的可能性。

（11）只有当试验结果会影响诊断、预后、治疗和疾病管理时才应决定实施这项试验。

（12）不要忽略药物对试验结果的影响，能导致假阴性和假阳性试验结果的药物有抗惊厥药、抗高血压药、抗生素等。

（13）阴性试验结果不能排除临床疾病。

（五）实验检查医源性并发症的预防

实验室检查的目的是帮助疾病的诊断和引导疾病的管理，但是检查本身也会给患儿带来一些并发症，如其他疾病、压力、伤害等。对于医源性并发症预防的认识可以最大限度地减少医源性并发症的发生。

1. 生理压力

（1）疼痛刺激、感觉刺激会引起一些不良症状，如心动过速和心动过缓、血压升高或血压下降、哭闹或窒息、发绀或呼吸暂停、皮肤颜色和体温的改变。

（2）生理压力的增加会影响实验室检查结果，如婴儿哭闹时$PaCO_2$和PaO_2的值均会变化，体温过低时血液pH会发生变化。

（3）减少生理压力的措施：通过较少实验检查项目和检查项目的组合从而减少取血的

次数;使用现存管路获得试验标本;使用非侵袭性的疼痛控制技术帮助患儿应对疼痛;足跟取血时使用自动回弹的针头(深度不超过 2 mm),动作准确、迅速,足跟保暖,可能会加大血流并提高检查的准确性;避免重复检查,标本收集过程仔细核对、粘贴标签等会减少重复试验的可能性。

2. 疼痛

疼痛为现存的或潜在的组织损伤带来的心理和生理的不愉快体验,疼痛会带来不良的心理压力、潜在的神经系统的变化。收集标本过程中的皮肤穿刺会引发疼痛,婴儿不易区分急性疼痛和慢性疼痛。

减少疼痛的措施主要如下。非药物控制疼痛的方法:用襁褓包裹,皮肤接触、非营养性吸吮。药物控制疼痛:24% 蔗糖、局部麻醉剂、阿片类或非阿片类止痛剂。局部麻醉药会对静脉穿刺、腰椎穿刺、静脉置管有效,但对足跟穿刺无效。和动脉穿刺相比,静脉穿刺造成的痛苦小,潜在并发症发生的概率要小。在足月儿中,静脉穿刺比足跟取血的痛苦要轻。

3. 皮肤损伤

由于侵袭性操作带来的皮肤屏障功能的破坏,胶布粘连皮肤,皮肤本身对消毒剂的反应或疾病本身的影响所致。此外,动脉穿刺、静脉穿刺和足跟穿刺本身会带来潜在的皮肤伤害。

潜在的皮肤伤害包括青紫、出血,由于消毒剂、摩擦、胶布等原因带来的皮肤擦伤、胶布造成的表皮损伤、多次穿刺造成的瘢痕形成、足跟预热造成的烫伤、表皮消毒剂带来的化学损伤。

预防皮肤损伤的措施:减少实验室检查;当取末梢血时,避免过度挤压,取血后要在穿刺点上充分按压避免出血,穿刺点上覆盖不黏性物质,防止胶布带来的皮肤损伤;将皮肤消毒剂完全清除,选用合适的采血工具。

4. 感染

皮肤重要的功能是防止微生物入侵的屏障,屏障作用的破坏会带来潜在的感染的危险。常见感染类型包括表皮细菌或念珠菌感染、蜂窝织炎、穿刺点脓肿、败血症、骨髓炎、尿路感染、脑膜炎。

预防感染的措施包括减少实验室检查,不在皮肤损伤处反复穿刺,避免在中心导管反复取血,操作规范,严格按照操作程序操作,以维持皮肤的完整性。

5. 组织损伤和神经损伤

留取实验标本时的穿刺可能会带来组织损伤。可能造成的组织损伤有动脉穿刺造成腕部和臂部神经损伤、胸腔穿刺时造成肺和胸组织的损伤、腹腔穿刺时造成腹腔器官的损伤、耻骨弓上穿刺造成膀胱和肠道损伤、腰椎穿刺时造成脊髓神经的损伤、动脉穿刺造成的组织缺血。

预防措施包括审慎取用实验标本,应用正确的穿刺技术,胸腔穿刺和腹腔穿刺时应用超声引导,避免盲穿。

6. 贫血

由于标本采集造成的医源性贫血,医源性贫血和生理性贫血是婴儿慢性贫血的主要原因。医源性失血量常与患儿疾病严重程度有关。尽管每项实验标本用血量很少,但是一个病情危重的婴儿每天失血量可高达 5 mL。而 NICU 早产儿体重低，血容量少，一般情况下，1 kg 的婴儿失血 1 mL 相当于成人失血 70 mL。取血量多于实验标本用量在 NICU 中很常见。

减少医源性贫血的措施包括：谨慎应用实验室检查，尽可能选用微量试验，详细记录失血量，避免取血量大于标本需要量。

第六节 早产儿的营养需求

营养是早产儿管理的重要内容，对提高早产儿存活率及生存质量至关重要，合理营养的前提是准确的营养评估，动态掌握营养状态，优化营养治疗方案，满足早产儿的特殊营养需求，避免早产儿器官及生理功能尚未完全成熟而面临的许多营养问题。

一、营养评估

（一）生长评估

1. 生长测量指标

生长是营养充足的最佳指标，生长状态的评估是早产儿营养评估的关键部分，标准的生长测量指标如下。①体重：体重反映身体各组成部分的重量总和。新生儿出生后第一周有生理性体重下降，足月儿一般不超过出生体重的 10%，早产儿可达 15%，超低出生体重儿可达 20%，高峰一般在出生后 4 ~ 6 天，2 周左右可恢复至出生体重。住院患儿应每日常规测量体重，固定测量时间及测量工具。测量体重最好采用婴儿磅秤，读数准确至 5 ~ 10 g。测量时患儿应裸体，并扣除身上所附着的胃管、气管插管等设施的重量。②身长：身长测量由于不受补充液体量的影响，是估计早产儿营养状况的重要指标。胎儿在宫内最后 3 个月身长的生长速度为每周 0.75 cm。③头围：头围测量间接反映了婴儿脑的生长情况。胎儿最后 3 个月及出生后最初 2 年是脑的快速发育期。早产儿在宫内最后 3 个月头围每周增加 0.75 cm。因此，头围的连续测量是早产儿营养监测的重要指标。

早产儿出生后至足月以前的理想生长应达到宫内生长速率，早产儿的生长目标至少应符合已发表的最佳出生后生长曲线的生长速率，并努力达到宫内生长曲线的理想生长速率。早产儿出院后的生长评价则多采用横向数据的百分位法，对营养评价尤其是群体评价时建议选择 Z 评分。评估早产儿生长状况时要全面衡量体重、身长、头围各项指标及其关系常用指标。建议早产儿住院期间每日常规测量体重，每周测量身长和头围，出院后 6 月龄以内每月 1 次，6 ~ 12 月龄每 2 个月 1 次，1 ~ 2 岁每 3 个月 1 次。

2. 生长曲线

生长的纵向比较和横向比较各有其优点，前者反映个体本身的生长态势，后者则反映与群体间的差异。生长曲线可用于观察和比较生长情况，主要包括胎儿宫内生长曲线图及早产儿出生后生长曲线图。胎儿宫内生长曲线源自对不同出生胎龄新生儿出生体重、身长及头围的横断面测量，反映胎儿宫内生长情况，仅代表理想的生长目标。出生后生长曲线代表不同病情及接受不同营养支持的早产儿人群出生后的纵向生长情况，主要反映参考值而非理想的生长曲线。国外常用于早产儿营养评估的生长曲线图如下。①Bason 生长曲线图：可用于早产儿生长监测。②Fenton 生长曲线图：主要监测早产儿在 NICU 住院期间至纠正胎龄 40 周的生长情况。③婴儿健康发育项目生长曲线图：适用于患有慢性疾病的低出生体重儿及极低出生体重儿。④WHO 儿童生长标准：当早产儿达到纠正胎龄 40 周时，可采用 WHO 颁布的生长曲线进行监测。

（二）实验室评估

实验室评估是营养评估的重要组成部分，为判断营养状态提供有价值的信息，但由于一些技术因素和患儿因素可能会影响生化指标结果，因此，在分析结果时应结合临床情况。

对于长期接受静脉营养的早产儿，应定期评估动脉血气分析、电解质、钙、镁、磷、血糖、转氨酶及三酰甘油，以便早期发现静脉营养相关并发症，并评估患儿对治疗的反应。在开始静脉营养或调整营养支持之后应每日监测酸碱状况、血糖、电解质、钙、镁、磷及三酰甘油，情况稳定后则每 7～14 天监测 1 次。

对于接受肠内营养且达到理想生长状况的病情稳定的早产儿，可以适当减少实验室评估次数，主要检测血常规、蛋白质、微量元素、电解质及酸碱状态等。

（三）摄入评估

每日进行营养摄入评估，包括液体出入量、营养类型、热量摄入、热氮比、脂肪摄入量和主要营养素的量等，与推荐量进行比较，以调整营养治疗方案。

（四）临床评估

1. 喂养耐受性

主要评估奶量完成情况、胃潴留、呕吐、腹胀、腹围、大便次数及性状等。小胎龄、低出生体重儿、小于胎龄儿、机械通气、脐插管、开奶延迟和胎粪黏稠等均可能引起喂养不耐受。

2. 吸吮—吞咽功能

评估经口喂养功能，选择合适的喂养方式或喂养制剂。

3. 影响营养治疗的主要疾病

某些疾病对于临床营养治疗有着特殊要求和限制，如慢性肺疾病、先天性心脏病、胃食管反流等，应熟悉此类疾病与营养之间的相互影响，制订个性化营养方案，促进早产儿疾病恢复和生长发育。

4. 营养缺乏相关症状

摄入营养素不足或不合理可引起各种疾病症状，如皮肤弹性降低，出现水肿、贫血、生长发育迟缓及代谢性骨病等，应注意观察早产儿营养缺乏的临床症状及体征。

二、营养需要量

（一）早产儿的营养需求

能量平衡可以用以下公式来表示：能量摄入 = 能量丢失 + 能量储备 + 能量消耗。能量消耗包括克服静息能量消耗，活动、体温调节、组织合成所需的能量和食物的特殊动力。能量储备指生长所储存的能量，能量丢失是由营养素的不完全吸收所致。能量的需求量取决于日龄、体重、生长速率、环境温度、活动量、喂养状态和器官成熟等。研究表明，早产儿出生后第 1 周能量消耗较低，为 40～50 kcal/（kg·d），第 2 周增至 55～65 kcal/（kg·d），故胎龄 30～34 周、无机械通气的早产儿出生后第 1 周达到能量平衡的能量摄入为 60～

70 kcal/（kg·d），第 2 周增至 70~80 kcal/（kg·d），以后能量摄入进一步增加以满足体重稳定增长的需求。除由于疾病所致的氧耗增加或吸收不良而需要能量增加外，早产儿摄入能量 120 kcal/（kg·d）时可有适当体重增加［10~15g/（kg·d）］。每增加 1 g 体重需要额外的 18.8 kJ 能量，若要上调预期的体重增加 15~20 g/（kg·d），还需额外 10~15 kcal/（kg·d）的能量。需要指出的是，肠外营养和肠内营养的能量需求存在差异，肠内营养时有 10%~16% 的能量从粪便丢失，因此，肠外营养时总能量供给可减少 10%~15%。对于某些特殊疾病，如支气管肺发育不良、先天性膈疝、败血症和先天性心脏病患儿，应适当增加能量需求。积极的营养支持可以减少能量和蛋白质的累积缺失，促进生长发育，优化人体成分，改善神经发育预后。一项对出生体重小于 1 250 g 早产儿的研究表明，出生后第 1 天给予热量 50 kcal/（kg·d）、蛋白质 2.5 g/（kg·d），至出生后第 6 天热量 120 kcal/（kg·d）、蛋白质 4 g/（kg·d），稳定期给予热量 120 kcal/（kg·d）、蛋白质 4 g/（kg·d），实施积极的营养支持显著减少了出院时的生长受限。

（二）早产儿营养治疗的目标

早期合理的营养对早产儿生长、疾病转归和远期预后有着非常重要的影响，见图 3-1。2009 年美国儿科学会（AAP）提出，应给予充足和均衡的营养素使早产儿的生长速率和体重增长的成分接近相同胎龄的正常胎儿。2010 年欧洲儿科胃肠、肝病与营养学会（ESP-GAN）建议，早产儿营养支持目标不仅要达到相似胎龄的正常胎儿在宫内的生长速率，而且要达到与正常胎儿相似的体成分和功能状态。中华医学会儿科分会新生儿学组、儿童保健学组及《中华儿科杂志》编辑委员会共同制订了早产/低出生体重儿喂养建议，早产/低出生体重儿营养管理的目标应满足以下目的：①满足生长发育的需求；②促进各组织器官的成熟；③预防营养缺乏和过剩；④保证神经系统的发育；⑤有利于远期健康。制订早产儿营养支持目标时要基于"两个体重标准"和"三个年龄阶段"："两个体重"是指出生体重 < 1 000 g 和 >1 000 g；"三个年龄阶段"包括转变期、稳定—生长期和出院后时期。不同体重标准反映了出生前宫内营养储备差异，而不同年龄阶段则反映了随着出生后成熟其生长和代谢的变化。

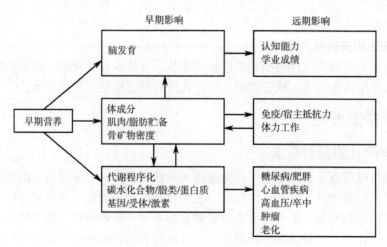

图 3-1 早期营养支持的重要性

第七节 早产儿肠外营养

肠外营养（PN）指当人体不能耐受肠道喂养或肠内营养不能满足机体需要时，通过静脉输入的方式供给热量、液体、碳水化合物、蛋白质、脂肪、维生素和矿物质等，满足机体代谢以及生长发育所需要的营养方式，是宫内经母体输送营养的延续，成为早产儿有效营养支持的重要手段。肠外营养分为全肠外营养（TPN）和部分肠外营养（PPN）。

一、肠外营养适应证和禁忌证

1. 适应证

各种原因所致无法肠道喂养 3 天以上或经肠道内摄入热量不能达到所需总热量的 70% 的患儿。

2. 禁忌证

休克患儿、严重水电解质紊乱、酸碱平衡失调时禁用营养支持为目的的补液。肝肾功能不全，脂肪、氨基酸代谢相对不足，氨基酸过量可加重肾脏负担，应慎用肠外营养支持。

二、肠外营养支持方式

1. 脐静脉置管（UVS）

UVS 于 20 世纪 80 年代后期开始应用于临床，为早产儿出生后早期静脉营养供应提供了重要保障。由于存在发生静脉血栓及感染风险，通常在出生后 1 周左右拔管。

2. 外周短导管和中长导管

套管针留置时间为 72~96 小时，中长导管可保留 2~4 周，中长导管静脉炎发生率低于短导管，感染率及价格低于中心静脉导管。短导管和中长导管适用于短期或开始应用 PN 者。外周静脉营养支持的液体渗透压不应高于 900 mOsm/L，碳水化合物浓度不可过高（葡萄糖浓度 <12.5%）。有文献建议外周静脉营养液体渗透压应低于 500 mOsm/L。

3. 经外周中心静脉导管（PICC）

PICC 置管利用导管从外周手臂静脉穿刺插入上腔静脉近右心房处，其留置时间大于 3 个月，成为中心静脉导管的一种安全、方便的替代品。1973 年 Show 率先描述了 PICC 作为新生儿全静脉营养提供可靠静脉途径，近年来 PICC 作为中长期静脉通道广泛用于早产儿肠外营养支持。

4. 中心静脉导管（CVC）

中心静脉管腔粗、管壁厚，能耐受较高葡萄糖浓度和高渗透压液体。导管留置时间 48 小时~4 周，缺点是操作复杂、并发症较多、感染率较高。

三、肠外营养监测

1. 生长监测

每日监测体重，每周监测身长及头围。

2. 生化监测

定期监测钙、磷、碱性磷酸酶有利于发现与骨量减少相关的代谢紊乱。蛋白质营养不良监测包括血清总蛋白、白蛋白、维生素结合蛋白、转铁蛋白、转甲状腺蛋白。生化监测对于避免 TPN 相关并发症十分重要。

3. 水电解质平衡

监测体重、皮肤弹性、前囟、出入量、电解质等。液体平衡的最佳指标：生理性体重下降 1% ~2%/d，早产儿最大可达 20%，尿量 2~3 mL/（kg·h），尿比重 1.008~1.012。

新生儿肠外营养监测表见表 3-9。

表 3-9　新生儿肠外营养监测表

监测项目		第一周	以后
摄入量	能量［kcal/（kg·d）］	1 次/天	1 次/天
	蛋白质［g/（kg·d）］	1 次/天	1 次/天
临床体征观察	皮肤弹性、囟门	1 次/天	1 次/天
	黄疸、水肿	1 次/天	1 次/天
生长参数	体重	1 次/天或隔天 1 次	2~3 次/周
	头围	1 次/周	1 次/周
体液平衡	出入量	1 次/天	1 次/天
实验室检查	血常规	2~3 次/周	1~2 次/周
	电解质（Na$^+$、K$^+$、Cl$^-$）	2 次/周（或调整电解质用量后第 1 天）	1 次/周（或调整电解质用量后第 1 天）
	血钙	2 次/周	1 次/周
	血磷、镁	1 次/周	必要时
	肝功能	1 次/周	每周或隔周 1 次
	肾功能	1 次/周	每周或隔周 1 次
	血浆总三酰甘油、总胆固醇*	1 次/周	必要时
	血糖	1~4 次/天	必要时（调整配方后或临床出现低/高血糖症状）
	尿糖（无法监测血糖时）	同上	同上

注：*，血脂测定标本采集前 6 小时内应暂停输注含脂肪乳剂的营养液。

四、肠外营养液的组成

肠外营养液的基本成分主要包括氨基酸、脂肪乳、葡萄糖、电解质、维生素和微量元素。

1. 葡萄糖

葡萄糖是提供非蛋白质能量的主要来源，外周静脉输注葡萄糖浓度应低于 12.5%，中心静脉输注葡萄糖浓度可至 25%。葡萄糖输注速率（GIR）计算公式如下：

$$GIR［mg/（kg·min）］ = \frac{葡萄糖（g/d）×1\ 000}{1\ 440（min/d）}/体重（kg）$$

静脉输注葡萄糖初始剂量 6 g/kg［4~6 mg/（kg·min）］，每日增加 1~2 g/kg，直至 12~18 g/(kg·d)，血糖维持在 3~7 mmol/L。最初开始输注葡萄糖或改变输注时，每隔 4~6 小时监测 1 次血糖变化。葡萄糖输注计算见表 3-10。

表 3-10　葡萄糖输注计算

葡萄糖浓度	补液速度 [mL/ (kg·h)]	补糖速度 [mg/ (kg·min)]	补液总量 [mL/ (kg·d)]	补糖量 [g/ (kg·d)]	热量值 [kcal/ (kg·d)]
10%	3	5	72	7.2	28.8
10%	4	6.7	96	9.6	38.4
10%	5	8.3	120	12	48
12.5%	3	6.25	72	9	36
12.5%	4	8.3	96	12	48
12.5%	5	10.4	120	15	60

2. 脂肪乳

出生后 24 小时给予脂肪乳，常用 20% 脂肪乳剂，由脂肪提供的能量不超过摄入总热量的 50%。起始剂量 1.0~1.5 g/ (kg·d)，按 0.5~1.0 g/ (kg·d) 增加。超低出生体重儿起始剂量为 0.5~1.0 g/ (kg·d)，按 0.5 g/ (kg·d) 增加，总量 2.5~3.0 g/ (kg·d)。体重 <1 250 g 和胎龄 <30 周的早产儿处于高胆红素血症的最大风险，可能需要维持脂肪乳输注剂量 1 g/ (kg·d) 直至高胆红素血症开始消退。超低出生体重儿和 SGA 新生儿的脂肪组织较少，输注脂肪乳剂时脂肪廓清延迟，容易发生相关并发症，故而脂肪乳剂应 24 小时匀速输注以达到最低时速。使用肝素可以促进脂蛋白酯酶的释放，从而增强血浆脂肪廓清。输注脂肪乳剂时应同时使用碳水化合物以促进脂肪酸的氧化及清除。加入少量肝素可以增强脂蛋白酶活性，促进脂肪代谢。严重缺氧、血胆红素 >205 μmol/L、血小板低者不用中性脂肪，循环衰竭、肝肾功能不全、尿素氮 >35 mg/dL 禁用脂肪乳剂。

3. 氨基酸

推荐使用小儿专用氨基酸，外周静脉输注氨基酸浓度不应超过 2%，经中心静脉输注氨基酸浓度应低于 3%。目前主张出生后尽早（第 1 个 24 小时）开始给予氨基酸，起始剂量为 1.5~2.0 g/ (kg·d)，每日递增 1.0 g/(kg·d)，最终目标量 3.0~4 g/(kg·d)，热氮比（热量∶氮）=100 kcal ∶ (2.5~3.6 g)，以减少分解代谢，促进线性生长。早产儿蛋白质摄入和蛋白质—能量比例见表 3-11。

表 3-11　早产儿的蛋白质推荐量

项目	不需追赶性生长	需要追赶性生长
26~30w PCA：16~18 g/ (kg·d)	3.8~4.2 g/ (kg·d)	4.4 g/ (kg·d)
LBM 14% 蛋白质存留率	PER：±3.0	PER：±3.3
30~36w PCA：14~15 g/ (kg·d)	3.4~3.6 g/ (kg·d)	3.6~4.0 g/ (kg·d)
LBM 15% 蛋白质存留率	PER：±2.8	PER：±3.0
36~40w PCA：13 g/ (kg·d)	2.8~3.2 g/ (kg·d)	3.0~3.4 g/ (kg·d)
LBM 17% 蛋白质存留率	PER：2.4~2.6	PER：2.6~2.8

注：PCA，纠正胎龄；LBM，瘦体重；PER，蛋白质—能量比例。

4. 电解质

钠的正常需求量为 2~3 mmol/ (kg·d)。胎龄小于 28 周者出生后 1 周除了通过静脉营养还可以从其他途径获取钠（如输血、药物），为了预防高钠血症，建议在出生后 1 周内密切监测钠的摄入。生长中早产儿的钾需求量为 1 ~ 2 mmol/（kg·d），鉴于极低出生体重儿可能因远端肾小管功能不成熟而发生非少尿性高钾血症，出生后 3 天内不宜补钾。氯的推荐需求量为 2 ~ 3 mmol/（kg·d），维持摄入量不低于 1 mmol/（kg·d）。血清电解质是调整电解质输注量的重要依据。新生儿不同日龄的液体需要量见表 3-12。

表 3-12　新生儿不同日龄的液体需要量 [mL/（kg·d）]

日龄	出生体重（g）			
	< 1 000	1 000 ~ 1 500	1 500 ~ 2 500	> 2 500
1	70 ~ 100	70 ~ 100	60 ~ 80	60 ~ 80
2	100 ~ 120	100 ~ 120	80 ~ 100	80 ~ 100
3 ~ 7	120 ~ 180	120 ~ 180	110 ~ 140	100 ~ 140
8 ~ 28	140 ~ 180	140 ~ 180	120 ~ 160	120 ~ 160

注：PDA、RDS、HIE、BPD、心力衰竭等情况需限制液量，EVLWI、使用开放暖箱、光疗、呕吐、腹泻等情况需增加液量。

5. 矿物质、维生素及微量元素

钙、磷、镁需求量分别为 0.6 ~ 0.8 mmol/（kg·d）、1.0 ~ 1.2 mmol/（kg·d）、0.3 ~ 0.4 mmol/（kg·d）。静脉营养时需补充 13 种维生素，包括 4 种脂溶性维生素（维生素 A、维生素 D、维生素 E、维生素 K）和 9 种水溶性维生素（维生素 B_1、维生素 B_2、维生素 B_6、维生素 B_{12}、维生素 C、烟酸、叶酸、泛酸、生物素）。铁、铬、铜、碘、锰、钼、硒、锌是参与许多代谢过程的必需微量元素，如果 TPN 超过两周需在营养液中加入微量元素并定期监测。临床一般应用维生素混合制剂及微量元素混合制剂。目前使用的脂溶性维生素、水溶性维生素与微量元素制剂的推荐使用剂量为 0.5 ~ 1.0 mL/（kg·d）。早产儿肠外营养推荐需要量见表 3-13。

表 3-13　早产儿肠外营养推荐需要量

项目	需要量	项目	需要量
能量（kcal）	60 ~ 70	维生素 B_1 [mg/（kg·d）]	0.1 ~ 0.5
钠 [mmol/（kg·d）]	2.0 ~ 3.0	维生素 B_2 [mg/（kg·d）]	0.15 ~ 0.30
钾 [mmol/（kg·d）]	1.0 ~ 2.0	烟酸 [mg/（kg·d）]	5 ~ 6
钙 [mmol/（kg·d）]	0.6 ~ 0.8	泛酸 [mg/（kg·d）]	0.40 ~ 1.5
磷 [mmol/（kg·d）]	1.0 ~ 1.2	维生素 B_6 [mg/（kg·d）]	0.10 ~ 0.35
镁 [mmol/（kg·d）]	0.3 ~ 0.4	维生素 B_{12} [mg/（kg·d）]	0.30 ~ 0.60
铁 [μg/（kg·d）]	100 ~ 200	叶酸 [μg/（kg·d）]	50 ~ 200
锌 [μg/（kg·d）]	300 ~ 500	维生素 C [mg/（kg·d）]	20 ~ 40
铜 [μg/（kg·d）]	20 ~ 50	维生素 A [μg/（kg·d）]	300 ~ 500
硒 [μg/（kg·d）]	0.25 ~ 2	维生素 D（IU/d）	160
氟 [μg/（kg·d）]	—	维生素 E [mg/（kg·d）]	3 ~ 4
碘 [μg/（kg·d）]	1 ~ 1.5	维生素 K [μg/（kg·d）]	60 ~ 80
铬 [μg/（kg·d）]	0.25 ~ 3	维生素 A [μg/（kg·d）]	6 ~ 8

五、肠外营养常见并发症

1. 机械性并发症

机械性并发症主要发生在静脉导管放置过程中，如气胸、血胸、血管损伤、导管移位和断裂等。PICC并发症主要包括导管堵塞、导管脱落、静脉炎、导管断裂、导管相关感染等。应由经过培训的人员进行插管。PICC置管必须采用胸部X线片定位以确保位置正确，每天观察并记录导管位置及穿刺部位情况。

2. 感染性并发症

感染性并发症主要发生在应用中心静脉输注肠外营养液的过程中。在众多与静脉导管相关感染的危险因素中，医源性因素对其影响很大。如置管操作人员的经验、操作时是否采取保护措施、导管材料和留置时间长短、置管部位以及肠外营养是否受污染等均可直接或间接导致导管相关感染的发生和发展。肠外营养过程中凡不明原因发热、白细胞数增高、核左移、食量突然降低，均应考虑导管相关性感染。若血培养与导管培养有相同微生物生长，导管感染的诊断即成立。拔管后症状会减轻或消失，通常不需使用抗生素。定期更换导管插管处敷料，当高度怀疑导管感染时可拔出导管，同时做血培养和导管头培养，改用外周静脉途径进行营养支持数天。

3. 代谢性并发症

肠外营养代谢性并发症的原因是底物过量或缺乏。通过常规监测可以避免代谢性并发症的发生和恶化。

（1）糖代谢紊乱：高血糖主要发生在应用葡萄糖浓度过高（>20%）或短期内输注葡萄糖过快。临床表现开始时有多尿，继而脱水，严重时出现抽搐、昏迷等。发生高血糖时一般不需立即使用胰岛素，最简单而有效的方法是降低葡萄糖输注的量和速度，同时加用适量脂肪乳剂以保证热量摄入。葡萄糖输注应从小剂量开始，以后逐渐增加，采用循环输注方式能避免血糖波动。低血糖一般发生在静脉营养结束时营养液输注突然中断，主要是由于经过一段时间的肠外营养，体内胰岛素分泌增加以适应外源性高浓度葡萄糖诱发的血糖变化。此时若突然停止营养液输入，体内血胰岛素仍处于较高水平，极易发生低血糖。预防方法是停用PN应有1~2天逐渐降低输注速度和浓度的过程，可用5%~10%葡萄糖注射液补充。输注营养液时应密切监测血糖和尿糖的变化。

（2）脂肪代谢紊乱：高脂血症主要在应用脂肪乳剂时剂量偏大或输注速度过快时发生，特别当患儿有严重感染、肝肾功能不全以及有脂代谢失调时更易发生。高脂血症时血三酰甘油大于2.3 mmol/L，严重者出现脂肪超载综合征，主要特征有发热、呕吐、贫血、血小板下降、黄疸、出血倾向及肝功能损害等。为防止高脂血症的发生，主张脂肪乳剂量应为1~3 g/（kg·d），采用16~24小时均匀输注，严密监测血清三酰甘油。如果血三酰甘油大于6.5 mmol/L应减少或停用脂肪乳剂。高脂血症可用肝素治疗，剂量为10~25U/kg。

（3）氨基酸代谢紊乱：高氨基酸血症和高氨血症均为与蛋白质代谢有关的并发症，其发生主要与使用氨基酸剂量偏大、氨基酸溶液配方不合理、提供非蛋白热量不足等有关。如果输注过多氨基酸而同时非蛋白热量不足时，可导致肾前性氮质血症。此时氨基酸被用于供能而非蛋白合成。氨基酸分解导致血尿素氮增加。由于尿素需经肾脏排出并需要大量水，因此氮质血症可造成脱水，甚至进行性昏睡和昏迷。应给予充足水分，选择新生儿专用氨基酸，提供合适比例的热量和氮。监测体重、液体平衡、血氨和血尿素氮有助于预防肾前性氮质血症。

（4）电解质失衡：可能原因在于肠外营养中电解质的补充未做到个体化治疗、疾病本身影响、早产儿电解质平衡调节功能差。常见电解质紊乱包括血钠、钾、氯的异常。密切监测电解质以满足个体化需求，对于长期使用全肠外营养的早产儿还应注意血钙、磷、镁变化。

（5）肝功能损害及胆汁淤积：肠外营养相关性肝胆并发症是最为严重的代谢并发症，临床特征是应用 PN 期间出现不能解释的黄疸或肝功能损害。其确切病因目前尚未阐明，多数学者认为由多种因素引起，如静脉营养过量及营养成分失衡，某些营养素缺乏、肠道细菌过度生长及移位等。肠外营养相关性胆汁淤积发生率随禁食时间的延长而增加，多数病例在肠外营养进行 2～10 周后发生。为预防胆汁淤积的发生，应使用多种能源供能，采用低热量肠外营养支持。积极预防和控制肠道感染，尽早进行肠内营养是避免许多肠外营养相关并发症最有效的措施。

六、全合一营养液

全合一营养液是将患儿所需的蛋白质、脂肪、碳水化合物、维生素、微量元素、电解质和水分经过规范的配制方法注入静脉营养袋内，通过周围静脉或中心静脉输入体内以达到营养治疗的目的。早产儿推荐选用全合一输注方式，维持全合一营养液的稳定性尤为重要，主要是脂肪乳剂的稳定，影响脂肪乳剂稳定性的因素包括营养液的 pH、温度、渗透压、电解质浓度及放置时间等。

1. PN 常用营养成分的渗透压

PN 常用营养成分的渗透压见表 3-14。

表 3-14　各营养成分的渗透压

项目	渗透压（mmol/L）	项目	渗透压（mmol/L）
10% 脂肪乳剂	129～158	10% KCl	2 666
20% 脂肪乳剂	258～315	0.9% NaCl	308
1% 氨基酸	100	10% NaCl	3 180
6.74% 氨基酸	619	10% 葡萄糖酸钙	345
10% 氨基酸	875	安达美	1 140
20% 力太	921	水乐维他	529
5% GS	250	维他利匹特	291
10% GS	500	多种微量元素	1 900
12.5% GS	631	13% GS + 10% NaCl + 10% KCl	851
50% GS	2 500		

2. 全合一营养液的配制

（1）设置营养液配制室或超净工作台，严格按照无菌技术进行配制。

（2）将电解质溶液、微量元素、水溶性维生素制剂先后加入葡萄糖注射液或（和）氨基酸注射液。电解质不宜直接加入脂肪乳剂中，注意一价阳离子电解质浓度＜150 mmol/L，二价阳离子电解质浓度 <5 mmol/L。

（3）将脂溶性维生素加入脂肪乳剂中。脂肪乳剂只允许加入脂溶性维生素，不宜加入其他药物，以免影响脂肪乳剂的稳定性。

（4）充分混合葡萄糖注射液于氨基酸注射液后，再与经步骤（3）配制的脂肪乳剂混合。

（5）轻轻摇动混合物，排气后封闭备用。配制好的混合液最好现配现用，不宜长时间放置。注意避光，4 ℃保存。

（6）输注时建议 24 小时内输完。全合一营养液配制完毕后应常规留样，保存至输注完毕后 24 小时。

（7）严格控制输液速度，保持 24 小时内均匀输入。注意监测血糖，观察呼吸，防止外渗。

第八节　早产儿肠内营养

肠内营养（EN）是经胃肠道提供代谢需要的营养物质及其他各种营养素的营养支持方式。合理的营养支持策略是影响早产儿存活和生存质量的关键环节。尽管肠外营养在早产儿早期营养支持方面起着举足轻重的作用，但在应用过程中存在诸多并发症，肠内营养更有利于保护内脏功能。

一、喂养指征

无先天性消化道畸形及严重疾患、能耐受胃肠道喂养者尽早开始喂养。出生体重 > 1 000 g、病情相对稳定者可于出生后 12 小时内开始喂养。有严重围生窒息、脐动脉插管或超低出生体重儿（出生体重 <1 000 g）可适当延迟开始喂养时间至 24 ~ 48 小时。早产儿坏死性小肠结肠炎（NEC）及其他原因所致的肠梗阻需禁食。

二、乳品选择

1. 早产儿母乳

早产儿母乳中的成分与足月儿母乳不同，其营养价值和生物学功能更适合早产儿的需求。早产儿母乳中蛋白质含量高，有利于早产儿快速生长的需求；乳清蛋白比例高，有利于消化和加速胃排空；脂肪和乳糖量较低，易于吸收；钠盐较高，有利于补充早产儿的丢失；钙磷易于吸收，有利于骨骼发育。早产儿母乳中富含长链多不饱和脂肪酸（如 DHA）和牛磺酸，是成熟母乳的 1.5 ~ 2 倍，促进早产儿视网膜和中枢神经系统的发育。

2. 母乳强化剂（HMF）

对于胎龄小、出生体重低的早产儿而言，纯母乳喂养摄入包括蛋白质、矿物质等在内的营养成分不够其生长所需，生长速度较慢，有造成骨发育不良和代谢性骨病的危险，因此在国外常使用母乳强化剂以确保其快速生长的营养需求。添加时间是当早产儿耐受 100 mL/（kg·d）的母乳喂养之后，将 HMF 加入母乳中进行喂养。一般按标准配制的强化母乳可使其热量密度至 80 ~ 85 kcal/100 mL（1 kcal = 4.184 kJ）。如果需要限制喂养的液体量［不超过 130 mL/（kg·d）］，如患慢性肺部疾病时可增加奶的热量密度至 90 ~ 100 kcal/100 mL，HMF 则应在达到 100 mL/（kg·d）前开始使用，以提供足够的蛋白质和能量。

3. 早产儿配方乳

适用于胎龄在 34 周以内或体重 <2 000 g 的低体重儿。早产儿配方奶保留了母乳的优点，补充母乳对早产儿营养需要的不足。各种早产儿配方奶的共同特点：①蛋白质含量高，乳清蛋白与酪蛋白比例为 60：40 或 70：30，供应足量的胱氨酸；②脂肪中中链脂肪酸占 40%，易于消化吸收；亚油酸含量高，利于促进婴儿脑细胞的生长发育；③碳水化合物中 60% 为右旋糖酐-70，供给所需要热量，不增加血渗透压；④钠含量增加，补充早产儿肾排钠量增加的需要；⑤钙含量为正常母乳含量的 3 倍，使钙磷比例接近 2：1；⑥维生素和微量元素的强化。一般来说，适合体重 <2 000 g 早产儿的乳类是强化母乳或早产配方奶，而前者无论从营养价值还是生物学功能都应作为首选。

4. 早产儿出院后配方奶

为早产儿设计的专用出院后配方奶是目前推荐使用的出院后喂养的营养源，此种配方奶的蛋白质含量为 2.6 g/100 kcal，较足月儿配方奶高，同时还强化了维生素 A、维生素 D、铁、钙、磷、铜、多不饱和脂肪酸等比较全面的营养素，对今后的器官发育和智力发育均属必需。研究表明，早产儿出院后配方奶增加体重和身长的效果优于足月儿配方奶。

配方乳的配制与保存：①所有容器须经高温消毒；②设置专用配奶间；③病房内配制应即配即用；④中心配制应在配制完毕后置 4℃ 冰箱储存，喂养前再次加温；⑤常温下放置时间不应超过 4 小时；⑥若为持续输液泵肠道喂养或间歇输液泵输注，应每隔 8 小时更换注射器，每 24 小时更换输注管道系统。

三、肠内营养需求

欧洲儿科胃肠病学、肝病学和营养协会（ESPGHAN）是 WHO 和国际食品法典委员会在制订婴儿食品国际标准的权威机构，1987 年 ESPGHAN 发布了早产儿营养—喂养建议。2002 年美国营养科学会生命科学研究机构（LSRO）发布了早产儿营养需求。2005 年由 Tsand 等人出版《早产儿营养手册——科学基础和实践指南》。这 3 个文件是当今早产儿营养—喂养的权威资料。合理的营养需求以每天每公斤体重需多少单位营养素和每 100 kcal 热量含多少单位营养素来表达。以最低能量消耗 110 kcal/（kg·d）为基础，可推算每 100 kcal 热量含多少单位营养素。对于摄入高热量的个体而言，应避免摄入的营养素超过可接受的最高值。

早产儿出生后控制液体摄入量在下限范围可以降低 BPD 及 PDA 发生率。肠内能吸收的液体量为 96~200 mL/（kg·d），这是可耐受的上下限，但在制订液体量标准时需考虑渗透压和肾脏溶质负荷，适宜的渗透压为 150~380 mOsm/（kg·H₂O）。因此，ESPGHAN 建议早产儿摄入液体为 135~200 mL/（kg·d）。通常情况下，以强化母乳或标准配方奶喂养的早产儿摄入 150~180 mL/（kg·d）可以满足其各种营养素的需求。早产儿的能量供应要考虑胎龄、累积营养损失量、机体成分改变及基础能量代谢水平。当蛋白：能量比值（P：E）适宜（>3.6 g/100 kcal），摄入能量大于 100 kcal/（kg·d）可使体质成分接近宫内参照值。如果 P：E 比例恰当，早产儿合理的能量摄入为 110~135 kcal/（kg·d）。

四、喂养方式

1. 经口喂养

早产儿营养以自吮为最佳喂养途径，尽早经口喂养不但可以减少管饲和肠外营养相关并发症，促进胃肠功能启动、激素形成及消化酶分泌，还能增强亲子联结，缩短住院天数，降低医疗费用。《中国新生儿营养支持临床应用指南》建议经口喂养适用于胎龄 > 34 周、吸吮和吞咽功能较好、病情稳定、呼吸 < 60 次/分的早产/低出生体重儿。然而近年的研究证实了更早开始经口喂养的可行性，有文献报道 31 周胎龄早产儿实现安全经口喂养。临床常用经口喂养方式如下。①按需喂养：不限制喂养时间或奶量，根据婴儿的饥饿征兆及饱足表现予以喂养。②按需定量：根据婴儿的饥饿征兆进行喂养，完成规定奶量即结束喂养。③定时喂养：根据规定时间而非婴儿状况进行喂养，唤醒婴儿进行喂养。④改良按需喂养：由照护者而非婴儿决定喂养时机，定时评估饥饿情况。如果婴儿入睡，则于 30 分钟后再次评估。如果婴儿仍然入睡，则予以管饲。如果评估时婴儿有饥饿表现则予以喂养，完成规定奶量即结束喂养。研究表明，对于健康的早产儿而言，按需定量喂养更有利于体重增长，改善行为状态，缩短住院时间。

在经口喂养 + 管饲阶段，给予早产儿经口喂养 7 ~ 8 次/天，并通过管饲补充热量以满足婴儿的营养需求。在完全经口喂养阶段则实行全部经口喂养，完全经口喂养指经口完成 24 小时规定奶量，且连续 48 小时无须管饲。实施半需求喂养的条件：达到纠正胎龄 32 周；吸吮反射及呕吐反射存在；房间空气能维持氧供；能耐受母乳或配方奶肠道推注喂养，提供体重增长所需热量 [105 ~ 130 kcal/（kg·d）]。

2. 管饲喂养

胎龄 < 34 周、吸吮和吞咽功能不协调或由于疾病因素不能直接喂养的早产/低出生体重儿可采用管饲喂养。选择经口腔或鼻腔插入胃管，不推荐采用鼻空肠管或鼻十二指肠喂养。胃管喂养方式如下。①推注法：用注射器连接胃管依靠重力作用滴入或推入胃内，适用于较成熟、胃肠道耐受性好的婴儿，不适合胃食管反流、胃排空延迟的婴儿。需要管饲喂养的患儿如果耐受良好应首选推注法。持续推注母乳时应注意推注末注射器内母乳脂肪浓度升高的问题，以及母乳中的脂肪附着于注射器及胃管壁而造成能量丢失，采用带有离心喷嘴的注射器并将注射器倾斜 25° ~ 40°，使乳头高于活塞，可以减少此类现象的发生。②间歇喂养法：指根据肠道耐受情况间隔 1 ~ 3 小时进行管饲，此法可以监测胃残余，增强肠道激素周期性分泌，是较理想的营养输送方式。适用于胃食管反流、胃排空延迟和有肺吸入危险因素者。③持续输注法：指连续 20 ~ 24 小时用注射泵输注喂养，每小时 2 ~ 3 mL，仅建议用于上述两种管饲方法不能耐受者。持续泵入母乳时，注射器的位置应低于婴儿，否则可能造成脂肪堆积于连接管内而使婴儿无法获得脂肪。

管饲时通常选择 SF 胃管进行置管，置入长度测量是从鼻尖到耳垂，再从耳垂至剑突与脐部连线的中点。有研究采用以身高为基础的图表法测量置管长度，置管长度（cm）= 6.7 + [0.26 × 身高（cm）]。确定胃管插入位置的方法包括抽取胃液法、听诊气过水声、将胃管末端置于盛水的治疗碗内看有无气体逸出、用试纸测量胃液 pH 等，研究表明，上述临床评估方法的一致性较差，采用超声或 X 线等影像检查较为可靠。有研究提出管饲时采用 TAP 程序进行胃管位置再评估，即评估胃管长度、患儿喂养耐受情况和胃内容物的量、性状及 pH。

3. 微量喂养（MEF）

指出生后早期以小于 10 mL/（kg·d）的奶量进行喂养，奶量均匀分成 6 ~ 8 次/天，通常维持 5 ~ 10 天不变，母乳或早产配方奶喂养，奶液不必稀释。如能耐受则逐渐加量，在 5 ~ 7 天内（即转变期结束时）增加至 20 mL/（kg·d）以上。微量喂养方式旨在促进胃肠道功能成熟，帮助尽早从肠外营养过渡到经口喂养，适用于无肠道喂养禁忌证但存在肠道功能不良的早产儿和低出生体重儿。

4. 增加奶量

在稳定—生长期应循序渐进地增加奶量，以不超过 20 mL/（kg·d）为宜，否则容易发生喂养不耐受或坏死性小肠结肠炎。每天增加的奶量均匀分成 6 ~ 8 次，视耐受情况每 1 ~ 2 天增加 1 次，大多至出院时喂养量可达 160 ~ 180 mL/（kg·d），能量摄入为 128 ~ 144 kcal/（kg·d）（按热量密度 80 kcal/100 mL 的强化母乳或早产配方奶计算）。一旦肠道喂养建立，以 10 ~ 20 mJ/（kg·d）的速度增加奶量被认为是安全的。

五、肠内营养的监测

（1）机械性体位、胃管位置及口鼻腔护理。

（2）肠道胃残留量，有无呕吐腹胀，腹围，大便（次数、性状、隐血等）。

（3）代谢液体入量（mL/kg）、热量摄入（kcal/kg）、蛋白质摄入（g/kg）、尿量 [mL/（kg·h）]、尿比重、血糖、电解质、血气、肝肾功能、血常规。

（4）生长参数体重、身长、头围。

新生儿肠内营养监测见表 3-15。

表 3-15　新生儿肠内营养监测表

监测项目		第 1 周	1 周以后
摄入量	能量 [kcal/（kg·d）]	1 次/天	1 次/天
	蛋白质 [g/（kg·d）]	1 次/天	1 次/天
喂养管	喂养管位置	1 次/8 h	1 次/8 h
	鼻腔口腔护理	1 次/8 h	1 次/8 h
	胃/空肠造瘘口护理	1 次/天	1 次/天
临床症状/体征	胃潴留	每次喂养前	每次喂养前
	大便次数/性状	1 次/天	1 次/天
	消化道症状	1 次/天	1 次/天
体液平衡	出入量	1 次/天	1 次/天
生长参数	体重	1 次/天或隔日 1 次	2 ~ 3 次/周
	身长	1 次/周	1 次/周
	头围	1 次/周	1 次/周
实验室检查	血常规	1 次/周	1 次/周
	电解质	1 次/天	必要时
	肝功能	1 次/周	隔周 1 次
	肾功能	1 次/周	隔周 1 次
	血糖	1 ~ 3 次/天	必要时
	大便常规 + 隐血试验	必要时	必要时
	大便 pH	必要时	必要时
	尿比重	必要时	必要时

六、肠内营养常见并发症

1. 喂养不耐受

喂养不耐受指进行母乳或配方奶喂养时发生消化和吸收不良，出现胃残余（GRV）>50%、腹胀和（或）呕吐等情况导致喂养计划中断。

（1）喂养不耐受的诊断：若出现下列情况之一可考虑喂养不耐受。①呕吐。②腹胀，24 小时腹围增加 >1.5 cm，伴有肠型。③胃残留量超过上次喂养量的 1/3 或持续喂养时超过 1 小时的量。④胃残留物被胆汁污染。⑤大便隐血阳性。⑥大便稀薄，还原性物质超过2%（乳糖吸收不良）。⑦呼吸暂停和心动过缓的发生明显增加。

（2）胃内残余的评估：在喂养初期，每次喂养量较小，此时胃内残余相当于前次喂养总量（2~3 mL）是正常的。重点是评估胃内残余的性状、婴儿的整体临床表现和残余量是否逐渐增加。如残余量 <喂养量的 50%（无黏液或血液），临床症状好转，注回残余量，可继续喂养。如果临床症状无好转或再次出现 >50% 胃内残余，应做更全面的评估。

（3）喂养不耐受的处理：积极进行母乳喂养，早产儿母亲的早期乳为首选乳类，其次为早产儿配方奶。在生命体征平稳的情况下尽可能早期微量喂养 [微量 0.1~4 mL/（kg·d）、低热能、低容积]，缓慢增加奶量，奶量从 0.1~4 mL/（kg·d）、浓度由 1/3 稀释开始，根据耐受情况逐渐增加至全奶浓度。每次管饲前回抽胃内残余奶量，如残余量 <喂养量的50% 或 2~3 mL/kg，可将残余重新注入胃内，连同母乳或配方奶达到预期喂养量。若残余奶量 >喂养量的 50% 则减量或停喂 1 次。如果出现胃残余为胆汁样或有进行性腹胀则需禁食并摄腹部平片排除 NEC。监测腹围、腹胀、呕吐、大便性状等情况，若腹围较前增加 1.5 cm 应停喂 1~3 小时并查找病因。予以非营养性吸吮（NNS）训练，每次 10 分钟，直至患儿有吸吮和吞咽能力，建立起有规律的吸吮模式。喂养时婴儿头部抬高 ≥30°，右侧卧以促进胃排空。近年有研究认为，喂养后半小时将婴儿置于俯卧位可以减少胃内残余。行 CPAP的婴儿可在喂养前 1 小时开放胃管将气体放出。胃肠动力不足是造成早产儿喂养不耐受的主要原因，胃肠肽和促胃动素可促进胃排空和近端小肠的收缩活动，必要时给予多潘立酮每次0.3 mg/kg，每 8 小时 1 次。胃内残留评估及喂养不耐受的处理见图 3-2。

2. 误吸

早产儿胃食管反流发生率高，易引起误吸，应做好预防措施，一旦发生及时处理。预防措施包括：①尽量在空腹安静时置胃管；②常规取头高脚低位，头偏向一侧；③及时清除口腔及呼吸道分泌物；④每次喂奶前监测胃内残余情况，胃管回抽奶量残余超过喂养量 1/3，应报告医生，遵嘱减量或停喂 1 次。

3. 胃食管反流（GER）

在早产儿较常见，尤其是 BPD 早产儿。改变体位、喂养增稠、使用抑酸剂和胆碱能药物可减少和避免胃食管反流的发生。

4. 坏死性小肠结肠炎（NEC）

缺氧缺血损伤、胃肠功能和宿主防御能力不成熟、肠内喂养和细菌增殖是 NEC 主要的病理生理因素。早期微量母乳喂养、内环境稳定（尤其是血气与血压的稳定）与感染的防治是预防 NEC 最关键的因素。

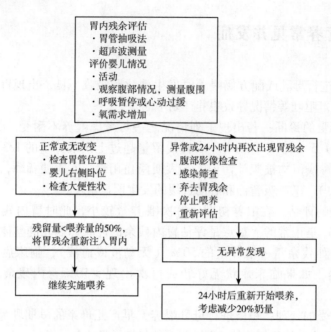

图 3-2 胃内残余评估及喂养不耐受的处理

5. 其他管饲

解决了进食困难与早期肠道营养需求之间的矛盾，然而这种方法毕竟是一种非生理的喂养方式，它剥夺了早产儿吸吮和吞咽机会，可引起通气障碍、口腔感觉运动功能障碍、口腔厌恶、口腔刺激超敏反应及喂养延迟等不良影响。循证医学推荐的肠内营养策略见表 3-16。

表 3-16 循证医学推荐的肠内营养策略

项目	证据
母乳	首选早产儿母亲的母乳。母乳储存：室温下初乳 24 小时，成熟乳 6 小时，超过此时间须 3～4 ℃冷藏；超过 5 天需要冷冻
母乳强化剂	适用于胎龄 <31 周和（或）体重 <1 500 g 的早产儿；当母乳喂养量达到 100 mL/（kg·d）时开始使用，每日摄入 180 mL/kg 的强化母乳（母乳加强化剂）能满足生长需要
配方奶	能母乳喂养者采用早产儿配方乳，开始时 60 kcal/100 mL，逐步加至 80 kcal/100 mL
置管和喂养方法	置管方法：在机械通气时通过内置的鼻胃管喂养，拔除气管插管后使用内置的口胃管喂养。喂养方法：首选间歇经胃内管饲法；持续经幽门管饲法可用于严重的胃排空延迟及胃食管反流者
开始剂量	通常出生体重 <1 000 g 的新生儿 1 mL/h（出生体重 1 000～1 500 g 者每 2 小时予以 2 mL；出生体重 1 500～2 000 g 者每 3 小时予以 3 mL；出生体重 >2 000 g 的早产儿每 4 小时予以 4 mL）；有严重呼吸窘迫时，可减少喂养量并增加喂养次数；喂养不耐受时，开始剂量可减少为每 2 小时 1 mL，甚至减少到每 4～6 小时 1 mL。微量喂养应在出生后尽早开始，在出生后 1～2 天必须开始
喂养加量	每天增加 10～30 mL/kg 是安全的。当建立每 4 小时 1 次的全母乳喂养后可实行按需喂养。非营养性吸吮是有益的，无不良反应。完全经肠道喂养后开始补充多种维生素；出生后 4 周补充铁

七、经口喂养支持技术

（一）经口喂养相关理论

1. 统合发展理论

统合发展理论于 1982 年被提出，认为新生儿神经行为组织能力的统合会影响其与人互动及适应宫外环境的能力，进而影响生理稳定。新生儿体内存在 5 个子系统。①自主系统：指心率、呼吸、体温控制及消化排泄等方面的生理功能。②运动系统：可调节运动、肌肉张力与姿势。③行为状态系统：指调节意识清醒程度及状态转换能力。④注意—互动系统：指新生儿与环境互动的能力和对刺激的反应。⑤自我调节系统：指维持内在平衡与各子系统之间调节的能力。自主系统最早成熟，是其他系统成熟的基础，运动系统、行为状态系统、注意—互动系统、自我调节系统依次相继成熟。该理论为深入了解早产儿从管饲到经口喂养的转换机制提供了概念框架。根据统合发展理论，早产儿受到外界刺激后，会启动体内各子系统以维持平衡，其神经行为的组织状况可以反映发育成熟度，故而可以通过早产儿的意识状态、动作、自主系统等方面的反应来判断喂养的安全性和有效性，并依据早产儿的表现及需求来提供支持性护理和个体化喂养。

2. 早产儿奶瓶喂养效能模式

Hill 对早产儿奶瓶喂养的相关文献进行整合分析，提出早产儿奶瓶喂养效能模式。该模式将经口喂养准备的相关因素分为 3 个类别。①喂养活动：包括口腔运动功能和喂养表现。②干预因素：包括发育性干预、环境应激及其他外部因素。③个体因素：包括健康状况、生理特征及结局。其中，健康状况被认为是确定开始经口喂养的一个主要指标，健康状况对早产儿的口腔运动功能有着重要影响。其次，口腔运动功能与生理特征密切相关，随着出生胎龄、成熟度、相应胎龄及日龄的增长，口腔运动功能日趋完善。除健康状况和生理特征以外，乳液流速、奶嘴型号、奶孔大小等外部因素也会对口腔运动功能产生影响，改变吸吮形态及吸吮—吞咽—呼吸协调功能。喂养表现指摄入奶量、喂养效率、胃食管反流、呕吐及喂养频次等，反映了经口喂养准备的良好与否。当口腔运动功能和健康状况得到改善，喂养表现随之增强。不良的健康状况、生理特征、环境应激及外部因素不仅损害口腔运动功能，降低喂养表现，还会导致生长发育延迟、住院天数延长等不良结局，而实施发育性干预可以促进口腔运动功能，提高喂养表现。早产儿奶瓶喂养效能模式中各要素之间错综交叠的关系充分说明了经口喂养的复杂性，为建立经口喂养评估方法和干预措施提供了理论框架。

3. 早产儿喂养准备模式

Pickler 于 2005 年在统合发展理论的基础上创建了早产儿喂养准备模式，系统阐述了喂养准备、喂养经验与喂养结局之间的关系。其核心观点是：奶瓶喂养准备可以预测喂养结局，喂养准备对喂养结局的影响受到喂养经验的调节作用。是否可以实施某次奶瓶喂养取决于早产儿的神经成熟度、疾病严重程度、喂养前的自主神经功能、运动功能及行为状态组织，这 5 个因素对喂养表现、吸吮—吞咽—呼吸协调性、喂养中和喂养后的自主神经功能、运动功能及行为状态组织等结局具有重要影响。在经口喂养过程中，喂养经验与喂养准备、喂养结局密切相关，即奶瓶喂养次数及成功喂养次数越多，则喂养准备和喂养结局越好。

（二）经口喂养的评估

1. 经口喂养准备的评估

经口喂养准备可分为两类。①开始经口喂养准备：即是否可以从管饲转换到经口喂养。②单次经口喂养准备：指建立经口喂养以后，评估是否可以进行某次经口喂养。前者的评估指标主要与成熟度相关，而后者的评估指标多与行为和生理因素相关。对经口喂养准备的评估是实施经口喂养的关键环节，临床常用病情、呼吸状况、胃肠道耐受、非营养性吸吮、喂养准备行为及成熟度等指标进行评估，这些指标大多基于临床经验，缺乏实证研究。开始经口喂养不当常引发呼吸暂停、误吸、心动过缓、低氧血症和激惹等不良后果。有研究将生物反馈技术应用于吸吮能力测评，电子吸吮测定仪是最常用的吸吮吞咽功能测量工具，该仪器为带有压力传感器的奶瓶，可将吸吮吞咽压力波传送到电脑，通过特定软件分析波形，从而了解吸吮吞咽形态。对吞咽功能的测评主要包括电视 X 线透视吞咽功能检查、纤维鼻咽喉镜吞咽功能检查和超声影像检查，这些技术使吞咽过程可视化，吞咽功能测评更为客观。此外，也有一些研究探讨行为状态、疾病严重程度、口腔运动功能、喂养准备行为等对经口喂养准备的影响。

2. 经口喂养能力及喂养表现的评估

喂养表现指奶瓶喂养的有效性，包括以下几点。①熟练度：指进食初 5 分钟摄入奶量占医嘱奶量的比例，是衡量早产儿口腔运动功能的一项重要指标，反映了疲乏出现以前的进食表现。②喂养速率：指一定时间内所摄入的奶量，即平均每分钟摄入奶量，反映了口腔运动功能和疲乏情况。③摄入奶量比：指经口摄入奶量占医嘱奶量的比例，反映了口腔运动功能和耐力状况。有研究表明，开始经口喂养时大多数早产儿能够耐受 5 分钟的进食活动，对于不同出生胎龄的早产儿应实施个体化喂养速率评估。虽然喂养速率 3 mL/min 被视为判断经口喂养能力的标准，开始经口喂养时喂养速率 1.5 mL/min 可能更适合 26~29 周胎龄早产儿。Lau 等根据熟练度（≥30% 或 <30%）和喂养速率（≥1.5 mL/min 或 <1.5 mL/min）将经口喂养能力从最成熟到最不成熟划分为 4 种水平，分别为：①经口喂养能力 1 级（低实际喂养能力、高疲乏/低耐力），指熟练度低于 30%、喂养速率低于 1.5 mL/min；②经口喂养能力 2 级（低实际喂养能力、低疲乏/高耐力），指熟练度低于 30%、喂养速率高于 1.5 mL/min；③经口喂养能力 3 级（高实际喂养能力、高疲乏/低耐力），指熟练度高于 30%、喂养速率低于 1.5 mL/min；④经口喂养能力 4 级（高实际喂养能力、低疲乏/高耐力），指熟练度高于 30%、喂养速率高于 1.5 mL/min。

（三）经口喂养的干预方法

1. 非营养性吸吮（NNS）

NNS 指对无法经口喂养的早产儿，在胃管喂养的同时给予吸吮空奶嘴。NNS 有助于促进胃肠动力和胃肠功能的成熟，缩短管饲喂养到经口喂养的时间；促进新生儿胃肠激素和胃酸的分泌，帮助消化；改善早产儿的生理行为，增加安静睡眠时间，减少激惹和能量消耗，加快临床状态改善的进程。对于尚未开始经口喂养的早产儿，多在间歇鼻饲喂养的基础上进行 NNS 训练。处于喂养过渡期的早产儿，每次喂养前实施 NNS 不应超过 2 分钟，否则会降低觉醒程度。最近新开发了一种 NNS 训练技术，采用带有气动装置的硅胶奶嘴，通过充气让奶嘴尖端产生脉冲来模仿 NNS 活动，帮助早产儿学习吸吮、吞咽及呼吸等一系列进食动作。

2. 口腔刺激/口腔按摩

口腔刺激/口腔按摩指对口周及口腔内结构进行叩击或按摩，有利于增强口腔感知觉及反馈，提高口咽部肌力和肌张力，促进原始反射建立，加快进食能力的发育。口腔刺激对早产儿进食能力发育有积极作用，使经口喂养时间提前。口腔刺激的方法较多，但大多数研究缺少干预方式类型及刺激强度的理论依据，其效应机制尚未阐明。

3. 感知觉刺激

White-Traut 等提倡对早产儿进行更广泛的感觉输入，如视听觉、触觉、本体觉、前庭觉和嗅觉等，以促进神经系统发育，通过调整喂养时良好的觉醒状态来提高经口喂养功能。BuLock 等通过早产儿腹部按摩以刺激膈肌发育，提高呼吸效率，加快吸吮—吞咽—呼吸动作之间交替和精密协作的发育。

4. 体位支持

Wolf 和 Glass 认为最佳体位是身体屈曲，双肩对称并前伸，手臂屈曲靠近身体中线，头颈与躯干呈直线是喂养体位的关键，头颈与躯干体位不当可导致进食失调。Arvedson 和 Brodsky 提出奶瓶喂养的恰当体位为半坐卧位，头颈与躯干呈直线，髋部和膝盖屈曲。也有研究建议喂养时将婴儿身体屈曲，放低下颌，手臂和肩部前伸。良好的体位支持有利于避免颈部和肩部受限，维持身体稳定和生理稳定，增加喂养的持久性。

5. 间歇喂养

间歇喂养指喂养者通过中断奶液而帮助早产儿调整呼吸。通常根据早产儿的行为暗示，每隔 3~5 次吸吮即拔出奶嘴暂停喂养，待早产儿休息数秒再继续进食。采用间歇喂养可以减少连续吞咽所致呼吸节律改变，有助于减少喂养期间心动过缓及血氧饱和度下降的发生。间歇喂养不适用于已建立规则吸吮脉冲的婴儿，因其可扰乱进食节律而致喂养表现不良。

6. 下颌及面颊支持

有研究表明，喂养时通过拇指、示指和中指对早产儿颏部和面颊的支持可以增加奶瓶喂养摄入奶量。肌肉张力低下的婴儿进食时容易出现下颌移位（左右移动或前移），喂养时将中指放在颏部，示指放于下颌与下唇之间可以稳定其下颌位置。下颌支持及面颊支持技术主要用于口腔闭合不良的婴儿。

7. 选择合适的喂养工具

使用特定的装置可以使婴儿奶瓶喂养和母乳喂养达到吸吮—吞咽—呼吸协调，如早产儿专用奶嘴、低流速奶嘴、压力可控型奶瓶等。乳头保护器可以让婴儿嘴唇在吸吮间歇期不会滑落，增加乳汁流速并且延长喂养的持续时间。当婴儿具有足够吸吮能力时即可逐渐停止使用保护器。

吸吮—吞咽—呼吸协调大约于纠正胎龄 34 周时形成，直至足月才发育成熟。在早产儿学会自己哺乳的过程中，吸吮—吞咽—呼吸三者之间的协调是实现安全经口喂养的前提条件，喂养时给予恰当的喂养支持对于促进安全的经口喂养具有重要意义。

8. 经口喂养的转换策略

由于经口喂养机制的复杂性及早产儿的生长发育存在较大个体差异，使得早产儿从管饲转换到经口喂养较为困难，早产儿营养支持流程见图 3-3，个体化的综合评估方法及喂养策略，见表 3-17。

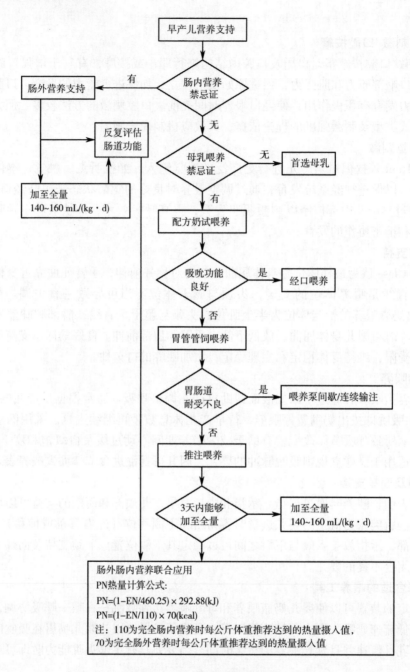

图 3-3　早产儿营养支持流程

表 3-17　早产儿经口喂养转换策略

经口喂养困难	干预策略
喂养时病情不稳定	根据婴儿自身情况喂养
	选择低流速奶嘴
	减慢喂养速度

经口喂养困难	干预策略
衔乳困难	使用乳头保护器
	合适的头部支撑和合适的体位
吸吮—吞咽—呼吸协调不良	包裹婴儿并调整到适宜姿势
	根据婴儿情况喂养
	减慢喂养速度
不会含住奶嘴、不会吸吮或吸吮较弱等发育不良的早产儿	下颌支持
	颊部支撑
	腭裂喂养模式
持久性较差	限制喂养时间
	限制非喂养时间的刺激、护理
	按需喂养
	包裹婴儿并置于合适体位
	帮助调整婴儿状态
	根据婴儿的提示情况喂养
	减慢喂养速度

第九节　早产儿出院后营养支持

为早产儿提供充足、均衡的营养是保证其生命质量的物质基础，不仅关系到其近期生长和疾病转归，而且直接影响生长发育及远期预后。既往的营养支持策略偏重于对早产儿住院期间的关注，而对出院后的营养支持缺少持续的随访关注和规范，使其不能顺利完成追赶性生长，出现生长落后、发育迟缓，导致远期预后不良，早产儿出院后的喂养日益受到关注。

一、早产儿出院后的生长发育问题

1. 不同程度的生长迟缓

早产儿出院时的生长状况可分为4类：①出生体重和出院体重均为适于胎龄儿（生长恰当）；②出生时适于胎龄儿（AGA）而出院时体重低于生长曲线图参数（宫外生长迟缓）；③出生时小于胎龄儿（SGA）且出院时体重低于生长曲线图参数（宫内生长迟缓）；④出生时 SGA 而出院时 AGA（出生后早期追赶性生长）。宫外生长迟缓（EUGR）是相对于宫内生长迟缓（IUGR）而言，指小儿出院时生长发育测量指标在相应宫内生长速率期望值的第10百分位水平以下（≤生长曲线的第10百分位），可影响体重、身长和头围。近年来，早产儿宫外生长迟缓现象引起广泛关注。目前的营养支持策略尚不能满足早产儿宫外生长发育的需求，早产儿在住院期间的营养状况不能达到最佳营养需求，出院时早产儿普遍存在营养摄入不足和生长发育落后。生长迟缓早产儿的追赶性生长关键期很短，如果在早期不能完成追赶性生长，其后出现追赶性生长的机会极为有限。

2. 精神运动发育落后

早产儿体内的糖原和脂肪储备很少，若无外源性蛋白质补充，体内蛋白供给突然中断必将导致内源性蛋白丢失或组织蛋白分解，以满足机体的基本代谢需要，从而影响头围生长。头围的生长情况反映了大脑的发育状况，对早产儿以后的运动、感知和智力等各方面均有重要影响。早产儿体重增长缓慢会导致认知发育（精神运动）较差，早产儿的大脑更易受到体重增长缓慢的影响。动物实验显示，大脑发育阶段的营养可以永久地影响大脑的体积及脑细胞数目，并影响动物的行为、学习能力及记忆能力。全脑发育的关键期是从妊娠开始至出生后 3 岁，尤其是孕期至出生后 6 个月，其结构发育的情况对以后的运动及智力发育非常重要。早产儿早期的出生长问题与精神运动、神经发育异常显著相关，提示早期的追赶性生长可以促进神经精神发育。

3. 骨发育不良

胎儿期80%的骨形成发生于妊娠末期 3 个月，胎龄 24 周时胎儿体内骨矿物质含量仅为 5 g，到妊娠 40 周时可增加到 30 g。孕 24 周至足月期间获得大约 80% 的钙、磷和镁，早产导致部分或完全错过最好的矿物质沉积阶段。早产儿体内矿物质储备量较少，与其相关的维生素 D 也缺乏，加之出生后生长发育较快，对钙、磷的需要量较大，如果矿物质摄入不足，不但容易发生早产性代谢性骨病，出现骨质疏松、骨软化症、骨折及佝偻病等表现，而且会导致免疫系统功能紊乱，影响其生长发育及生存质量。早产儿尤其是极低出生体重儿与同龄婴儿相比骨强度极度偏低，以低骨矿化为特征，早产儿的骨矿化持续落后。对足月儿及早产儿出生后 6 个月内的骨矿物质含量进行监测，早产儿的骨矿物质含量明显低于足月儿。早产儿的骨矿物质含量直到 1 岁以后才逐渐接近正常，甚至在学龄期仍然存在骨矿化不良。除低骨矿化以外，早产儿发生代谢性骨病的风险也高于足月儿。出院后纯母乳喂养早产儿在相应胎龄 3 个月时的低骨矿物质发生风险是强化母乳喂养早产儿的 7 倍。接受纯母乳或足月儿配方奶喂养的早产儿，若不补钙有一半会患早产儿代谢性骨病。出生后第 1 年（婴儿期）骨的生长速度比人一生中其他任何时期（包括青春期）都快，婴儿期的合理喂养对早产儿的骨发育起到非常重要的作用。

4. 造血物质不足

由于早产儿各种生理功能发育不成熟，骨髓造血功能低下，早产使得其过早停止胎内的骨髓外造血，不能适应出生后机体的快速生长发育。此外，早产儿体内铁、铜、叶酸及维生素 E 等造血物质储备较少，故而早产儿容易发生贫血。50% 的胎龄小于 32 周早产儿会发生有症状性贫血，多发生于出生后 4～10 周，出生体重越低则贫血程度越重。目前普遍认为早产儿晚期发生的贫血中，营养因素起着重要作用，主要包括铁、维生素 E、铜和叶酸，尤以前二者更为重要。虽然营养缺乏不是早产儿贫血的主要原因，即使营养充足的早产儿，贫血仍可发生，但如果上述物质缺乏，可使贫血加重。大多数早产儿在出院时尚未足月，体重远远低于足月新生儿的出生体重，其体内铁、锌、钙、铜等物质储备均没有达到相应胎龄标准，故对早产儿出院后营养应予以特别重视，不能将他们与足月儿等同对待。

二、早产儿出院后的营养支持目标

关于早产儿营养强化的争论，现阶段，大多数学者公认的观点仍然是当早产儿恢复出生体重之后，营养支持的目标是维持其达到宫内生长速度，而出院后尤其是第 1 年帮助其完成追赶性生长。欧洲小儿胃肠、肝病和营养学会（ESPGHAN）、美国儿科协会（AAP）和美国医师协会（AAFP）均强调了早产儿出院后继续强化营养的重要性，旨在帮助早产儿达到理想的营养状态，满足正常生长和追赶性生长两方面的需求。

近年的一些队列研究发现，出生后给予积极强化营养、在住院期间或出院后生长迅速的低出生体重儿虽然会有较好的神经运动发育和骨骼健康，但将来发生胰岛素抵抗和心血管疾病的风险却有所增加。早产儿作为发育不成熟的、脆弱的特殊群体，对他们的营养需求不仅要考虑所有必需和条件必需营养素缺乏引起的健康问题，还要考虑营养素过多可能所致的风险；不仅要关注营养对早产儿体格发育的影响和血生化的改变，还要关注营养对促进早产儿成熟和人体功能的作用。如体重或线性生长速率、体质结构、组织代谢状况、胃肠功能及神经心理发育等，这些都是掌握营养平衡方面应重视的问题。

三、出院后强化营养的对象

根据我国早产儿喂养建议，出院后强化营养的对象是具有以下营养不良高危因素的早产儿：①极/超低出生体重儿；②有宫内外生长迟缓表现者；③出生后病情危重、并发症多；④出生体重 <2 000 g 而住院期间纯母乳喂养者；⑤完全肠外营养 >4 周；⑥出院前体重增长不满意 [<15 g/（kg·d）]。对这些早产儿出院后必须强化营养支持，但如何强化应根据个体差异而定，不能一概而论。同样胎龄的早产儿，有宫内或生后营养不良者需要强化的力度更大、时间更长，同样出生体重的早产儿，小于胎龄儿比适于胎龄儿追赶性生长更困难。

四、强化营养的时间

早产儿出院后强化营养是指以强化母乳、早产儿配方奶和早产儿出院后配方奶进行喂养的方法。关于出院后强化营养的时间尚无公认的国际标准。婴儿早期营养的关键时期是呈现追赶性生长阶段即出生后第 1 年，尤其是前半年，提示强化营养的时间应着重于出生后第 1 年。根据目前循证医学的原则，出院后强化营养可以应用至校正年龄 3 ~ 6 个月，应根据早产儿体格生长各项指标在同月龄的百分位数，最好达到第 25 百分位，并且要监测个体增长速率是否满意。临床医生可根据早产儿出院后定期随访中营养状况及其体格发育监测的指标，包括体重、身长、头围的生长曲线是否正常等进行判断，充分考虑个体差异后予以调整和指导。在准备停止强化喂养时应逐渐降低奶方的热量密度至 67 kcal/100 mL，即转换为纯母乳喂养或普通婴儿配方奶，其间应密切监测早产儿的生长情况，如出现增长速率和各项指标的百分位数下降则酌情恢复部分强化，直至生长达到满意。在监测生长指标时，需注意身高别体重，以便粗略估计婴儿的体成分，避免过重或肥胖。

五、营养需求

为了避免出院后的营养缺失，早产儿应接受至少等同于相应胎龄婴儿的营养摄入，直至达到足月（39 ~ 41 周）。此外，应注意评估营养缺失并予以迅速纠正，一旦营养缺失得以纠正应尽快恢复正常营养摄入，以避免营养过度。

六、喂养方式

既往的营养支持策略是当早产儿体重达 2 000 g 以上、达出院标准时即转为未经强化的母乳或足月配方奶喂养，这种营养方案不能填补早产儿生后早期在能量和蛋白质方面的累积缺失，不能满足追赶性生长的需求，早产儿需要更高能量和营养的配方以满足其追赶性生长的需要。早产儿出院后有 4 种喂养品可供选择，即母乳、足月儿配方奶、早产儿出院后配方奶（PDF）及早产儿配方奶。

1. 母乳喂养

对于出生体重 >2 000 g、无营养不良高危因素的早产/低出生体重儿，母乳是出院后的首选。定期监测早产儿的各项生长发育指标，若母乳喂养体重增长不满意可采用足月儿配方奶混合喂养，作为母乳的补充。虽然母乳喂养对早产儿不能完全满足其营养需求，但对远期健康的保护作用早已得到公认，并且其益处与哺乳时间成正比，母乳喂养时间越长，将来发生代谢综合征的风险越低。对于出生体重 <1 800 g 或极（超）低出生体重儿，尤其是出院前评价营养状况不满意者，可以采用母乳 + 母乳强化剂的方式，强化母乳喂养至胎龄 40 周。此后母乳强化的热量密度应较住院期间稍低，如半量强化（73 kcal/100 mL），可根据生长情况而定。经强化的母乳提供 >2.5 g/（kg·d）的蛋白质、120 kcal/（kg·d）的热量，并提供额外的维生素和矿物质（尤其是钙、磷）。针对母乳的多种营养补充剂可以改善早产儿的生长（增加体重、身长和头围）和营养状况。ESPGHAN 建议，若早产儿出院时为 AGA，应尽可能予以母乳喂养；出院时为 SGA 的早产儿由于发生远期生长发育迟滞的风险较高，母乳喂养应适当增加营养摄入，如使用母乳强化剂。

2. 混合喂养/人工喂养

母乳喂养不足或不能进行母乳喂养的极（超）低出生体重儿，可选择母乳喂养和（或）早产儿出院后配方奶，出生体重 >2 000 g、无营养不良高危因素、出院后体重增长满意的早产/低出生体重儿，可选用足月儿配方奶进行喂养。ESPGHAN 建议，出院时体重不达标的早产儿采用配方奶喂养应使用 PDF 至少到相应胎龄 40 周，可延续至 52 周。PDF 是为满足出院早产儿的特殊营养需求而设计的，适用于早产儿出院后 0 ~ 12 个月使用。PDF 的能量（73 kcal/100 mL）介于早产儿配方奶（80 kcal/100 mL）和足月儿配方奶（67 kcal/100 mL）之间，可以提供较高的蛋白质及充足的热量，同时强化钙、磷、锌、多不饱和脂肪酸、多种维生素和多种微量元素等比较全面的营养素，以促进早产儿的快速生长。PDF 使早产儿的体重、身长及头围增加方面均优于足月儿配方奶。美国儿科协会（AAP）建议，使用 PDF 至相应月龄 9 ~ 12 个月或身长/体重维持在第 25 百分位以上，可改为足月儿配方奶喂养。PDF 喂养期间无须额外添加维生素和铁，这种营养支持方法没有明显不良反应，但使用时需在儿科医生指导下应用，定期随访生长发育情况及营养学检验指标，便于制订个体化的喂养方案。PDF 的推出在早产儿喂养策略发展中具有重要意义，一方面可以防止早产儿营养缺乏并支持追赶性生长，另一方面可以避免早产儿出院后因营养过剩而带来对远期营养的不良影响。

七、其他食物的引入

因早产儿胎龄存在个体差异，故引入时间不同。胎龄小的早产儿引入时间相对较晚，不宜早于校正月龄 4 个月，不能迟于 6 个月。引入的第一种食物应是强化铁的谷物，既易消化又不易过敏；其他食物有水果泥、菜泥等；可补充少量维生素及矿物质营养。7 ~ 8 个月龄后逐渐添加肉类食物直至过渡到成人食物。6 月龄以内乳量维持在 500 mL/d，7 ~ 12 个月龄婴儿应维持乳量在 800 mL/d 左右，摄入其他食物以不影响乳量为限。新食物应由少到多，一种到多种，使婴儿逐渐适应；食物的转换应逐渐增加密度，以达到协调口腔运动，练习吞咽及咀嚼能力，为转换至成人食物奠定基础。添加辅食会降低乳量摄入，如果辅食质量不佳，将导致整体营养物质水平的下降，从而影响生长发育。

第四章

新生儿呼吸系统疾病

第一节　呼吸系统先天畸形

呼吸系统先天畸形发生率比较高，类型多，临床表现差别大。常见的呼吸系统先天畸形有以下几种。

一、先天性喉喘鸣

先天性喉喘鸣为喉部组织松弛，吸气时喉腔变小而引起喘鸣声。出生后即可出现症状，至2岁左右随着喉腔变大，喉部组织发育健全，喉喘鸣逐渐消失。

（一）病因

由于喉软骨软化，喉部组织松弛，吸气时会厌软骨卷曲，负压使喉组织塌陷，喉入口呈一狭长裂缝，杓状会厌襞互相接近发生颤动而出现喘鸣声，也可因会厌大而软或杓状软骨脱垂，吸气时阻塞喉部入口，引起呼吸困难。

（二）临床表现

主要症状为吸气性喉喘鸣声伴胸骨上窝、肋间及剑突下部凹陷，可于出生后或出生后数周发病。多数患儿症状呈间歇性，哭闹、活动时喘鸣声明显，安静或睡眠时无症状；重症者症状为持续性，哭闹及入睡后症状更为明显，并有三凹征。有些患儿症状与体位有关，仰卧时明显，侧卧或俯卧时喘鸣声减轻。患儿哭声与咳嗽声正常，无嘶哑现象，常在发生呼吸道感染时症状加剧，因呼吸道分泌物增多，呼吸困难可加重，有痰鸣声或出现发绀。

重症患儿由于症状持续影响喂养，常有营养不良，且易出现反复呼吸道感染。长期的吸入性呼吸困难影响患儿的生长发育。

直接喉镜检查，吸气时可见会厌和杓状会厌襞向喉内卷曲，使喉入口呈裂隙状，若挑起会厌，喉鸣声可消失。

（三）诊断和鉴别诊断

根据病史，了解喘鸣开始时间、性质及与体位的关系，结合直接喉镜检查的结果，可做出诊断，需与下列疾病鉴别。

1. 先天性发育异常

先天性喉部发育异常，如喉蹼、喉囊肿，可通过直接喉镜或纤维喉镜检查加以鉴别。先天性气管发育异常，如气管蹼、气管软骨软化、气管狭窄、气管憩室等，胸片、支气管碘油造影及纤维支气管镜检查有助于诊断。先天性小下颌畸形临床表现相似，也有吸气性呼吸困难，但侧卧或俯卧位托起下颌，呼吸困难可缓解，X线片观察颌骨形态也有助于诊断。

2. 后天性喉部疾病

如喉部异物、肿物等，需仔细询问病史加以鉴别。

（四）治疗

如无呼吸困难、饮食不受影响，无须特殊治疗，但应注意喂养，预防呼吸道感染。重症者伴有感染时，因呼吸困难，应给予抗感染治疗和良好的呼吸道护理，一般很少需要行气管切开。随年龄增大，症状可缓解。

二、先天性肺发育不良

先天性肺发育不良是胚胎发育障碍所致的先天性肺、支气管、肺血管畸形。轻型症状出现较迟，预后较好，重型于出生后数小时出现症状，预后差。

（一）病因

病因未完全清楚，可能与父母遗传因素、宫内病毒感染（特别是风疹病毒）、母亲维生素A缺乏、羊水过少、胸腔占位病变等有关。

（二）分类

可发生在全肺、一侧肺或一叶肺。分为三类：①肺未发生，支气管及肺完全缺如；②肺未发育，支气管已发生，但未发育，只有退化的支气管，而无肺组织和血管；③肺发育不良，支气管已发育，但较正常小，肺组织和血管也发育不良。

（三）临床表现

两肺发育不良不可能生存。部分肺发育不良临床表现差别很大，轻者新生儿期不出现症状，但易发生反复上呼吸道感染，病程迁延；重者出生后不久即出现呼吸困难，青紫，呼吸衰竭，患侧呼吸运动减弱，呼吸音减弱，心音移向患侧。X线表现为患侧肺体积小，肺纹理稀少，膈肌升高，纵隔向患侧移位。

右侧肺发育不良时常伴有心血管畸形，如动脉导管未闭，右位心，伴室间隔缺损，主动脉狭窄及血管环。也可伴有胃肠道、肾、脑、骨骼畸形，如双肺发育不良，可同时伴有多囊肾、尿道梗阻、无脑畸形和软骨发育不良。

（四）治疗

主要是对症治疗，吸氧，机械通气。

三、先天性肺囊肿

先天性肺囊肿是较常见的肺部发育异常，多在婴幼儿期出现症状，也可于新生儿期发病。囊肿可为单个或多个，男性多于女性。约5%的患儿同时伴有其他先天性畸形，如多囊肾或多囊肝。

（一）病因和分类

在胚胎发育第4~6周支气管开始萌芽，本病是由于支气管萌芽发育异常，造成支气管的一段或多段完全或不完全闭锁，与肺芽分离，支气管远端逐渐扩张形成盲囊，囊内细胞分泌的黏液积聚形成囊肿。囊肿发生在支气管称为支气管源性囊肿，多位于纵隔内或靠近纵隔；囊肿发生于近肺泡的细支气管则称为肺泡源性囊肿，多位于肺实质内。如囊肿与正常支气管不相通，囊内仅有黏液，称为黏液囊肿；如与正常支气管相通，空气进入囊内，称为气囊肿。如相通部位形成活瓣，空气易进不易出，则称为张力性气囊肿，囊内压力增高，压迫肺组织，形成纵隔疝。新生儿期的先天性肺囊肿多为单个气囊肿。

（二）病理

支气管源性囊肿的内层由支气管壁的柱状上皮细胞和纤毛上皮细胞组成，外层为弹力纤维、肌纤维、黏液腺和软骨。肺泡源性囊肿的外层无肌纤维。囊肿部位70%在肺内，30%在纵隔，2/3在下叶，右肺略多于左肺。

（三）临床表现

临床表现的轻重程度与囊肿的大小、部位及有无并发症有关。如囊肿小、压力不高、离支气管较远，可无症状或在年长时出现症状，如囊肿较大、离支气管较近、压力较高，则症状重、出现早。囊肿与支气管相通易并发呼吸道感染，出现发热、咳嗽、呼吸困难、青紫、湿啰音等，感染常反复发生或迁延不愈。如囊肿较大，可发生压迫症状，出现呼吸困难、青紫、喘鸣音，患侧呼吸音减弱，叩诊呈浊音。如发生张力性气囊肿，可出现类似气胸的症状，呼吸困难严重，患侧叩诊呈鼓音，呼吸音减弱，纵隔移位，可危及生命。

X线表现：单个黏液囊肿X线显示圆形或椭圆形致密影，边界清楚；气囊肿显示薄壁透亮影，可见液平；张力性气囊肿显示大透亮区，囊壁压迫肺组织，可见肺不张影，纵隔移位；多发性囊肿显示蜂窝状影，分布在同一肺叶内，囊壁薄，可见小液平。

（四）诊断和鉴别诊断

1. 诊断

对出生后反复发生或迁延不愈、治疗困难的呼吸道感染，应及时行X线检查，若在同一部位持续存在囊状或蜂窝状阴影，应考虑先天性肺囊肿，伴有感染者，在抗感染治疗后复查X线胸片。对怀疑先天性肺囊肿者，应进行CT检查，CT检查可清楚显示囊肿的大小、数量、范围、囊壁厚度及与周边组织的关系，能准确定位。

2. 鉴别诊断

先天性肺囊肿易被误诊，误诊率可达47%，应与下列疾病鉴别：金黄色葡萄球菌肺炎、肺大疱、肺脓肿、气胸、先天性膈疝、肺隔离症。

（五）治疗

诊断确立后应择期手术治疗，并发感染者先给予抗感染治疗，对张力性气囊肿可急诊手术。

四、肺隔离症

肺隔离症是胚胎肺发育过程中部分肺组织与正常肺分离所造成的先天性肺发育异常，又称为支气管肺组织分离症。隔离肺一般不与正常肺的气管和支气管相通，接受体循环供血，静脉回流入肺静脉，多发生在左肺。肺隔离症在先天性肺发育异常中占0.2%~6.4%。北京市某医院30年中，在172例小儿先天性肺发育异常肺切除中，肺隔离症有15例，占

8.7%。本症30%伴有其他先天性畸形。

（一）分类

根据隔离肺组织有无独立的脏层胸膜，将肺隔离症分为两型。①肺叶内型：隔离肺组织与正常肺组织由同一脏层胸膜包裹，此型最常发生在肺下叶后基底段。约2/3发生在左肺，1/3发生在右肺。此型较少伴发其他脏器畸形。②肺叶外型：隔离肺为副叶或副肺段，有独立的脏层胸膜包裹，此型多发生在后肋膈角，约半数患儿伴有其他脏器先天性畸形，如膈疝、先天性心脏病、巨结肠等。

（二）临床表现

肺叶内型与支气管相通，症状出现较早，但缺乏特异性，可有咳嗽、呼吸困难、反复呼吸道感染，约15%的患者无症状。肺叶外型症状出现较晚，也可无任何症状，但常合并其他先天性畸形，如膈疝、漏斗胸、食管支气管瘘等，常因其他疾病摄胸片时发现。

（三）诊断

主要依靠影像学检查。胸部X线平片可显示肺下叶后基底段呈圆形多囊状或块状影，边缘清楚、密度均匀，如继发感染，边缘模糊，呈浸润状。胸部CT检查能显示隔离肺实质改变、与周围组织的关系及血供情况。胸部MRI检查能显示供血动脉和回流静脉，对确诊很有帮助，为手术提供解剖证据，可取代血管造影。

（四）治疗

隔离肺是无功能的胚胎肺组织，原则上以手术治疗为主。

五、先天性膈疝

先天性膈疝（CDH）是新生儿期的严重疾病，为膈肌缺陷，腹部脏器进入胸腔所致，压迫肺和心脏，发生不同程度的肺发育不良和畸形。肺泡总量减少，出生后即出现呼吸困难、青紫、呼吸衰竭，病死率较高，需及时手术治疗。出生后即可发病，为新生儿常见急症之一。发生率为1/4 000~1/2 500活产儿，若不紧急处理抢救，病死率可达70%以上。

（一）临床表现

出生后即出现青紫、呼吸困难、胸部呼吸运动弱、胸壁饱满、叩诊浊音、听诊呼吸音消失、可听到肠鸣音、心尖冲动及气管向健侧移位、腹部平坦空虚等表现。

在复苏时，通常气囊加压给氧，使气体进入胃肠道，因为CDH患儿胃或肠道疝入胸腔，胃肠道内气体越多，对肺的压迫就越严重，尤其在复苏效果不理想时就越会增加气囊加压给氧，结果导致恶性循环，患儿很快死亡。如能做到产前诊断，在出生时就做好相应的准备，采取正确的抢救方法，可明显提高存活率。

（二）诊断

1. 产前诊断

CDH产前诊断主要依靠超声检查，如胎儿腹腔脏器疝入胸腔，则可确定诊断。一般在胎龄15周即可检测到。如产前超声检查发现羊水过多、纵隔偏移、腹腔内缺少胃泡等征象，应进一步详细检查是否有腹腔脏器疝入胸腔。产前鉴别诊断包括先天性腺瘤样囊肿畸形、肺隔离症、气管或支气管闭塞等。40%~60%的CDH患儿合并其他先天畸形。产前诊断还可及时发现其他先天畸形。Boilmann 等通过对 33 例产前诊断为 CDH 的患儿与同期 11 例未能产前诊断的 CDH 患儿的比较，发现 24 例产前诊断的 CDH 患儿同时合并一种或一种以上畸形，包括心血管、运动、泌尿生殖及神经系统畸形。6 例产前诊断的 CDH 患儿合并染色体异常，特别是 18-三体综合征。而 11 例产后诊断为 CDH 的患儿中仅有 4 例合并其他先天畸形，染色体检查全部正常。因而指出，产前超声诊断的 CDH 患儿合并其他畸形及染色体异常的可能性大。

2. 出生后诊断

根据临床表现，高度怀疑 CDH 者立即摄胸片，如 X 线胸片显示胸腔内有胃泡或肠曲影，肺组织受压，心脏和纵隔移位，可明确诊断。

（三）治疗

1. 出生时急救处理

对产前明确诊断为 CDH 的患儿应及时做围生期处理。出生时先插胃管，然后气囊加压给氧，如复苏效果不理想，应尽快气管插管，机械通气。如能做到产前诊断，在出生时就做好相应的准备，采取正确的抢救方法，可明显提高存活率。目前仍有相当部分患儿不能做到产前 B 超检查，或因为超声检查技术问题，即使做了 B 超检查，也未能做出产前诊断。

2. 机械通气

呼吸困难较明显并有青紫者，一般需机械通气。在手术前，机械通气的主要目的是改善缺氧，尽可能使病情稳定，使 PaO_2、$PaCO_2$、pH、碱剩余（BE）尽可能正常，创造手术条件。手术后的机械通气要根据术中肺发育状况而定，如肺压迫解除后肺发育较好，机械通气比较容易，应尽可能短时间、低参数机械通气，过渡数天即可。如术中发现肺发育非常差，机械通气很棘手，参数较高常发生气漏，参数不高则难以达到有效通气，很难维持正常血气，应同时采取其他综合治疗措施。

3. 高频机械通气

对严重病例，常频机械通气效果不理想者可改为高频机械通气，部分病例使用高频机械通气后可获得较好效果。

4. 吸入一氧化氮

由于 CDH 患儿肺血管发育不良，肺血管阻力很高，常导致严重而顽固性的持续肺动脉高压，发生持续性低氧血症，是导致死亡的主要原因之一。及时降低肺动脉高压是治疗 CDH 的关键环节，近年来，吸入一氧化氮（NO）的应用明显增加，从以往的 30% 增加到 80%。由于 CDH 患儿肺动脉高压，持续时间较长，使用 NO 的剂量要相应增加，时间适当延长，避免反跳。

5. 体外膜肺

体外膜肺（ECMO）是抢救危重呼吸衰竭的最后手段，对一些危重 CDH 患儿，通常需要 ECMO 挽救生命。但近年来由于高频机械通气和吸入 NO 的使用，严重 CDH 患儿使用 ECMO 的概率在减少（从 75% 降至 52%）。

6. 手术治疗

长期以来认为，急症 CDH 患儿手术修补是抢救和治愈本病的唯一有效手段，现在认为术前采用呼吸支持等各种措施使新生儿状况稳定 4~16 小时，纠正缺氧和低灌注，可提高 CDH 患儿生存率和减少潜在的肺动脉高压形成。Bohn 等回顾性研究了 66 例 CDH 高危患儿

（出生 6 小时内出现呼吸窘迫症状），认为手术修补时间并不影响肺发育不全的程度，因而认为注意力应放在术前改善肺功能及降低血管阻力的非手术治疗上。Sakai 等报道，9 例患儿中 7 例术后出现了呼吸系统情况恶化，认为手术可降低呼吸系统顺应性，从而使气体交换功能更差，增加其病死率，并提出采取术前对心血管和呼吸系统的稳定措施可改善术后呼吸系统症状，从而改善预后。

（四）预后

重症 CDH 患儿病死率仍然很高，为 50% ~ 60%，预后主要取决于肺压缩及肺发育情况，如肺压缩严重、肺发育很差，病死率较高。Bronshitein 等观察了 15 例产前诊断为 CDH 的患儿，指出产前诊断时间与预后相关，产前诊断时间越早，预后越差。诊断时间超过 25 周者预后良好。

第二节　新生儿呼吸窘迫综合征

新生儿呼吸窘迫综合征（NRDS）为肺表面活性物质缺乏所致，多见于早产儿，出生后数小时出现进行性呼吸困难、青紫和呼吸衰竭。病理上出现肺透明膜，又称为肺透明膜病（HMD）。我国发病率约为 1%。

一、病因和发病机制

1959 年 Avery 和 Mead 首次发现 NRDS 为肺表面活性物质（PS）缺乏所致。NRDS 主要发生在胎龄小于 35 周的早产儿，这与胎儿肺合成和分泌 PS 量不足直接有关。但近年来，足月儿 NRDS 发生率明显增加。NRDS 病因主要有以下几方面。

1. 早产

早产儿肺发育未成熟，PS 合成分泌不足。胎龄 15 周时，可在细支气管测得肺表面活性物质相关蛋白 B（SP-B）和 C（SP-C）的 mRNA，胎龄 24 ~ 25 周开始合成磷脂和活性 SP-B，以后 PS 合成量逐渐增多，但直到胎龄 35 周左右 PS 量才迅速增多。因此，胎龄小于 35 周的早产儿易发生 NRDS。

2. 剖宫产

剖宫产新生儿 NRDS 发生率比非剖宫产高，尤其是择期剖宫产，因分娩未发动，未经正常宫缩，儿茶酚胺和肾上腺皮质激素的应激反应较弱，PS 分泌释放较少。近年选择性或社会因素剖宫产较多，一些足月儿或近足月早产儿也会发生 NRDS。

3. 母亲患糖尿病

母亲患糖尿病时，胎儿血糖增高，胰岛素分泌相应增加，胰岛素可抑制糖皮质激素，而糖皮质激素能刺激 PS 的合成分泌，因此，糖尿病母亲新生儿 PS 合成分泌受影响，即使为足月儿或巨大儿，仍可发生 NRDS。

4. 围生期窒息

缺氧、酸中毒、低灌注可导致急性肺损伤，抑制肺 II 型上皮细胞产生 PS。

5. 肺表面活性物质相关蛋白 A（SP-A）基因变异

为什么有些早产儿易发生 NRDS，而有些早产儿不易发病？研究显示可能与 SP-A 等位基因变异有关，SP-A 等位基因 6A2 和 1A 是 NRDS 的易感基因，等位基因 6A3 和 1A5 为保护基因，NRDS 患儿 6A2 和 1A 基因过度表达，6A3 和 1A5 基因表达下调。

6. SP-B 基因缺陷

已有报道因患儿 SP-B 基因缺陷，不能表达 SP-B，PS 不能发挥作用，这些患儿不论足月或早产，均易发生 NRDS。

7. 重度 Rh 溶血病

患儿胰岛细胞代偿性增生，胰岛素分泌过多抑制 PS 分泌。

肺表面活性物质缺乏时肺泡壁表面张力增高，肺泡逐渐萎陷，进行性肺不张，发生缺氧、酸中毒、肺小动脉痉挛、肺动脉高压，导致动脉导管和卵圆孔开放，右向左分流，缺氧加重，肺毛细血管通透性增高，血浆纤维蛋白渗出，形成肺透明膜，使缺氧和酸中毒更加严重，造成恶性循环。

二、病理

肺呈黯红色，质韧，在水中下沉。光镜下见广泛的肺泡萎陷，肺泡壁附一层嗜伊红的透明膜，气道上皮水肿、坏死、脱落和断裂。电镜下肺 II 型细胞中的板层小体成为空泡。

三、临床表现

主要见于早产儿，出生后不久即出现呼吸增快、急促，呼吸频率为 60 次/分以上，继而出现呼吸困难，呼气性呻吟，吸气时出现三凹征，病情呈进行性加重，至出生后 6 小时症状已十分明显。严重病例发生呼吸不规则、呼吸暂停、青紫、呼吸衰竭。体检两肺呼吸音减弱。血气分析 $PaCO_2$ 升高，PaO_2 下降，BE 负值增加，出生后 24～48 小时病情最重，病死率较高，能生存 3 天以上者肺成熟度增加。症状可逐渐恢复，但不少患儿并发肺部感染或 PDA，使病情再度加重。轻型病例可仅有呼吸困难、呻吟，而青紫不明显。经连续气道正压通气（CPAP）治疗后可恢复。

选择性剖宫产发生的 NRDS 多见于胎龄 37～38 周的足月儿。起病时间为出生后 1～72 小时，可先有湿肺表现，病情非常重，常合并持续肺动脉高压。遗传性 SP-B 缺陷症纯合子临床表现严重，肺表面活性物质和机械通气治疗效果较差，多于数天内死亡，杂合子临床表现较轻。

X 线检查：本病 X 线检查有特征性表现，多次床旁摄片可观察动态变化。按病情程度可将胸片改变分为 4 级：1 级，两肺野普遍透亮度降低（充气减少），可见均匀散在的细小颗粒（肺泡萎陷）和网状阴影（细支气管过度充气）；2 级，除 1 级变化加重外，可见支气管充气征（支气管过度充气），延伸至肺野中外带；3 级，病变加重，肺野透亮度更低，心缘、膈缘模糊；4 级，整个肺野呈白肺，支气管充气征更加明显，似秃叶树枝。胸廓扩张良好，膈肌位置正常。

四、并发症

1. 动脉导管未闭（PDA）

早产儿动脉导管组织发育未成熟，常发生动脉导管开放。在 NRDS 早期由于肺血管阻力较高，易出现右向左分流，在恢复期肺血管阻力下降，出现左向右分流。NRDS 患儿 PDA 发生率可达 30%～50%，常发生在恢复期，发生 PDA 时，因肺动脉血流增加致肺水肿，出现心力衰竭、呼吸困难，病情加重。在心前区胸骨左缘第 2、第 3 肋间可闻及收缩期杂音，很少呈连续性杂音。

2. 持续肺动脉高压（PPHN）

由于缺氧和酸中毒，NRDS 患儿易并发肺动脉高压，发生右向左分流，使病情加重，血氧饱和度下降。

3. 肺部感染

因气管插管、机械通气，易发生肺部感染，使病情加重，两肺闻及湿啰音。

4. 支气管肺发育不良（BPD）

长时间吸入高浓度氧和机械通气造成肺损伤，肺纤维化，导致 BPD。

5. 肺出血

严重病例常发生肺出血，主要与早产、缺氧有关，常发生于病程第 2~4 天。

6. 颅内出血

NRDS 可发生颅内出血，主要与早产、缺氧有关，也与机械通气治疗有关。

五、诊断和鉴别诊断

主要诊断依据包括：①病史，多见于早产儿和剖宫产新生儿；②临床表现，出生后进行性呼吸困难；③肺部 X 线变化，1 级和 2 级为早期，3 级和 4 级病情重。NRDS 需与下列疾病鉴别。

1. B 族溶血性链球菌感染

宫内或分娩过程中发生的 B 族溶血性链球菌肺炎或败血症极似 NRDS，但该病常有孕妇羊膜早破史或感染表现，肺部 X 线改变有不同程度的融合趋势，病程经过与 NRDS 不同，用青霉素有效。

2. 湿肺

湿肺也多见于剖宫产新生儿和早产儿，出生后不久出现呼吸困难，有时鉴别诊断比较困难。但多数湿肺病例病程短，呈自限性，肺部 X 线表现以肺泡、间质、叶间胸膜积液为主，肺野模糊，肺部渗出不均匀。

3. 吸入性肺炎

出生后即呼吸困难、呻吟，但不呈进行性发展，X 线表现肺气肿较明显。

六、治疗

1. PS 治疗

PS 已成为 NRDS 的常规治疗，疗效显著，一旦发生 NRDS 应积极使用 PS 治疗。一般每次 100~200 mg/kg，根据病情严重程度决定给药剂量。一般病例给予 100 mg/kg，严重病例需 200 mg/kg。根据首次给药后的效果决定给药次数，严重病例需 2~3 次。PS 有两种剂型，须冷冻保存，粉剂用前加生理盐水摇匀，混悬剂用前解冻摇匀，37 ℃预热，使 PS 分子更好地分散。用 PS 前先给患儿充分吸痰，清理呼吸道，然后将 PS 经气管插管缓慢注入肺内。

2. CPAP

CPAP 能使肺泡在呼气末保持正压，防止肺泡萎陷，并有助于萎陷的肺泡重新张开。对早期或轻中度 NRDS 应尽早使用 CPAP，压力为 4~5 cmH$_2$O。及时使用 CPAP 可减少机械通气的使用，如用 CPAP 后出现反复呼吸暂停、$PaCO_2$ 升高、PaO_2 下降，应改用机械通气。

3. 机械通气

如使用 CPAP 后效果不理想或为中重度 NRDS，须采用机械通气，机械通气的目标是维持理想的血气分析结果，并使肺损伤、血流动力学不稳定和其他不良反应降至最少。机械通气的原则是以适合的呼气末正压（PEEP）或高频通气的持续膨胀压（CDP）在整个呼吸周期达到最佳的肺容量，从而稳定肺部情况。相比不同通气模式，机械通气的使用技巧更重要，同时要个体化。

机械通气方法：一般先用间隙正压和 PEEP 机械通气，吸气峰压 20 cmH_2O，PEEP 5 ~ 6 cmH_2O，呼吸频率 30 ~ 40 次/分，吸气时间 0.35 ~ 0.4 秒，吸入氧浓度 FiO_2 0.3 ~ 0.4，潮气量 5 ~ 7 mL/kg，然后根据病情调节呼吸机参数。每次调高 PEEP 都要评估 FiO_2、CO_2 水平和肺生理的改变，从而找到常频通气下最佳的 PEEP。超低出生体重儿随着出生后年龄的增大，所需的潮气量也相应增加。如果患儿血气分析结果理想，存在自主呼吸，应积极降低吸气峰压（对肺损伤最大），从而撤机。

高频机械通气：在间歇正压通气下，如患儿仍有严重呼吸衰竭表现，可以改用高频振荡通气。高频通气可以减少肺气漏。

4. 体外膜肺（ECMO）

对少数非常严重的病例，如高频机械通气效果仍不理想，可采用 ECMO 治疗。

5. 支持疗法

NRDS 因缺氧、高碳酸血症导致酸碱、水电解质和循环功能失衡，应予及时纠正，使患儿度过疾病极期。液体量不宜过多，以免造成肺水肿，出生后第 1、第 2 天控制在 60 ~ 80 mL/kg，第 3 ~ 5 天 80 ~ 100 mL/kg，血压低可用多巴胺 3 ~ 5 μg/（kg·min）。

6. 并发症治疗

并发 PDA 时，可用吲哚美辛，首剂 0.2 mg/kg，第 2、第 3 剂 0.1 mg/kg，每剂间隔 12 小时，静脉滴注或栓剂灌肠，日龄小于 7 天者疗效较好。不良反应包括肾功能损伤、尿量减少、出血倾向、血钠降低、血钾升高，停药后可恢复。若药物不能关闭动脉导管，并严重影响心肺功能时，应行手术结扎。并发肺动脉高压时，吸入一氧化氮（NO），先用 5 ppm，如疗效不理想，可逐渐增加 10 ~ 20 ppm，然后逐渐下降，一般维持 3 ~ 4 天。也可用西地那非，每次 1 mg/kg，间隔 8 小时，口服。

七、预防

1. 出生前预防

给有可能发生早产的孕妇静脉或肌内注射倍他米松或地塞米松，应在分娩前 24 小时至 7 天给药。研究结果显示，未用激素预防的对照组早产儿 NRDS 发生率为 31%，而预防组为 17%，即使发生 NRDS，病情也明显较轻，病死率下降 38%。

2. 出生后预防

早产儿出生后再予以激素预防，时间上已来不及。胎龄 <26 周者可考虑用 PS 预防，在出生后 15 分钟复苏结束后，即滴入 PS，100 mg/kg，给 1 次。可使 NRDS 发生率减少 1/3 ~ 1/2。如产前孕母已用激素预防，产后早产儿可再用 PS 预防，即联合预防，效果更好。

第三节　新生儿肺出血

肺出血是极危急的情况，指从上气道或气管插管内涌出血性液体，最早在 1855 年有记载。发生肺出血时，伴有体循环、呼吸困难、血细胞比容下降、胸片异常等。该病见于体重 < 1 500 g 的早产儿，尤其是伴有动脉导管未闭（PDA）以及应用肺表面活性物质治疗和机械通气的患儿。

一、流行病学

1957 年，Landing 等描述，在出生后第 1 周死亡的新生儿中，68% 发生肺出血。1966 年，Rowe 和 Avery 指出，大量肺出血见于 17.8% 的新生儿尸检。1971 年，Fedrlck 和 Butler 指出，新生儿尸检中 9% 的主要死亡原因是大量肺出血。肺出血的发病率在活产儿中为 1‰ ~ 12‰。早产儿或宫内生长受限婴儿发病率达到 50‰。体重 < 1 500 g、应用过肺表面活性物质的早产儿中发生率达 11.9%，病死率甚至高至 50%。

二、发病机制

肺出血常发生在呼吸机治疗的新生儿出生后第 2 ~ 4 天，有一系列的诱发因素，包括早产、缺氧、严重败血症、宫内生长迟缓、严重低氧、严重 Rh 溶血病、先天性心脏病和凝血异常。

Cole 等发现，在大多数病例中，继发于缺氧的左心衰竭导致肺出血性液体，而不是全血。20 年后，West 等发现，由于应激因素，肺内皮细胞屏障破坏，导致出血性液体渗漏到肺泡腔中。最常用的解释是，大量肺出血实质是在肺间质中毛细血管渗出增加，从肺上皮细胞进入肺泡腔中。更为广泛接受的理论是肺血管阻力降低，可能增加 PDA 的左向右分流，增加肺血流。Amizuka 等证实，在这一过程中，肺表面活性物质功能异常。近期研究提示，宫内的中性粒细胞活化加速呼吸窘迫综合征的早产儿发生肺出血。

三、病因

大量肺出血是肺水肿的终末表现，发生肺出血的危险因素包括 4 个方面：肺表面活性物质治疗、动脉导管未闭、宫内生长受限、凝血异常。分述如下。

1. 肺表面活性物质治疗

肺出血被认为是外源性肺表面活性物质治疗的并发症，但是确切机制不清。肺表面活性物质治疗可增加肺血流量，使 PaO_2 升高，肺血管阻力下降，肺功能改善，如果已有肺水肿和肺出血，则会因此加重。应用肺表面活性物质后出现肺出血的患儿与未用过肺表面活性物质而出现肺出血的患儿相比，尸检中见到更广泛的肺泡间出血。一篇 Cochrane 综述回顾了 7 项随机对照试验研究，其中包括 1 583 例早产儿，结果显示，预防性应用肺表面活性物质可增加肺出血的危险，RR 为 3.28（90% CI 1.50 ~ 7.16）。在一项包括 787 例极低出生体重儿的病例对照研究中，11.9% 发生肺出血。在这些患儿中，中度到重度肺出血增加了死亡风险和病死率。

2. 动脉导管未闭

早产儿经持续开放的动脉导管有大量左向右循环分流，使肺血流量增加，严重者可出现心力衰竭，继发肺水肿，使肺出血发生风险明显增加。

3. 宫内生长受限

小于胎龄儿更易于发生肺出血，这一危险因素独立于其他因素。

4. 凝血异常

肺出血在弥散性血管内凝血（DIC）的新生儿少见，不常发生在血小板减少、有出血性疾病的新生儿或者血友病患儿。但是在大量肺出血后，可能发生继发性的 DIC。

四、临床表现

肺出血常发生在出生后第 2～4 天，大量肺出血发生前，患儿皮肤苍白、青紫、心动过缓或呼吸暂停，粉红色或红色泡沫样分泌物从口中流出或从气管插管吸出。患儿常出现低血压、反应低下，有的足月儿可能继发于低氧，表现活跃而对抗呼吸机。由于这一情况常继发于心力衰竭，患儿常出现心动过速和听诊闻及 PDA 杂音。其他征象包括肝脾肿大、外周水肿和第三心音，肺部听诊可闻及广泛细湿啰音。

五、辅助检查

1. 血液

肺水肿液体中的血细胞比容常常比静脉血血细胞比容低 10%，大量血液可能丢失，患儿可能严重贫血，可发生继发性 DIC。大量肺出血发生时非常危急，表现为新鲜血液样的外观，血细胞比容比循环血液低 15%～20%。因此应当检查血常规和凝血功能。

2. 生化

肺出血患儿常与严重新生儿呼吸窘迫综合征患儿有类似的问题，如低血糖、低钙血症、低蛋白血症和肾衰竭，这些问题应尽快解决相处理。

3. 胸部 X 线

大量肺出血患儿表现为白肺，可见支气管充气征。当用间歇正压通气时，这些变化会有所改善，并与支气管肺发育不良表现类似。少见情况下，肺叶实变，提示一部分肺组织出现出血。

4. 血气

血气有严重低氧、高碳酸和代谢性酸中毒。

5. 败血症筛查

应当考虑到感染的可能，患儿应当先进行血培养，然后开始抗生素治疗。

六、诊断

有前述高危因素的新生儿，都应仔细观察有无肺出血。气管有血性分泌物时应特别注意，尤其是出血性分泌物逐渐增加时。在原发病的基础上，患儿胸片表现出弥漫水肿，呼吸窘迫加重。

七、治疗

有效治疗肺出血要求：①清除气道内血液，保证通气；②使用足够的平均气道压，特别是吸气末压；③不要大量输血，因为大多数婴儿没有大量失血，过重的容量负荷会加重左心房压和肺出血；相反，红细胞应当在婴儿肺部情况稳定后，用浓缩红细胞缓慢输入；评价凝血功能，适当补充维生素 K 和血小板。

1. 复苏

最初的复苏是必需的。应当吸引气道，患儿应当气管插管辅助呼吸，呼吸机压力增加，循环血容量应当用 10~20 mL/kg 的晶体液补充，必要时使用冻干血浆和血小板。需要间断吸引，保持气管插管清洁。

2. 通气

肺出血的患儿应当插管并辅助呼吸。患儿常有严重的肺部疾病，峰压可能需要达到 30 cmH$_2$O，使用高的呼气末正压通气（PEEP）（6~8 cmH$_2$O）和长的吸气时间（0.4~0.5 秒）。尽管试验研究中该方法不能减少肺内的液体，但能将其分布到肺间质中，改善氧合和减少通气灌注失衡。高频振荡通气可以增加平均气道压。

3. 肺表面活性物质

尽管肺表面活性物质有可能加重肺出血，但在患儿稳定后，应给予一剂肺表面活性物质，以改善血氧饱和度。

4. 循环

一旦循环容量恢复，应当重新评价患儿心力衰竭和肺水肿的体征。为了维持血压和心肌收缩力，可能需要输血纠正贫血。可能需要利尿剂减轻液体负荷。应当进行超声心动检查，确定无左到右分流的 PDA。此时，手术治疗 PDA 可能比吲哚美辛药物治疗更安全，因为后者可能加重出血。

5. 凝血酶

凝血酶有促凝效果，可诱发血小板释放与凝集，使纤维蛋白原转化成纤维蛋白。凝血酶作用于病灶表面的血液，迅速形成稳定的凝血块，用于控制毛细血管、静脉出血。国外学者研究通过气管插管给予凝血酶，可缩短肺出血的疗程。但由于还缺乏高质量的多中心临床验证研究，目前不推荐常规使用。凝血功能异常还应注意补充维生素 K。

6. 抗生素

败血症是肺出血的已知危险因素，广谱抗生素应当在细菌培养后开始。

八、并发症

肺出血患儿常发生呼吸衰竭的并发症。肺出血患儿中有 60% 发生支气管肺发育不良。病情变化时，易出现神经系统受损和脑室内出血。但存活患儿 2 岁时的神经发育与对照组相比无显著差异。

九、预后

近年来，肺出血患儿的存活率大大提高，病情最重者和小早产儿的病死率在 38% 左右。

第四节 支气管肺发育不良

支气管肺发育不良（BPD）指新生儿生后不久需要机械通气和长时间氧疗后发生的慢性

肺部疾病，在出生后28天或更长时间仍依赖吸氧或机械通气，并有肺功能异常，又称为新生儿慢性肺部疾病。近年来，由于早产儿存活率不断提高，BPD发生率也有逐年增加的趋势，并成为NICU最为棘手的问题之一，同时也是婴儿期慢性呼吸系统疾病的主要原因，严重影响早产儿的存活率和生活质量。

1967年由Northway等首次报道并命名支气管肺发育不良，其主要特点为：①患儿均为早产儿，但胎龄和出生体重相对较大（平均胎龄34周，出生体重2.2 kg）；②原发疾病为严重呼吸窘迫综合征（RDS）；③有长期接受100%浓度氧、高气道压、无呼气末正压通气（PEEP）的机械通气史；④因呼吸困难、低氧、高碳酸血症，给予持续辅助用氧超过28天；⑤胸片特征性改变；⑥病理改变以肺泡和气道结构严重破坏、肺严重纤维化为主要特征。

近年来，随着产前糖皮质激素、出生后外源性肺表面活性物质的应用以及保护性通气策略的实施，多年前描述的这种严重BPD已很少见，更为常见的是一种轻型BPD（又称为新型BPD）。其特点为：①患儿通常为出生体重<1 000 g、胎龄<28周的极不成熟早产儿；②出生时仅有轻度或无肺部疾病，无用氧史或仅需低浓度氧，在住院期间逐渐出现氧依赖；③用氧时间超过PMA36周；④病理上以肺泡和肺微血管发育不良为主要特征，表现为肺泡数目减少、体积增大、肺泡结构简单化，而肺泡和气道损伤及纤维化较轻。因此，曾一度采用慢性肺疾病（CLD）这一术语替代所有"新""旧"定义的BPD。

2000年6月，由美国国家儿童健康和人类发展研究所（NICHD）举办的BPD研讨会上，一致通过采用BPD这一名称替代CLD，以在流行病学、病因和预后等方面与发生在婴儿期的其他慢性肺疾病区别；同时制定了BPD新定义，并根据病情的严重性进行分度，而肺部X线表现不再作为疾病严重性的评估依据。

近半个世纪以来，随着医学技术的发展及NICU的建立，极低出生体重（VLBW）儿和超低出生体重（ELBW）儿存活率明显增加，BPD发病率有逐年上升的趋势，并成为NICU最为棘手的问题之一，同时也是婴幼儿期慢性呼吸系统疾病的主要病因。因此，该病的诊治一直是国内外新生儿科医生面临的最具挑战性的热门课题之一。

一、流行病学

BPD发病率国外报道的资料差异很大，其原因如下。①群体不同，发病率各异。胎龄越小、出生体重越低，发病率越高。资料显示，2003年和2007年出生体重501~1 500 g的早产儿BPD发病率分别为29%和26%。出生体重<1 250 g的早产儿占整个BPD发病患儿的97%，其中501~750 g、751~1 000 g、1 001~1 250 g、1 251~1 500 g的早产儿发病率分别为54%、33%、20%和10%。美国国家儿童健康与发育机构（NICHD）新生儿协作网资料显示，1990年和2000年出生体重501~1 500 g的早产儿BPD发病率分别为19%和22%。②定义不同。以PMA36周仍需辅助用氧为定义，其发病率远较以出生后28天为定义者低。③治疗方式。如给氧方式是否正确、补液是否过量等。美国每年新增1万~1.5万BPD病例。

目前我国尚无确切的BPD发病率统计，本节作者等报道了10家医院为期3年的BPD发病率及高危因素回顾性调查研究，该研究以出生后持续用氧≥28天为诊断标准，搜集了胎龄<37周、存活≥28天的住院早产儿共12 351例，其中符合BPD诊断的病例共156例。BPD总发病率为1.28%，其中胎龄<28周、28周≤胎龄<30周、30周≤胎龄<32周、32

周≤胎龄＜34周、34周≤胎龄＜37周的早产儿BPD发病率分别为19.3%、13.11%、5.62%、0.95%和0.09%。结果显示，我国BPD主要见于胎龄＜32周，尤其是＜30周的早产儿。

二、病因和发病机制

BPD发病的本质是在遗传易感性的基础上，由氧中毒、气压伤或容量伤以及感染或炎症等各种不利因素对发育不成熟的肺造成的损伤，以及损伤后肺组织的异常修复。其中肺发育不成熟、急性肺损伤、损伤后异常修复是引起BPD的3个关键环节。高危因素包括母亲患绒毛膜羊膜炎、宫内感染、胎盘早剥、宫内生长受限、产前未用糖皮质激素、男婴、低Apgar评分、出生后严重感染等。

（一）肺发育不成熟

人和其他哺乳动物胎肺的形态发生（包括管道的分支及管腔上皮的分化）大致经历5期，即胚胎期（胎龄第0～5周）、假腺期（第6～15周）、小管期（第16～20周）、小囊期（第26～35周）和肺泡期（第36周至出生后3岁）。胎龄小于28周的早产儿出生时肺仍处于小管期或刚进入小囊期，需再经4～6周才能发育成肺泡；肺泡Ⅱ型细胞发育不成熟，肺表面活性物质水平低；抗氧化酶系统在妊娠末期才发育，因此早产儿抗氧化酶、抗蛋白酶、维生素C、维生素E等抗氧化剂的水平和活性均不足，不能有效地控制氧化应激和炎症反应以及损伤后的正常修复过程。简言之，BPD是各种致病因素对不成熟的肺引起的急、慢性肺损伤的反应。

（二）氧中毒

高浓度氧在体内产生大量高活性的氧自由基等毒性产物，早产儿不能及时清除上述毒性产物。氧自由基代谢产物是BPD发病过程中关键的炎性递质，其干扰细胞代谢，抑制蛋白酶和DNA合成，导致广泛的细胞和组织损伤。高浓度氧同时可引起肺水肿、促炎因子释放、纤维蛋白沉积以及肺表面活性物质活性降低等非特异性改变。早产儿体内游离Fe^{2+}含量高，后者是脂质过氧化代谢产物，可催化氧自由基产生。而早产儿对氧化应激易感，即使吸入低浓度氧也可发生严重氧化应激反应，从而产生肺损伤。

（三）气压伤或容量伤

早产儿本身肺间质和肺泡结构不成熟，肺弹力纤维和结缔组织发育不全，气道顺应性高。机械通气时高气道压或高潮气量易引起肺泡过度扩张，造成肺泡破裂、气体进入肺间质，导致肺间质气肿；同时引起毛细血管内皮、肺泡上皮细胞及基底膜破裂等机械性损伤，导致液体渗漏至肺泡腔，触发炎症反应和促炎因子释放。促炎和抗炎机制失衡，气道和肺泡结构破坏以及肺表面活性物质被灭活，致使肺细支气管上皮损伤及大部分终末肺泡萎陷。

（四）感染和炎性反应

临床试验和动物实验研究均提示，宫内感染与BPD、早产儿脑白质损伤等许多严重疾病的发生有密切关联，是导致早产儿近、远期不良预后的重要因素。产前有各种感染，如巨细胞病毒感染、病原体感染以及母亲患绒毛膜羊膜炎等。胎儿出生后BPD发生率明显增加，提示宫内感染和炎症反应在BPD发病中起重要作用。感染可导致促炎细胞因子释放，诱导炎性细胞在胎肺聚集，活化的中性粒细胞和巨噬细胞释放大量氧自由基，同时引起肺细胞凋亡增加和增殖不足，血管内皮生长因子（VEGF）及其他血管生长因子表达降低，最终导致肺损伤及胎肺发育受阻，并触发早产。因此，有学者提出，BPD 是炎症介导的肺损伤的结果，是基因易感婴儿于易感期间受到宫内或出生后感染，改变了肺发育的结果。早产儿由于肺发育不成熟，出生后较足月儿更多暴露于机械通气、高浓度氧、气压伤或感染中，触发炎性因子的瀑布效应，进一步加重了气道、肺血管及间质的损伤。

（五）基因易感性

研究发现，家族中有哮喘或反应性气道疾病史者 BPD 发病率增加。对 VLBW 儿的研究结果表明，双胞胎 BPD 发病的遗传风险性高达 53% ~ 82%。目前，遗传易感性在 BPD 发病中的作用和机制已成为国内外学者研究的重点，并且越来越多的研究集中在与 BPD 易感性相关的候选基因筛选上。研究显示，BPD 与人类白细胞抗原-A2（HLA-A2）基因多态性有关，其潜在影响包括：①肺成熟度，尤其是出生时肺表面活性物质的功能、含量以及肺泡数目；②炎症反应的强度和纤维化倾向；③保护肺免于自由基损伤的抗氧化酶能力；④新生儿肺和血管组织成熟、形成肺泡的能力等。另外，肺表面活性物质相关蛋白、转化生长因子 β_1（TGF-β_1）及血管内皮生长因子（VEGF）等的基因多态性与 BPD 发病也有关，且具有种族差异。

（六）其他

早产儿出生后症状性动脉导管未闭（PDA）引起肺血流和肺液增加，使肺功能降低和气体交换减少；输液不当致肺间质水肿；维生素 A、维生素 E 缺乏，败血症及胃食管反流等因素均增加了 BPD 的易感性。

三、病理改变

（一）"旧"BPD 病理特点

主要表现为肺实质慢性炎症、纤维化以及局限性肺气肿，气道受损严重，肺血管床明显减少。如病变累及心血管系统，可见心内膜增厚、右心室和肌层过度增生。根据 Northway 提出的 BPD 病理分类：第 1 期（出生后 1 ~ 3 天），肺泡和间质明显水肿，肺透明膜形成，肺不张，支气管黏膜坏死；第 2 期（出生后 4 ~ 10 天），广泛肺不张，周围代偿性肺气肿，支气管黏膜广泛坏死和修复，气道充满细胞碎片；第 3 期（出生后 11 ~ 30 天），肺不张、代偿性肺气肿病变加重，广泛支气管和细支气管结构变形及增生，间质水肿，基底膜增厚；第 4 期（出生后 >30 天），以纤维化为主，表现为广泛肺泡纤维化和局限性肺气肿，肺血管重建，局灶性肺间质增生，气道破坏、支气管平滑肌肥厚及气道黏膜变形。

（二）"新"BPD 病理特点

以肺泡和肺微血管发育不良为主要特征，表现为肺泡均匀膨胀、数目减少、体积增大、结构简单化，肺泡隔和肺微血管发育显著异常，而肺泡和气道损伤较轻，肺气肿和纤维化较轻。

四、临床表现

由于产前糖皮质激素的预防、出出生后肺表面活性物质（PS）的应用，以及近年来肺保护策略的实施，"旧"BPD 已十分少见。

"新" BPD 主要见于胎龄 <28 周、出生体重 <1 000 g 者。临床症状和体征随疾病的严重性而明显不同。早期仅有轻度或无呼吸系统症状，仅需低浓度氧或无须用氧，在出生后数天或数周后逐渐出现进行性呼吸困难、青紫、三凹征、肺部干湿啰音、呼吸功能不全的症状和体征，需提高氧浓度，甚至辅助机械通气才能维持血气在正常范围，并且持续时间超过 28 天或 PMA 36 周。

RDS 或出生后早期给予机械通气的早产儿，如 1 周以上仍不能撤机，甚至需氧量增加，预示可能已发展至 BPD 早期。另外，RDS 恢复期的呼吸支持水平常能提示是否有发生 BPD 的风险。研究发现，胎龄 <28 周的早产儿 RDS 恢复期仅需持续低浓度氧者，BPD 发生率最低（17%）；因肺部疾病加重，第 2 周需氧量增加者，BPD 发生率为 51%；持续高浓度氧者（>40%）BPD 发生率高达 67%。

少数 BPD 见于患有胎粪吸入综合征（MAS）、持续肺动脉高压（PPHN）、先天性心肺疾病、败血症、膈疝等严重疾病，在出生后数周内需正压通气和高浓度氧的足月儿。

病程迁延与疾病严重程度有关，通常数月甚至数年之久，大部分病例可逐渐撤机或停氧。病程中常因反复继发性呼吸道感染或合并心脏左向右分流致心力衰竭而使病情加重，甚至死亡。严重肺损伤者由于进行性呼吸衰竭、肺动脉高压而死亡。由于慢性缺氧、能量消耗增加，进食困难，患儿常合并宫外生长迟缓。

五、诊断与鉴别诊断

（一）BPD 的诊断

根据 2000 年的美国多家研究机构的定义标准，诊断标准与分级见表 4-1。

表 4-1　BPD 诊断标准和分级

诊断：新生儿用氧至少 28 天		
BPD 分级	评估时间	
	PMA 36 周或出院回家（出生胎龄 <32 周）	出生后 56 天或出院回家（出生胎龄 ≥32 周）
轻度	未用氧	
中度	需 $FiO_2 < 0.30$	
重度	需 $FiO_2 \geq 0.30$ 和（或）CPAP 或机械通气	

（二）辅助检查

1. 电解质

慢性 CO_2 潴留、利尿药应用可引起低钠血症、低氯血症、低钾血症或低钙血症。

2. 动脉血气分析

低氧血症、高碳酸血症，严重电解质紊乱时可合并代谢性碱中毒。

3. 肺功能

由于肺实质受损、气道阻力增加和气流受限，支气管呈高反应性改变：呼吸功增加、肺顺应性降低。残气量增加，而功能残气量减少。

4. 胸部 X 线影像

经典 BPD 的胸部 X 线影像主要表现为肺充气过度、肺不张、囊泡形成及间质气肿影，严重病例伴肺动脉高压者可显示肺动脉干影。Northway 根据 BPD 的病理过程将胸部 X 线影像分为 4 期：Ⅰ期（1~3 天），双肺野呈磨玻璃状改变，与 RDS 的 X 线改变相同；Ⅱ期（4~10天），双肺完全不透明；Ⅲ期（11~30 天），慢性期，双肺野密度不均，可见线条状或斑片状阴影间伴充气的透亮小囊腔；Ⅸ期（1 个月后），双肺野透亮区扩大呈囊泡状，伴两肺结构紊乱、有散在条状或斑片影以及充气过度和肺不张。

5. 肺部 CT 影像

CT 分辨率高，90% 以上的 BPD 患儿肺部 CT 影像显示异常。扫描时采用 <3 mm 薄层扫描可提高图像分辨率，发现早期或各种间质性病变，在诊断 BPD 中具有重要价值。主要特征为：双肺野呈磨玻璃状改变，多灶充气过度，如小囊状影（薄壁）或网格状影（壁厚），纹理增粗、紊乱，条状密度增高影和胸膜增厚等。病变多发生在两下肺，常呈对称性。

六、治疗与监测

（一）营养支持

1. 能量及蛋白质

由于慢性缺氧、呼吸功增加、能量代谢紊乱所致能量消耗增多以及摄入减少，应提供充足的能量和蛋白质，以利于增加机体抗感染、抗氧中毒能力以及促进正常肺组织生长、成熟和修复。能量为 140~160 kcal/（kg·d），进食不足者加用肠道外营养。

2. 维生素 A

可调节和促进机体多种细胞的生长和分化，促进肺泡上皮细胞增殖，调节肺胶原含量。促进胎肺成熟，维持呼吸道上皮的完整性以及逆转高氧等病理因素对肺发育进程的干扰。VLBW 儿出生时血浆和组织中维生素 A 水平低，是 BPD 易感因素之一。目前证据显示，出生后给 ELBW 儿维生素 A 5 000 IU，肌内注射，3 次/周，连续 4 周，可降低 BPD 发病风险，但目前尚无确切证据证实维生素 A 对肺或神经发育的长期益处。其他药物，如维生素 E 和硒，具有抗氧化作用。肌醇与肺组织细胞膜结合，并为 PS 合成所必需。小样本临床研究证明，应用肌醇可明显降低早产儿死亡或 BPD 发生率，但仍需进行大样本、多中心随机对照临床研究证实。谷氨酰胺是肺细胞能量的主要来源，因此应注意补充。此外，还应补充维生素 C、维生素 D、钙、磷及其他微量元素。

（二）控制感染，纠正伴随疾病

BPD 病程中继发细菌、病毒或真菌感染是病情加重而危及生命的常见原因，因此 NICU 应加强消毒隔离制度，避免医源性感染。应密切观察 BPD 患儿有无合并感染，必要时行血、痰培养，机械通气患儿可行支气管肺泡灌洗液培养，以确定病原体，选择有效的抗生素治疗。呼吸道合胞病毒（RSV）感染是 BPD 患儿出院后反复呼吸道感染的主要病因。一项随机对照试验的 Meta 分析结果显示，注射 RSV 免疫球蛋白或 RSV 单克隆抗体可有效减少 BPD 患儿再次入院率。一项 RSV 人类单克隆抗体（帕利珠单抗）的大规模多中心研究发现，给 BPD 患儿注射帕利珠单抗 15 mg/kg，持续 5 个月，患儿因 RSV 感染的再入院率降低了 4.9%。因此，美国儿科学会推荐，对于因肺部疾病需治疗的 2 岁以下 BPD 患儿，在预计 RSV 感染高峰前的 6 个月内应考虑给予帕利珠单抗或 RSV 免疫球蛋白预防。

BPD 患儿因监测需要及营养不良，常合并医源性和营养性贫血，可给予成分输血和应用重组人促红细胞生成素，以维持对正常的血红蛋白水平；症状性 PDA 应给予相应药物关闭动脉导管或给予手术结扎治疗。

（三）限制液体

研究表明，补液过量可增加 PDA、坏死性小肠结肠炎（NEC）和 BPD 的发生风险。同时 BPD 患儿肺内液体平衡异常，耐受性差，即使摄入正常量的液体也可导致肺间质和肺泡水肿，肺功能恶化，因此应控制液体量和钠摄入。但过分限制液体量又会引起营养不良，影响肺泡化进程。当出现下列情况可短期使用利尿剂：①出生后 1 周出现呼吸机依赖，有早期 BPD 表现；②病程中因输入液量过多致病情突然恶化；③治疗无改善；④需增加能量、加大输液量时，首选呋塞米，可迅速减轻肺水肿、改善肺顺应性、降低气道阻力，从而改善肺功能。剂量为 0.5 ~ 1 mg/kg，每天 1 ~ 2 次或隔天 1 次。用药过程中须注意该药的不良反应，如低氯血症、低钾血症性代谢性碱中毒、骨质疏松、肾钙化等，不主张长期应用。也可联合口服氢氯噻嗪和螺内酯，以减少药物不良反应，剂量相同，均为 2 ~ 5 mg/（kg·d）。

（四）氧疗与呼吸管理

氧疗导致的肺损伤是 BPD 发病的主要原因之一，合理用氧是预防和治疗 BPD 的主要策略之一。不同胎龄新生儿的最佳氧饱和度（SaO_2）范围仍有争论。研究发现，出生后早期分别用氧维持胎龄 <28 周的早产儿 SaO_2 为 80% ~ 90% 或 94% ~ 98%，PMA 36 周时低氧合组存活率比高氧合组低（18% vs46%），但存活者在 1 岁随访时，两组患儿存活率和脑瘫发生率相同。

另一项来自 NICHD 新生儿研究网的关于 SaO_2 85% ~ 89% 和 91% ~ 95% 安全性评估的随机多中心临床研究（胎龄 24 ~ 28 周的超未成熟儿 1 316 例）显示，SaO_2 85% ~ 89% 组较 SaO_2 91% ~ 90% 组出院前死亡人数高，但存活者严重早产儿视网膜病变（ROP）少，而两组存活者在 PMA36 周时 BPD 的发生率和死亡数均无显著差异。因此，将 SaO_2 91% ~ 95% 作为早产儿出生后推荐指标仍应慎重。目前多主张维持组织可耐受的最低 SaO_2 于 90% ~ 93%；如合并肺动脉高压和肺源性心脏病或 PMA 36 周后，SaO_2 应维持在 95% ~ 96%。氧疗过程中应注意监测血气分析指标，并做适当调整。

正确的呼吸管理策略对于防治肺损伤至关重要。气管插管、机械通气可作为独立的、最重要的 BPD 危险因素，所有机械通气模式都可能导致早产儿肺损伤，因此应尽可能采用无创机械通气方法，如经鼻持续气道正压通气（nCPAP）（压力 5 ~ 6 cmH_2O）、经鼻正压间歇通气（nIPPV）和湿化高流量鼻导管（HFNC）给氧等模式，以减少插管及机械通气导致的肺损伤。RDS 患儿应尽早采用 INTSURE 策略，以减少机械通气的应用和 BPD 发生率。越早采用 IXSURE 策略，减少机械通气可能性越大。早期治疗性而非预防性 PS 应用联合 nCPAP 是 RDS 的最佳治疗方案。nIPPV 可改善 nCPAP 效果，降低再插管率和 BPD 风险。当其他呼吸支持模式失败后，应使用机械通气，并尽可能缩短机械通气时间，减少肺损伤。可采用目标潮气量通气模式，应用最小潮气量 4 ~ 6 mL/kg。最近的系列研究发现，容量—触发通气模式所致的死亡率及 BPD 发生率均较压力限制通气模式低。在抢救性治疗中，可应用高频通气。插管机械通气期间或撤机后，短期内可允许轻、中等程度的高碳酸血症（$PaCO_2$ 45 ~ 55 mmgHg，pH >7.22），避免低碳酸血症，因后者可增加 BPD 及脑室周围白质软化（PVL）的风险。

（五）抗感染治疗

1. 糖皮质激素

炎性损伤是 BPD 发生的关键环节，而肾上腺糖皮质激素可抑制炎症反应，减轻支气管痉挛及肺水肿和肺纤维化，促进肺抗氧化酶及表面活性物质的生成，迅速改善肺功能，有助于撤离呼吸机，减少 BPD 发生率，因此已广泛用于 BPD 的早期预防和治疗。但近年来大量临床观察发现，糖皮质激素增加病死率，抑制头围生长和神经系统发育，尤其早期（出生后 96 小时内）或中期（出生后 7~14 天）应用或大剂量应用时，可引起婴儿神经系统发育迟缓和脑瘫。该药还可引起高血糖、高血压、感染、消化道溃疡和心肌肥大等不良影响。因此，对于 VLBW 儿出生后使用地塞米松应采取谨慎态度，不应常规作为预防或治疗 BPD 的药物。2002 年美国、加拿大和欧洲儿科协会一致推荐出生后糖皮质激素应用原则：①仅作为神经系统发育随机对照研究的一部分；②仅在病情严重等特殊临床情况下应用，$FiO_2 >$ 0.5，平均气道压（MAP）>14 cmH_2O，机械通气持续已超过 7 天，反复肺水肿、利尿剂无效，出现支气管高反应症状（如喘鸣）等；③出生 1 周后应用；④应用前应正式告知家长可能出现的近期或远期不良反应；⑤用药时间尽可能短。剂量按 0.15~0.25 mg/（kg·d），每 12 小时一次，连续用 3~5 天，静脉或口服给药。然而，在上述策略实施后的 10 年间，糖皮质激素应用大大减少，但各胎龄组 BPD 发病率和严重性均明显上升，提示糖皮质激素在 BPD 防治中有重要作用，给药时间、剂型、剂量和不良反应仍存争议。研究表明，氢化可的松和地塞米松都可改善 BPD 患儿的氧依赖，但随访资料显示，地塞米松组中 BPD 神经系统异常及接受特殊教育者的比例与对照组相比，差异有统计学意义，而氢化可的松组与对照组相比差异无统计学意义，提示接受地塞米松治疗可能更容易导致神经系统不良预后。但尚缺乏足够证据支持推荐对所有 BPD 高危儿应用氢化可的松，尤其是大剂量应用。

一项针对出生后应用类固醇治疗的 Meta 分析显示，某些极易感 BPD 及其相关疾病的早产儿，出生后类固醇治疗的益处可能大于其不利影响。对于仍需机械通气或高浓度氧数周仍不能拔管的患儿，临床医生必须权衡该药对拔管的益处和可能的不良反应。2013 年的欧洲 RDS 防治指南建议：当机械通气持续 1~2 周后，可考虑短期使用递减式低/极低剂量的地塞米松，以利于拔管。

2010 年 9 月，美国儿科学会再次提出关于糖皮质激素防治 BPD 的推荐意见：不推荐大剂量地塞米松治疗方案 [0.5 mg/（kg·d）]；小剂量地塞米松 [<0.2 mg/（kg·d）] 作为推荐治疗方案的证据尚不充分；早期氢化可的松治疗可能对部分患儿有益，但推荐给所有 BPD 高危儿应用的证据不足；不推荐大剂量氢化可的松 [3~6 mg/（kg·d）] 治疗。VLBW 儿生后全身使用类固醇治疗仍应采取谨慎态度。

2. 吸入型糖皮质激素

吸入型糖皮质激素具有局部抗炎作用而全身性反应甚微，可考虑应用。常用药物有布地奈德、倍氯米松等，雾化吸入 1~4 周，可显著改善拔管成功率。对于正准备拔管的婴儿，吸入型糖皮质激素有减少机械通气时间和 PMA 36 的用氧需求。目前尚无证据证实雾化吸入型糖皮质激素在预防或治疗 BPD 中的疗效，故仍需进一步随机对照研究，探讨其是否有预防 BPD 的作用，不同给药途径、剂量和治疗方案的疗效、利弊及远期影响等，尤其是对神经发育的影响。最近一项前瞻性双盲随机对照研究（116 例 VLBW 儿）中，出生后 48~72 小时使用布地奈德（0.25 mg/kg）联合 PS（100 mg/kg）（作为载体）雾化吸入，每 8 小时一次，直至 $FiO_2 < 0.4$，结果显示治疗组肺部炎症、PCO_2、MAP 和 FiO_2 显著降低，BPD 发生率、并发症发生率和病死率也显著降低，PS 的需要量显著减少。随访 2~3 年，治疗组运动发展指数（PDI）和智力发展指数（MDI）评分高于对照组，但无统计学意义。

3. 阿奇霉素

阿奇霉素属于大环内酯类抗生素。研究表明，阿奇霉素可在多个环节抑制炎性瀑布反应，抑制促炎细胞因子及关键的炎性转化因子，如抑制白介素（IL）-1、IL-6、肿瘤坏死因子（TNF）-α 以及 NF-κB 等各种促炎细胞因子；阿奇霉素的组织渗透力较强，可积聚在细胞内，抑制中性粒细胞迁移至炎症部位；阿奇霉素作为一种自由基清除剂，通过激活中性粒细胞抑制过氧化物产生，因此具有潜在的抗炎作用，对慢性炎症有效。阿奇霉素对解脲支原体、肺炎支原体和肺孢子菌（卡氏肺囊虫）等病原有效。由于 BPD 是一种早产儿的慢性肺疾病，其病理改变以炎症、肺泡发育受阻及纤维化为主，大环内酯类抗生素可能对其有效。阿奇霉素作为常规治疗 BPD 的方法尚需进一步研究。

（六）其他药物治疗

1. 外源性 PS

自从 20 世纪 90 年代初应用以来，外源性 PS 已显著降低了 RDS 发病率及病死率，减少了吸入氧或机械通气的需求，降低了急性肺损伤，提高了早产儿，尤其是 ELBW 儿的存活率并降低了 BPD 的严重性和病死率。但各种不同方案的 PS 替代疗法的 Meta 分析结果表明，PS 降低 BPD 的发病率并无统计学意义。

2. 吸入性支气管扩张剂

严重 BPD 常伴有呼吸道平滑肌肥大和气道高反应性。β 肾上腺素受体激动剂可改善肺的顺应性，降低气道阻力。常用药物有沙丁胺醇、异丙肾上腺素、特布他林、奥西那林等。首选沙丁胺醇，短期应用可扩张支气管，改善肺功能。心动过速是其主要不良反应，仅用于喘息急性发作时，不推荐口服给药。可采用沙丁胺醇计量吸入器（MDI）或 0.5% 沙丁胺醇溶液（5 mg/mL），0.02~0.04 mL/kg，雾化吸入，逐渐加量至总量 0.1 mL（2 mL 生理盐水），每 6~8 小时 1 次。也可将 MDI 用一种调节装置连接在机械通气时气管插管的近端。

3. 人重组抗氧化酶

氧自由基在 BPD 发病中起关键作用。早产儿内源性抗氧化酶系统缺陷，出生后较足月儿更常暴露在多种氧化应激的状态。因此，临床上已开展试用抗氧化剂，如人重组抗氧化酶—超氧化物歧化酶（rhCuZnSOD），维生素 A 或维生素 E，自由基清除剂，如 N-乙酰半胱氨酸、别嘌醇、黄嘌呤氧化酶抑制剂等。研究表明，对于可能发生 BPD 的早产儿，出生时预防性气管内滴入 rhCuZnSCOD 可增加抗氧化防御能力，预防氧化应激反应导致的长期肺损伤。一项多中心随机对照研究表明，每 48 小时给机械通气的 ELBW 儿吸入一次 rhCuZnSOD，持续 1 个月，治疗组 PMA36 周时病死率和氧依赖与对照组无明显差异，但治疗组婴儿再住院率低，急诊喘息次数和平喘用药次数减少。因此，尽管早期疗效不显著，rhCuZnSOD 仍存在潜在益处。将该药物列为 BPD 预防用药前，尚需进一步研究。

4. 枸橼酸咖啡因

作为磷酸二酯酶抑制剂，该药可调节细胞内第二信使 cAMP 和 cGMP 的浓度，预防早产儿呼吸暂停，从而明显缩短机械通气时间，减少氧气或糖皮质激素等的应用，降低 BPD 发生率和病死率，因此可作为出生体重 ≤1 250 g 的早产儿常规治疗的一部分，尤其当出现呼吸暂停或进行无创通气以及有创通气准备撤机时。首次负荷量为 20 mg/（kg·d），随后以 5 mg/（kg·d）维持，可酌情持续使用至 PMA 34 周。

5. 一氧化氮吸入（iNO）

截至目前的多中心临床研究表明，iNO 治疗不能降低早产儿病死率或 BPD 发生率，并且对于该药的益处、安全性及长期影响并未确定，因此，美国国家卫生机构不支持 iNO 作为 BPD 的预防或治疗措施应用于临床。

其他降低肺血管阻力的口服药物，如西地那非、前列环素等药物虽已批准用于确诊 BPD 的婴儿，但上述药物对于 BPD 的疗效尚未经随机对照研究证实。

七、预后和预防

（一）预后

尽管近半个世纪以来，对于 BPD 的定义、发病机制等基础研究已取得了很大进展，同时治疗措施和预后也得到明显改善，然而，在过去的 20 年中，BPD 发病率仍未下降，病死率和预后仍不容乐观。根据国外最近资料显示，重度 BPD 病死率为 25%，其中第一年占 10%。死亡的主要原因为反复下呼吸道感染、持续肺动脉高压、肺源性心脏病以及猝死。存活者第一年再住院率高达 50%，反复下呼吸道感染是再入院的主要原因，病毒是其主要致病原。神经系统发育障碍的概率高出正常儿 2~3 倍，且儿童早期病死率也高。长期并发症有高反应性气道疾病、反复下呼吸道感染、喂养困难、生长发育迟缓等，50% 的 VLBW 儿有反复喘憋发作，33% 症状持续至学龄前期。双胎、有特应性疾病家族史、暴露于烟草环境者发作危险性增加。

（二）预防

目前尚缺乏特效的 BPD 治疗药物和手段。预防 BPD 的发生远比治疗更重要，应针对 BPD 发病的每个环节预防肺损伤的发生与发展。

1. 预防早产

早产是 BPD 发生的最危险因素，胎龄越小，发病率越高。预防 BPD 应从预防早产开始，这也是减少 BPD 发生的重要措施。由于导致早产的病因众多，尽管针对具有早产史的高危产妇的诸多预防措施已实施，取得的进展仍然有限。

（1）孕酮：作为子宫收缩抑制剂，孕酮可使早产的风险略降低，但对新生儿预后无明显影响。推荐应用的最适剂量、给药途径及给药时间仍缺少足够证据。2013 年欧洲 RDS 防治指南建议：为确保完成一个疗程的糖皮质激素治疗和（或）将孕妇转运至区域性围生医疗中心，可考虑短期使用抗分娩药物。

（2）抗生素：据统计，超过 40% 的早产发生与宫内感染有关，且胎龄越小，宫内感染发生率越高。胎龄 <28 周的早产儿宫内感染和（或）炎症发生率高达 90% 以上。因此，应给予早产、胎膜早破、尿道感染或有细菌种植史的孕妇产前应用抗生素治疗，以降低早产的风险。

（3）产前应用糖皮质激素：产前 1~7 天应用糖皮质激素可降低 RDS 的风险，减少新生儿呼吸支持和死亡率，然而目前尚无确切证据提示其能降低 BPD 的发生率，甚至有研究显示多疗程糖皮质激素可显著增加 BPD 发生率或仅能轻度降低 BPD 发生率。2013 年欧洲 RDS

防治指南建议：①应给予所有孕 23 ~ 34 周、有早产危险的孕妇单疗程的产前糖皮质激素治疗；②当第 1 个疗程的糖皮质激素治疗已超过 3 周，而胎龄 < 33 周且再次产程启动，应进行第 2 个疗程的产前糖皮质激素治疗；③足月前需剖宫产的孕妇应给予糖皮质激素治疗。

2. 产房处理

早产儿出生后第 1 个小时的正确处理对于预防 BPD 尤为重要（即黄金 1 小时）。从刚出生呼吸建立即应采取肺保护策略：①窒息复苏时应使用 T 组合复苏装置，按设置提供呼气末正压和吸气峰压；②早产儿生后氧饱和度逐渐上升，出生后 5 分钟为 60% ~ 80%，10 分钟后 ≥85%，应使用空氧混合装置供氧，纠正氧饱和度至相应水平；③有自主呼吸的早产儿可通过面罩或鼻塞 CPAP（5 ~ 6 cmH$_2$O）维持稳定，氧浓度从 21% ~ 30% 开始，并在脉搏测氧仪监测下，根据心率和氧饱和度指标调高或降低氧浓度；④RDS 患儿应尽早采用 INSURE 策略，以减少机械通气的应用和 BPD 发生率；⑤避免潮气量过大或过小，因二者均可导致肺损伤；⑥转运过程中应避免通气过度导致肺损伤。

3. 其他

预防医源性感染、限制液体、关闭症状性 PDA、补充维生素 A 等，对预防 BPD 均有一定效果。

第五节　新生儿呼吸衰竭

呼吸衰竭是指各种原因导致的中枢或（和）外周性呼吸生理功能障碍，使动脉血氧分压（PaO$_2$）降低和（或）二氧化碳分压（PaCO$_2$）增加，是临床重要的危重病。呼吸衰竭时患儿可有呼吸困难（窘迫）的表现，如呼吸困难、呼吸频率增快、呼吸音降低或消失、严重三凹征或吸气时有辅助呼吸肌参与及意识状态的改变。新生儿期以急性呼吸衰竭多见，如将患儿需要辅助通气作为诊断标准，国外有作者统计呼吸衰竭约占活产新生儿的 1.8%，病死率为 11.1%。

一、病因

（一）气道梗阻

包括鼻后孔闭锁，皮—罗综合征，声带麻痹，鼻咽肿块或囊肿，喉蹼，会厌下狭窄，气管软化症、窒息缺氧或代谢性疾病所致的吞咽障碍。

（二）肺部疾病

常见有早产儿肺表面活性物质缺乏导致的呼吸窘迫综合征、新生儿湿肺、吸入综合征、感染性肺炎、气漏综合征、肺不张、肺出血、早产儿慢性肺疾病等。

（三）肺扩张受限

如张力性气胸、先天性膈疝、乳糜胸和胸内肿瘤引起的肺受压或扩张受限，严重腹胀所致的膈肌上抬等。

（四）心脏病

先天性心脏病、心肌炎、心内膜弹力纤维增生症、动脉导管未闭等伴心力衰竭和肺水肿所致的呼吸功能不全。

（五）神经系统及肌肉疾病

围生期窒息所致的呼吸系统抑制、早产儿频发呼吸暂停、颅内出血、脑膜炎、惊厥、中枢神经系统畸形、破伤风、膈神经麻痹、脊髓损伤、重症肌无力、药物中毒等。

二、病理生理

呼吸衰竭的主要病理生理改变是呼吸系统不能有效地在空气—血液间进行 O_2 和 CO_2 的气体交换，导致机体的供氧和 CO_2 的排出不能满足代谢的需求。肺泡内的 O_2、CO_2 与血液间的梯度决定了肺气体交换的效率。常用肺泡气体方程式来表示吸入氧浓度（FiO_2）、$PaCO_2$ 与肺泡氧分压（PAO_2）的关系：$PAO_2 = [FiO_2 \times (760-47)] - PaCO_2/R$，R 为呼吸商（常为0.8）。根据 PAO_2 与 PaO_2 的差值来分析呼吸衰竭程度。

（一）弥散障碍

血流经肺泡毛细血管膜进行气体交换的过程是物理性的弥散过程，与单位时间内弥散量的大小、肺泡膜两侧的气体分压差、肺泡膜面积、气体弥散常数及血液与肺泡的气体接触时间相关。气体分压差或溶解度越大，弥散量越大。在肺实质病变，如呼吸窘迫综合征（RDS）时，肺泡膜增厚，弥散距离增大，弥散量则减小。血液与肺泡气体接触时间过短也可影响氧的弥散。一般临床上的弥散功能障碍大多指 O_2 的弥散障碍，而 CO_2 的弥散能力很强，所以肺泡 $PACO_2$ 几乎与血 $PaCO_2$ 相同。

（二）通气功能障碍

肺泡通气量决定了 CO_2 的排出速率。通气功能障碍使肺泡通气量减少、PaO_2 降低，同时由于 CO_2 排出量减少，$PaCO_2$ 增加。新生儿气道直径小，毛细支气管的平滑肌薄少，呼吸道梗阻主要是黏膜肿胀和分泌物堵塞；气管和支气管壁软弱，易于塌陷，使气道阻力增加。这些生理上的不足，加上气道黏膜的轻微炎症和水肿，将大幅增加呼吸道阻力，在肺部疾病时易发生阻塞性通气功能障碍。

中枢病变或药物使呼吸中枢抑制或受损，神经肌肉疾病累及呼吸肌，这些均使呼吸肌收缩力减弱，导致吸气时肺泡不能正常扩张而发生通气不足：胸腔积液、气胸、膈疝等均限制肺泡的扩张；RDS、肺炎等使肺僵硬而不易于扩张，使肺泡通气功能受到限制。

通气功能障碍致 $PaCO_2$ 增加。机体的代偿能力有限，常需用辅助通气治疗。在肺泡气体方程可见：随着 $PaCO_2$ 增加，PAO_2 即出现下降，通过吸氧，提高 FiO_2 使 PAO_2 增加而纠正低氧血症。

（三）通气/血流比例失调

换气是肺泡 O_2 与肺毛细血管网血流中 CO_2 交换的过程。当肺泡萎陷时，血流经过肺血管而未进行气体交换，称为肺内分流；当肺泡通气正常而肺血流障碍，如肺血管栓塞或肺灌注不良时，称为无效腔通气。正常通气（V）与血流（Q）比例相适应，当出现部分肺内分流或无效腔通气时，即为通气/血流比例（V/Q）失调。当出现肺内分流时，由于 CO_2 的排出易通过正常肺泡通气的增加或缓冲系统代偿，$PaCO_2$ 增加常不明显；而由于未经肺氧合的分流血液的掺入，PaO_2 明显降低，需要吸入较高浓度氧才能纠正低氧血症。

（四）肺外分流

除呼吸系统本身病变所致的通气和弥散障碍引起的低氧和高碳酸血症外，由于新生儿早期动脉导管和卵圆孔尚未解剖性关闭，在严重肺部疾病和低氧时可并发持续肺动脉高压（PPHN），出现动脉导管和（或）卵圆孔水平的右向左分流，严重低氧血症与肺部病变不成比例，一般吸氧难以纠正低氧血症。

三、临床表现

（一）引起呼吸衰竭的原发疾病表现

如早产儿 RDS 在出生后早期出现呼吸急促、呻吟、青紫，胎粪吸入性肺炎患儿有羊水胎粪污染和出生时窒息表现，膈疝者出现舟状腹体征，后鼻孔狭窄者在闭嘴后不能有效呼吸等。

（二）呼吸衰竭的早期表现

新生儿呼吸系统自身的代偿能力有限，在严重肺部疾病致呼吸衰竭发生前，患儿常有明显的呼吸窘迫表现，如呼吸频率增加、鼻翼扇动、发绀、辅助呼吸肌参与呼吸致三凹征等。由于新生儿的胸廓顺应性好，三凹征特别明显。由于早产儿存在呼气时将会厌关闭以增加呼气末正压的保护性机制，可在呼气时出现呻吟。

由于中枢性呼吸衰竭早期无明显的呼吸窘迫表现，临床上相对不易发现。例如，严重缺氧所致的呼吸抑制、胆红素脑病患者出现的呼吸减慢等可引起肺泡通气不足，而此时三凹征并不明显，只能从呼吸浅表或呼吸率异常减慢等体征中发现。

（三）重要脏器功能异常

新生儿呼吸衰竭除原发疾病和肺部功能异常的临床表现外，低氧血症、高碳酸血症、酸中毒等足以导致重要脏器功能异常。中等程度的低氧血症和高碳酸血症可引起心率和心排血量的增加，而严重低氧血症可致心排血量降低；低氧血症和高碳酸血症可引起肺血管阻力增加；因低氧血症和高碳酸血症可出现反应低下、嗜睡、激惹、肌张力低下等神经系统症状；呼吸衰竭可导致钠、水排出减少；慢性呼吸衰竭（如慢性肺疾病等）时，由于 $PaCO_2$ 增加，氧解离曲线右移，使红细胞携氧在外周更易释放。

四、血气分析

呼吸衰竭时必有血气分析指标的变化，常以动脉血气分析测定值作为诊断参考，可出现 PaO_2 降低或（和）$PaCO_2$ 增高或伴代谢性或（和）呼吸性酸中毒。

五、诊断

新生儿呼吸衰竭的诊断标准至今尚无统一认识，其诊断可通过临床和实验室方面 2 个以上的指标进行判断。临床表现包括三凹征、呻吟、中心性青紫、难治性呼吸暂停、活动减少和呼吸频率 >60 次/分。实验室指标包括：①$PaCO_2$ >60 mmHg；②FiO_2 为 60% 时 PaO_2 <50 mmHg 或血氧饱和度 <80%；③动脉血 pH < 7.20。在正确掌握新生儿机械通气指征的前提下，也有作者将新生儿需要接受机械通气（不包括 CPAP）定义为呼吸衰竭。

由于极低出生体重儿在 $PaCO_2$ 增高伴 pH 下降时脑室内出现的概率明显增加，为预防颅内出血，常在上述机械通气指征尚未达到前即给予辅助呼吸支持。

六、评估

（一）临床评估

对于新生儿急性呼吸衰竭，尽管常将血气分析作为诊断和评估的方法，但根据临床症状和体征作出诊断和判断病情也十分重要。新生儿的呼吸系统代偿能力有限，故早期认识呼吸衰竭很重要。应尽可能预测呼吸衰竭的发生，避免气体交换障碍。

当怀疑有呼吸衰竭时，应快速评估患儿的通气状态，包括呼吸运动是否存在及强弱程度、呼吸频率、呼吸运动幅度、是否存在青紫及是否存在上呼吸道梗阻。此外，在低氧血症及高碳酸血症时，患儿常有意识状态改变，如少哭少动、嗜睡与易激惹等。

当患儿出现明显呼吸困难且影响到重要脏器功能，尤其是出现呼吸暂停时，往往提示有严重呼吸衰竭。在处理已出现的呼吸衰竭伴低氧时，不必等待患儿只吸空气（$21\% O_2$）状态下的血气分析值，而是应立即纠正低氧血症，再针对引起呼吸衰竭的原发病进行诊断和治疗。

（二）对肺气体交换障碍程度的评估

血气分析在呼吸衰竭评估中有重要地位。PaO_2 降低和急性期 $PaCO_2$ 的增高伴 pH 的降低是呼吸衰竭诊断的重要指标，可反映通气和氧合状态。但 PaO_2 也受心脏右向左分流的影响，$PaCO_2$ 在慢性碱中毒时可代偿性增加，而这些情况本身并非呼吸系统问题，因此，单凭血气分析指标的异常不能诊断为呼吸衰竭。对于呼吸衰竭患儿，在用氧情况下，PaO_2 不能反映低氧程度和肺部病变的进展或好转，此时应采用包含 FiO_2 的评估指标，如肺泡—动脉氧分压差（$A-aDO_2$）。当评估氧合状态时，应同时考虑血氧分压与给氧浓度，此时采用 $A-aDO_2$ 能对呼吸衰竭的严重程度及变化进行定量判断。$A-aDO_2 = （713~\text{mmHg} \times FiO_2）- [（PaCO_2/0.8）+PaO_2]$，该指标的基本原理是：肺弥散功能正常时，$PAO_2$ 与 PaO_2 的差值很小（$10~\text{mmHg}$），当肺部疾病严重而影响气体弥散或存在肺内或肺外（心脏水平）分流时，二者的差值增大。差值越大，提示疾病程度越重。该指标可用于病情的动态评估。在临床上也常用 PaO_2/FiO_2 作为呼吸衰竭严重程度的评估指标，其意义与 $A-aDO_2$ 类似。PaO_2/FiO_2 比值越小，提示肺部疾病越重。临床上将 $PaO_2/FiO_2 < 300$ 诊断为急性肺损伤，将 $PaO_2/FiO_2 < 200$ 诊断为急性呼吸窘迫综合征（ARDS）。

$PaCO_2$ 水平直接反映了肺泡通气量的变化，它一般不受 FiO_2 的影响。$PaCO_2$ 的显著增高往往是辅助机械通气的指征。血 pH 往往结合 $PaCO_2$ 水平进行分析，判断是代谢性还是呼吸性酸碱平衡紊乱，这在呼吸衰竭的临床评估中也十分重要。

七、治疗

呼吸衰竭的治疗目标是恢复正常的气体交换，同时使并发症减少到最小程度。

（一）一般治疗

对于新生儿呼吸衰竭，一般治疗包括将患儿置于舒适体位，对于重症呼吸衰竭需呼吸支持者，采用俯卧位可能对通气及病情预后更为有利。胸部物理治疗，如给予翻身、拍背、吸痰等，使气道保持通畅，减少呼吸道阻力和呼吸做功，是呼吸衰竭治疗的辅助措施。对重症呼吸衰竭患儿的营养支持和合理液体平衡对原发病恢复、气道分泌物排出和保证呼吸肌的正常做功有重要意义。

（二）原发疾病的治疗

如对 RDS 采用肺表面活性物质替代治疗等措施，对先天性心脏病心力衰竭伴肺水肿所致呼吸功能不全采用正性肌力药和利尿剂，对于肺部感染选用合理的抗感染治疗，有后鼻孔梗阻者给予口腔人工气道放置等。

（三）氧疗与呼吸支持

低氧血症较高碳酸血症的危害更大，故在呼吸衰竭早期应给予吸氧。根据病情演变和吸氧程度调整用氧支持力度。应用空氧混合仪调整 FiO_2，单纯轻度低氧无明显呼吸困难者，可采用鼻导管或面罩给氧；而头罩吸氧能获得较高浓度和较均匀的氧吸入，同时也便于精确估计 FiO_2。对于早产儿应注意控制 FiO_2 和监测血氧饱和度，以免发生早产儿视网膜病变（ROP）。应注意吸入氧的加温和湿化，以利于呼吸道分泌物的稀释和排出。

严重呼吸衰竭常常需要气管插管，辅助机械通气来进行呼吸支持。机械通气已成为呼吸衰竭治疗的主要手段。

（四）特殊的呼吸支持

对于重症呼吸衰竭，在常规呼吸支持无效的情况下，可应用较特殊的呼吸或生命体征支持。①体外膜肺（ECMO）。该技术作为体外生命支持手段，能降低呼吸衰竭的病死率，其适应证之一必须是肺部原发病为可逆性改变。ECMO 的原理是将非氧合血引出体外，通过膜氧合器进行氧合，再进入患者循环，起到人工肺的作用。该治疗所需复杂设备，需投入大量人力及费用。②液体通气。全氟化碳液体由于其理化特性，对 O_2 和 CO_2 高度溶解，对气流的阻力很低，能显著降低肺表面张力。以全氟化碳液体进行气体交换或部分液体通气（全氟化碳液体仅补充功能残气量，潮气量以常规呼吸提供）能增加肺顺应性、改善氧合、降低 $PaCO_2$ 及增加 pH。③高频通气。高频通气越来越多地被用于急性呼吸衰竭。在应用高频通气时，将平均气道压（MAP）提高至较常频呼吸机更高，这种使用方法可提高氧合，同时心排血量并未受到影响，气漏的发生率也未增加。④一氧化氮（NO）吸入治疗。呼吸衰竭的病理生理机制包括肺血管收缩，导致通气/血流比例（V/Q）失调和低氧血症。通过吸入 NO 的方法可选择性扩张肺血管，当有通气的肺泡所支配的血管舒张时，使氧合改善。

第五章

新生儿消化系统疾病

第一节　新生儿消化道出血

一、定义

新生儿消化道出血按部位分为上消化道出血和下消化道出血两种。前者指屈氏韧带以上的消化道出血（食管、胃、十二指肠、胰腺、胆道），多表现为呕血或排柏油样便；后者指屈氏韧带远端的消化道出血，多表现为鲜红、黯红或果酱样便，出血量多时可反流到胃，引起呕血。

二、病因

1. 假性呕血和（或）便血

常见于插管或外伤所致的鼻咽部或气管出血被吞咽至消化道；新生儿咽下综合征；出生后 1~2 天的胎便、移行便，久置后可呈黑色；口服铁剂、铋剂、炭末、酚酞等引起者极少见；阴道出血污染粪便。

2. 全身性出、凝血性疾病

某些重症疾病，如感染、硬肿病、新生儿肺透明膜病等所致的弥散性血管内凝血（DIC）引起者多见。常见的还有新生儿自然出血症。迟发性维生素 K 缺乏症、血小板减少性紫癜或各种先天性凝血因子缺乏症引起者较少见。

3. 消化道疾病

（1）反流性食管炎：胃食管反流致食管炎伴发溃疡时，可出现呕血、黑便，并有顽固性呕吐、营养不良和生长发育迟缓。

（2）急性胃黏膜病变：指各种应激因素，如颅内出血、颅内压增高、缺氧、败血症、低血糖、剧烈呕吐、使用非甾体抗炎药或皮质类固醇等引起的胃黏膜急性糜烂、溃疡和出血。多于出生后 1~2 天内起病。

（3）急性胃肠炎：可见发热、呕吐、腹泻，严重者有便血和（或）呕血。

（4）肠梗阻：可有呕吐、腹胀、呕血和便血。可因肠旋转不良、肠重复畸形引起。

（5）食物蛋白介导的小肠结肠炎：也可有呕血和便血。

（6）先天性巨结肠：可引起便血。

（7）坏死性小肠结肠炎：可引起呕血或便血。

（8）乙状结肠、直肠及肛门疾病：多表现为便血，可因息肉、肛门—直肠裂等引起。

（9）血管畸形（血管瘤、动静脉瘘）根据其不同部位可引起便血或呕血。

三、诊断

1. 详细询问病史

首先要排除假性呕血和便血，排除全身性出血、凝血障碍疾病，然后根据便血的颜色及呕血是否含胆汁等对出血初步定位。呕血与黑便同时存在者可能是上消化道出血；呕血带胆汁时可能是下消化道上段出血；洗胃后胃抽取液带有鲜血时为幽门以上出血，应排除操作损伤；黑便、果酱样便、咖啡色便不伴呕血提示小肠或右半结肠出血；鲜红色便或黯红色便提示左半结肠或直肠出血；血与成形便不相混或便后滴血提示病变在直肠或肛门；大便混有黏液和脓血多为肠道炎症。失血量的多少（＜20 mL 为小量，＞200 mL 为大量）和速度、失血的原因及其基础疾病常对呕血和便血的轻重有所提示。出血量的多少应根据以下来判断。①呕血、便血情况：呕出咖啡样物，一般出血量不大；呕红色或黯红色血，出血量较大；呕血同时有黯红色血便，出血量大。②生命体征：心率增快，血压下降，出现休克表现说明出血量大。③实验室检查：血红蛋白水平于出血后 1 小时开始下降，血液充分稀释需要 24 ～ 36 小时，故要连续观测血红蛋白水平以估计出血量。另外，除外肾衰竭后，血尿素氮（BUN）升高也提示出血量较大。此外应注意询问有无其他伴随症状，如反应差、吃奶差、发热、体温不升、排便不畅等。

2. 体格检查

除全身各系统检查外，特别要注意腹部、皮肤黏膜检查及生命体征的稳定情况。腹部是否膨隆？有无胃肠型？腹肌是否紧张？脾是否肿大？有无包块？腹部叩诊是否呈鼓音？移动性浊音是否阳性？肠鸣音是否正常？皮肤是否有出血点？是否有瘀斑？是否有黄染、苍白等？口腔黏膜及巩膜是否苍白？四肢末梢情况、毛细血管充盈时间等。并进行呼吸、心率、血压、血氧饱和度的监测。

3. 实验室检查

血常规、大便常规＋隐血、呕吐物隐血、凝血三项、肝功能三项、血型、BUN 等。

4. 辅助检查

（1）内窥镜检查：电子胃镜及结肠镜检查能确定出血部位及情况。能在直视下活检和止血并发现浅表及微小病变。

（2）X 线检查：腹部立位平片可排除肠梗阻和肠穿孔。对小肠扭转、坏死性肠炎及胎粪性腹膜炎尤为重要。

（3）同位素扫描及血管造影术：可用 ^{99} 锝—硫胶或其他锝酸盐标记的红细胞扫描，对亚急性或间歇性出血最有价值。血管造影术为损伤性检查，新生儿很少用。

5. 外科手术探查

出血经内镜保守治疗效果不佳，经内科输血、扩容治疗循环不能改善或好转后又恶化。在补液或排尿量足够的情况下血尿素氮仍持续上升，提示出血可能持续，需要外科手术探查。

四、治疗

（1）禁食并保持安静及呼吸道通畅，监测生命体征。隐血阴性后可恢复饮食。

（2）对症治疗：自然出血可给予维生素 K_1 治疗。纠正休克（扩容、输血）、抗感染，并给予注射用巴曲酶、酚磺乙胺等。可输新鲜同型血 10 ~ 20 mL/kg，必要时可增加。输血前应迅速正确地判断出血量。

（3）保证静脉通畅。保证能量及入量，纠正酸碱失衡。

（4）置胃管局部止血。

1）充分减压：有效的胃减压可减少胃的含血量，有利于血凝集，防止溃疡加重。有利于损害的修复。

2）冰盐水洗胃：尚有争议。持续冲洗对创面的刺激和对纤维块的破坏本身可使出血时间延长。

3）去甲肾上腺素灌注：止血率达85%，100 mL 冷盐水 + 8 mg 去甲肾上腺素，每次 10 ~ 20 mL，保留 30 分钟，再吸出。可重复。

4）通过血管注入药物止血、保护黏膜：凝血酶（1/3 支）稀释 1 倍、云南白药（1/3 支）等注入止血，蒙脱石散（1/3 支）、磷酸铝凝胶（1/3 支）等注入保护黏膜。

（5）抑酸剂及止血药物：西咪替丁 15 ~ 20 mg/（kg · d）每日 1 次或每日 2 次，用生理盐水 20 mL，15 ~ 30 分钟静脉滴注；奥美拉唑 0.7 ~ 1 mg/（kg · d），每日 1 次或每日 2 次，用生理盐水 20 mL，15 ~ 30 分钟静脉滴注。酚磺乙胺每次 10 ~ 15 mg/kg，每日 2 ~ 3 次口服、肌内注射或静脉滴注；卡巴克洛每次 1.20 ~ 2.5 mg，肌内注射。氨甲苯酸每次 100 mg，静脉滴注；注射用巴曲酶每次 0.33U 静脉滴注或肌内注射。

（6）内镜下止血治疗。

（7）手术治疗：保守治疗无效且需每日大量输血，疑有胃肠道坏死或穿孔时，进行手术治疗。

第二节　新生儿消化道穿孔

新生儿消化道穿孔是新生儿期较常见的严重急腹症，多伴有中毒性休克，病死率很高。早期诊断、早期治疗、积极处理腹膜炎和中毒性休克、预防多器官功能衰竭等是提高治愈率的关键。

一、病因

新生儿消化道穿孔可因炎症（坏死性小肠结肠炎、败血症）、先天性消化道畸形（新生儿胃穿孔、胎粪性腹膜炎、肠狭窄、肠闭锁、肛门闭锁、肠旋转不良等）以及医源性损伤（灌肠、洗肠、置胃管或肛管等）而发病。还有一部分为特发性消化道穿孔，病因不清。

穿孔可发生于胃至直肠。胃、空回肠、结肠多见，十二指肠、回盲部、阑尾及直肠少见。单发多见，也可多发。穿孔部位可发生在一处，也可发生在不同的部位，如坏死性小肠结肠炎可出现多个穿孔，多者可达 10 余个或 20 个左右，可同时发生在回肠、空肠或结肠。

二、诊断

1. 发病时间

60%～80%的病例发生在出生后第 1 周，因原发病的不同而异。如新生儿胃穿孔发病多在出生后 1 周左右，且起病急，恶化迅速，多伴中毒性休克，病死率高达 50%左右；胎粪性腹膜炎出生后很快出现症状；各种先天性消化道畸形多发生在出生后 1 周左右。

2. 临床表现

以腹胀、呕吐、呼吸困难及腹壁水肿为主。腹胀多伴有腹壁水肿、发红、腹壁静脉曲张，重者出现会阴及阴囊红肿，肺肝界消失，移动性浊音阳性，肠鸣音减弱或消失，偶见皮下气肿。可伴有休克表现。消化道穿孔可合并多种并发症，如硬肿病、肺炎、休克等，严重者出现多器官功能衰竭。

3. 辅助检查

一旦怀疑消化道穿孔，首先应立即行腹部 X 线立位平片，可见 3 种主要改变：①气腹或液气腹；②胃泡影消失，多见于胃穿孔；③腹部钙化斑。见于胎粪性腹膜炎。气腹是最有意义的征象，是诊断的有力依据，但并非所有的消化道穿孔均可出现气腹征，未出现者可能与穿孔较小、腹腔内渗出较少、穿孔部位被周围肠管粘连包裹等有关。穿孔的部位不同，气腹出现率也不同。胃穿孔时气腹出现率最高，几乎达 100%，胎粪性腹膜炎时可达 50%以上。如无气腹，又不能除外消化道穿孔，且腹膜炎体征明显者也应手术探查。消化道穿孔引起的液气腹，B 超可显示膈下、肝脾前方及两侧气体强反射，肝脾显示不清，并伴有腹水液性暗区。在胎粪性腹膜炎病例中，B 超可清晰地显示点状强回声，称为"暴风雪"征。

三、鉴别诊断

需与其他系统具有相似临床表现的各种疾病相区分。如新生儿呼吸系统感染性疾病、肺炎等，可有呼吸困难、呕吐及腹胀，但往往腹胀不伴有典型的新生儿腹膜炎体征，如腹壁水肿、发红、发亮等。除了详细的病史及查体外，腹部及肺部的 X 线片有助于鉴别。如胃穿孔，由于游离气体较多，往往可见一个贯穿整个腹腔的巨大液气平面，胃内气体少，胃泡消失，液气平面个数也少，肠内充气也少。而肠穿孔则胃内气体不减少，胃泡存在，小肠明显扩张，可见多个小肠液气平面，尤其是远端梗阻所致的肠穿孔。急性坏死性小肠结肠炎合并穿孔时除气腹症外，胃泡影不但不消失还可能变大。病因的区分有利于治疗，如手术切口的选择、药物的选用及术式的设计等。

四、治疗

本症一旦诊断，应及时处置及手术，处理原发病灶、抗休克、有效抗感染及支持疗法，并应加强术前、术后管理，预防多器官功能衰竭。

1. 内科治疗

禁食、胃肠减压。吸氧、保温及进行相应的各种检查。补液、纠正酸中毒。若患儿腹胀严重或呈进行性腹胀、呼吸困难，应立即行腹部穿刺，抽出气体或液体，以减轻腹胀及呼吸困难，防止发生呼吸衰竭。除穿刺外，也可置管持续吸引。同时还应做好术前各项准备。注意预防多器官衰竭。

2. 手术治疗

手术是治疗消化道穿孔的关键，通过手术还可解决大部分原发病。

第三节　新生儿呕吐

呕吐通常是指由于某种原因，胃内容物甚至部分肠内容物在消化道内逆行而上，自口腔排出的反射性动作，是消化道功能障碍的一种表现。新生儿由于宫内外环境的巨大变化、器官发育不完全成熟、对外界抵抗力差以及可能存在的各种畸形，更加容易出现呕吐症状。

一、病因

新生儿比儿童更容易发生呕吐，主要与新生儿的特点有关，其常见原因如下。

（1）新生儿食管较松弛，胃容量小，呈水平位，幽门括约肌发育较好而贲门括约肌发育差，肠道蠕动的神经调节功能较差，腹腔压力较高等，均为新生儿容易出现呕吐的解剖生理原因。

（2）胚胎时期各脏器分化和发育的异常，尤其是前、中、后肠的异常，容易造成消化道的畸形，使摄入的食物或消化道分泌物不能顺利通过肠道，逆行从口腔排出，形成呕吐。

（3）胎儿出生时的刺激，如吞咽了大量的羊水、血液，以及出生后内外环境的急剧变化，也容易诱发新生儿呕吐。

（4）新生儿呕吐中枢发育不完善，容易受全身炎症或代谢障碍产生的毒素刺激引起呕吐。

二、临床表现

1. 窒息与猝死

新生儿呕吐会使呕吐物进入呼吸道，发生窒息，如呕吐物多、没有及时发现可导致猝死。

2. 吸入综合征

呕吐物进入气道可发生吸入性肺炎，出现咳嗽、呼吸困难，长时间反复吸入可使吸入性肺炎迁延不愈。

3. 呼吸暂停

早产儿呕吐可发生呼吸暂停。

4. 出血

剧烈呕吐可导致胃黏膜损伤，发生出血，呕吐物呈血性。

5. 水、电解质紊乱

呕吐较频繁者，因丧失大量水分和电解质，导致水、电解质平衡紊乱，患儿出现脱水、酸中毒、低钠血症等。

三、诊断

新生儿呕吐的诊断主要是病因诊断，确定有无急需手术治疗的消化道畸形。根据呕吐的频率、性状、量的多少、发病时间、发展趋势、伴随症状以及有无并发症等，结合 X 线摄片、消化道造影等辅助检查作出诊断。

1. 症状

呕吐发作的频率较低,呕吐量较少且以胃内容为主,不含胆汁或粪样物,无明显的营养不良和发育障碍,不伴有腹胀以及便秘等,随着时间推移和内科治疗逐渐好转的多为内科原因所致,常见的生理性胃食管反流、喂养不当、胃黏膜受刺激、胃肠道功能失调、肠道内外感染性疾病、中枢神经系统疾病等。发作频繁、呕吐物量多会影响营养状态和生长发育,胆汁性、咖啡样或粪样呕吐,伴有腹胀、便秘、腹痛,经内科和体位治疗并正确喂养仍不见好转者,多为消化道畸形所致,常见原因有先天性食管闭锁、膈疝、幽门肥厚性狭窄、幽门瓣膜或闭锁、环状胰腺、肠旋转不良、肠闭锁或狭窄、先天性巨结肠、肛门直肠畸形等,少见的还有新生儿坏死性小肠结肠炎、胎粪性腹膜炎、胃肌层发育不良胃破裂等。

2. 辅助检查

以 X 线摄片和消化道造影为主。X 线摄片提示肠梗阻或消化道结构异常并经消化道造影证实梗阻存在的位置可以作出相应诊断。

四、鉴别诊断

1. 溢乳

溢乳在出生后不久即可出现,主要表现为喂奶后即有 1～2 口乳汁反流入口腔或吐出,喂奶后改变体位也容易引起溢乳。溢出的成分主要为白色乳汁,如果乳汁在胃内停留时间较长,可含有乳凝块。溢乳不影响新生儿的生长发育,随着年龄的增长逐渐减少,出生后 6 个月左右消失。

2. 吞咽动作不协调

主要见于早产儿或见于有颅脑和脑神经病变的患儿,是咽部神经肌肉功能障碍,吞咽动作不协调所致,表现为经常有分泌物在咽部潴留,吞咽时部分乳汁进入食管,部分从鼻腔和口腔流出,部分流入呼吸道,引起新生儿肺炎。早产儿数周或数月后功能逐渐成熟,可以自行恢复,神经系统损伤引起者的预后,取决于神经系统本身的恢复。

3. 喂养不当

约占新生儿呕吐的1/4。喂奶次数过频、喂奶量过多;乳头孔过大或过小、乳头内陷,致使吸入大量空气;乳头放入口腔过多,刺激了咽部;牛奶太热或太凉,牛奶配方变更和浓度不合适;喂奶后剧烈哭闹,喂奶后过多、过早地翻动小儿等,都容易引起新生儿呕吐。呕吐可以时轻时重,并非每次喂奶后都吐奶。呕吐物为乳汁或奶块,不含胆汁。改进喂养方法则可防止呕吐。

4. 咽下综合征

约占新生儿呕吐的1/6。正常情况下,胎龄 4 个月时消化道已经完全形成,胎儿吞咽羊水到胃肠道,对胎儿胃黏膜没有明显的刺激。在分娩过程中,如有过期产、难产、宫内窘迫或窒息,胎儿吞入过多的羊水、污染的羊水、产道中的分泌物或血液,可以刺激胃黏膜引起呕吐。呕吐可以表现为出生后即吐,喂奶后呕吐加重,为非喷射性呕吐。呕吐物为泡沫黏液样,含血液者则为咖啡色液体。多发生于出生后 1～2 天,将吞入的羊水及产道内容物吐尽后,呕吐即消失。如无其他并发症,小儿一般情况正常,不伴有发绀和呛咳,轻者不需特殊处理,重者用1% 碳酸氢钠洗胃 1～2 次即可痊愈。

5. 胃内出血

新生儿出血症、应激性消化道溃疡、弥散性血管内凝血等引起的胃肠道出血时，血液刺激胃黏膜可以引起新生儿呕吐。呕吐时往往伴有原发病的症状和体征，选择适当的实验室检查，可以做出明确诊断。

6. 药物作用

苦味药物可以刺激胃黏膜引起新生儿呕吐，如某些中药制剂。有些药物如红霉素、氯霉素、两性霉素 B、吐根糖浆、氯化钙等本身就可以引起呕吐，一般停用后自然缓解。孕妇或乳母应用洋地黄、依米丁等时，药物可以通过胎盘屏障或乳汁进入新生儿体内，引起新生儿呕吐。

7. 感染

感染引起的呕吐是新生儿内科最常遇到的情况，感染可以来自胃肠道内或胃肠道外，以胃肠道内感染多见。几乎所有胃肠道内的感染都可以引起新生儿肠炎，呕吐为新生儿肠炎的早期症状，呕吐物为胃内容物，少数含有胆汁。随后出现腹泻，容易合并水、电解质紊乱。经治疗后呕吐多先消失。胃肠道外感染引起的呕吐也很常见，凡上呼吸道感染，支气管炎，肺炎，脐炎，皮肤、黏膜、软组织感染，心肌炎，脑膜炎，泌尿系统感染和败血症等都可以引起呕吐。呕吐轻重不等，呕吐物为胃内容物，一般无胆汁，感染被控制后呕吐即消失。

8. 新生儿坏死性小肠结肠炎

目前认为感染在本病发病过程中起主要作用。多见于早产儿和低出生体重儿，以腹胀、腹泻、呕吐和便血为主要表现，感染中毒症状严重，重者常并发败血症、休克、腹膜炎、肠穿孔等。X 线平片检查可见肠道普遍胀气、肠管外形僵硬、肠壁囊样积气、门静脉积气等特征征象。近年认为超声检查对门静脉积气、肝内血管积气、腹水、气腹等都比 X 线敏感，已经成为本病的重要诊断手段。

9. 胃食管反流

很多新生儿都出现过反流现象，但有明显征象的占 1/（300~1 000），其原因可能与食管神经肌肉发育不全有关，有时和食管裂孔疝并存。90% 以上的患儿出生后第 1 周内即可出现呕吐，常在平卧时发生，呕吐物为乳汁，不含胆汁，呕吐物内可混有血液。长期胃食管反流，可以引起反流性食管炎和食管溃疡。如果没有解剖结构上的异常，出生后数月可以自愈。

10. 幽门痉挛

为幽门的暂时性功能失调所致。多在出生后 1 周内发病，呈间歇性喷射性呕吐，并非每次喂奶后都吐。呕吐物为乳汁，可有奶块，不含胆汁。对全身营养影响较小。查体较少见到胃型和蠕动液，触诊摸不到增大的幽门括约肌。用阿托品治疗有效。

11. 胎粪性便秘

正常新生儿 98% 在出生后 24 小时内开始排胎粪，约 48 小时后排尽，如出生后数日内不排便或排便很少，就会引起烦躁不安、腹胀、拒奶和呕吐，呕吐物含有胆汁。全腹膨隆，有时可见肠型，可触及干硬的粪块，肠鸣音活跃。腹部 X 线片全腹肠管扩张，可见液平和颗粒状胎粪影。肛查时可触及干结的胎粪，生理盐水灌肠使大量黏稠的胎粪排出后，症状即可缓解。

12. 新生儿便秘

多为肠道蠕动功能不良所致。少数新生儿 3~5 天才排便 1 次，以牛奶喂养儿多见。便

秘时间延长，则出现腹胀和呕吐，呕吐特点与胎粪性便秘相似，通便后症状解除，不久后又出现，大多数于满月后自然缓解。

13. **颅内压升高**

新生儿较多见，新生儿颅内出血、颅内血肿、缺氧缺血性脑病、各种感染引起的脑膜炎、脑炎等，均可以引起颅内压增高。颅内压增高时的呕吐呈喷射状，呕吐物为乳汁或乳块，一般不含胆汁，有时带咖啡色血样物。患儿往往伴有烦躁不安或嗜睡、昏迷、尖叫、前囟饱满、颅缝开裂等神经系统症状和体征。给予脱水降颅内压后呕吐减轻。

14. **遗传代谢病**

大多数有家族史。

（1）氨基酸代谢障碍：包括许多疾病，如苯丙酮酸尿症、胱氨酸血症、先天性赖氨酸不耐受症、甘氨酸血症、缬氨酸血症等均有呕吐现象，另外还有各种疾病特有的症状，如皮肤毛发颜色淡、尿有特殊霉味、生长不良、昏迷、酸中毒、眼球震颤等，做血液检查可以确诊。

（2）糖代谢障碍：如半乳糖血症、枫糖血症等，出生时正常，进食后不久出现呕吐、腹泻等，以后出现黄疸、肝肿大、白内障等。

（3）先天性肾上腺皮质增生症有很多种类型，如21-羟化酶缺乏、11β-羟化酶缺乏、18-羟化酶缺乏、18-氧化酶缺乏、3β-羟脱氢酶缺乏、17α-羟化酶缺乏等。其中以21-羟化酶缺乏最为典型。出生后不久出现嗜睡、呕吐、脱水、电解质紊乱、酸中毒等。外生殖器性别不清，男性阴茎大或尿道下裂、隐睾，女婴出现阴蒂肥大，大阴唇部分融合似男婴尿道下裂或隐睾的阴囊等。检查血浆皮质激素及其前体类固醇，如皮质醇、17-羟孕酮、脱氢异雄酮、雄烯二酮可以协助诊断。

15. **过敏性疾病**

小儿对药物、牛奶蛋白、豆类蛋白过敏时可以出现呕吐，新生儿比较常见的是对牛奶蛋白过敏，常在出生后2~6周发病，主要表现为喂给牛奶后24~48小时出现呕吐、腹胀、腹泻，大便中含有大量奶块和少量黏液，可以出现脱水、营养不良等。停用牛奶后呕吐消失。

16. **食管闭锁及食管气管瘘**

由于胎儿食管闭锁，不能吞咽羊水，母亲孕期常有羊水过多，患儿常有呛咳、青紫及吸入性肺炎，甚至发生窒息。下鼻胃管时受阻或由口腔内折回，X线检查可以清楚观察到鼻胃管受阻情况，同时可以了解盲端位置。进一步检查可经导管注入1~2 mL碘油造影，可以更清楚地显示闭锁部位，同时观察有无瘘管。

17. **膈疝**

临床分为后外侧膈疝、胸骨后疝和食管裂孔疝。后外侧膈疝又称为胸腹裂孔疝，占所有膈疝的70%~90%，多发生在左侧。出生后出现阵发性呼吸急促和发绀，如伴有肠旋转不良或进入胸腔的肠曲发生嵌顿，表现为剧烈呕吐，重者全身状况迅速恶化，病死率很高。查体上腹部凹陷呈舟状，可见到反常呼吸。X线检查可以确诊，胸腔内见到充气的肠曲和胃泡影、肺不张、纵隔向对侧移位，腹部充气影减少或缺如。

18. **食管裂孔疝**

它是一种先天性膈肌发育缺陷，使部分胃通过食管裂孔进入胸腔。食管裂孔疝分为食管裂孔滑动疝、食管旁疝和混合型。85%的患儿出生后第1周内出现呕吐，10%在出生后6周内发病。立位时不吐,卧位时呕吐明显,可呈喷射性呕吐,呕吐物为乳汁,可含有棕色或咖啡色血液。有的患儿可出现继发性幽门痉挛,临床极似幽门肥厚性狭窄。1/3 的婴儿可以出现吸入性肺炎。食管旁疝可发生胃溃疡,偶尔可以出现胃坏死,需要急诊手术处理。呕吐可持续 12 ~ 18 个月,多数患儿待身体直立时可以消失。诊断主要依靠 X 线检查,钡剂发现膈上胃泡影或胃黏膜影可以诊断。

19. 肥厚性幽门狭窄

男婴发病率高,男女之比为 4 : 1,多见于足月儿。呕吐始于出生后第 2 周左右,呕吐呈持续性、进行性,逐渐发展为喷射性呕吐。呕吐物为乳汁和奶块,量多,有酸臭味。每次喂奶后不久或喂奶过程中呕吐,患儿食欲好。患儿饥饿感强,反复呕吐后,患儿体重不增,大小便减少。腹部检查可见到明显的胃型和顺、逆两个方向的胃蠕动波。在右肋缘下腹直肌外侧可触到橄榄大小的坚硬肿物,为肥厚的幽门括约肌。钡剂检查可见胃扩大、胃排空时间延长、幽门部呈典型的鸟嘴样改变及狭窄而延长的幽门管。超声检查可以直接看到肥厚的幽门括约肌,诊断的标准为幽门肌厚度超过 4 mm 或幽门管的长度超过 14 mm。

20. 幽门前瓣膜致闭锁或狭窄

为较少的先天发育异常,多数瓣膜中央有孔。无孔瓣膜出生后即出现上消化道完全梗阻的症状,瓣膜孔较小时在新生儿期就可发病,表现为进食后呕吐,常呈喷射状,呕吐性状和内容物类似肥厚性幽门狭窄,但腹部触诊摸不到肿物。钡剂检查见不到幽门管延长、弯曲及十二指肠球压迹等肥厚性幽门狭窄的特点,可以在幽门前 1 ~ 2 cm 处见到狭窄处的缺损。本病需手术切除隔膜。

21. 胃扭转

胃扭转分为两型:器官轴型扭转和系膜轴型扭转。以器官轴型多见,约占 85%。新生儿因胃的韧带松弛,胃呈水平位,故容易发生胃扭转。多于出生后即有吐奶或溢乳史,也可以在出生后数周内开始呕吐,呕吐轻重不一,呈喷射状呕吐或非喷射状呕吐,多在喂奶后呕吐,喂奶后移动患儿时更为明显,呕吐物不含胆汁。钡剂造影可以确诊。

22. 先天性肠闭锁和肠狭窄

闭锁可发生于肠管的任何部位,以回肠最多,占 50%,十二指肠占 25%,空肠较少,结肠罕见。发生在十二指肠和空肠上段的称为高位肠闭锁。高位时常常有羊水过多史,闭锁部位越高,呕吐出现得越早,十二指肠闭锁时生后第 1 次喂奶即发生呕吐,呕吐物为胃内容物及十二指肠分泌液,除少数闭锁发生在壶腹部近端者外,大多数呕吐物内均含有胆汁,随着喂奶次数的增多,患儿呕吐逐渐加重,呈持续性反复呕吐。可有少量的胎便排出,腹不胀或轻度膨隆。发生于空肠下段、回肠和结肠时称为低位肠闭锁。低位肠闭锁主要表现为腹胀,常在出生后 1 ~ 2 天开始呕吐,呕吐物呈粪便样,带臭味,无胎粪或仅有黏液样胎粪。高位肠闭锁时,腹部立位 X 线透视或摄片可见 2 ~ 3 个液平面,称为二泡征或三泡征,低位肠闭锁时可见多个扩大的肠袢和液平面,闭锁下端肠道不充气,钡灌肠可见胎儿型结肠。

23. 肠旋转不良

一般在出生后 3 ~ 5 天开始呕吐,呕吐可为间歇性,时轻时重,呕吐物为乳汁,含有胆汁,生后有胎便排出。如发生胃肠道出血,提示肠坏死,继之可出现肠穿孔和腹膜炎、腹膜刺激征阳性、中毒性休克等。X 线立位片可见胃和十二指肠扩张,有双泡征,空肠、回肠内少气或无气,钡灌肠显示大部分结肠位于左腹部,盲肠位于左上腹或中腹即可确诊。

24. 胎粪性腹膜炎

胎儿时期肠道穿孔导致胎粪流入腹腔，引起腹膜无菌性、化学性炎症，称为胎粪性腹膜炎。临床表现因肠穿孔发生的时间不同而异，结合 X 线特点，通常分为 3 型。①肠梗阻型，出生后即可见到梗阻症状，如呕吐、拒奶、腹胀、便秘等，X 线立位片可见肠曲扩大，伴有多个液平面，可见明显的钙化斑片影。②腹膜炎型，由于肠穿孔到出生时仍然开放，出生后迅速引起化脓性腹膜炎或气腹，根据气腹的类型可分为两种，一种是游离气腹，肠穿孔为开放性，患儿一般状况差，可伴有呼吸困难和发绀，腹胀显著，腹壁发红，发亮，腹壁静脉曲张，有时腹水可引流到阴囊，引起阴囊红肿。腹部叩诊呈鼓音和移动性浊音。肠鸣音减少或消失。腹部 X 线片可见钙化影，有时阴囊内也见钙化点。另一种是局限性气腹，肠穿孔被纤维素粘连包裹，形成假面具性囊肿，囊内含有积液和气体，假性囊肿的壁上或腹腔内其他部位可见钙化点。此型可以发展为弥漫性腹膜炎或局限性腹腔脓肿。③潜伏性肠梗阻型，出生时肠穿孔已经闭合，但腹腔内存在着肠粘连，表现为出生后反复发作的肠梗阻，腹部 X 线片可见钙化影。轻症经禁食、胃肠减压、灌肠等处理，可以缓解。如果已经有气腹或肠梗阻症状不能缓解，应尽早手术治疗。

25. 先天性巨结肠

先天性巨结肠是一种常见的消化道畸形，是由于结肠末端肠壁肌间神经丛发育不全，无神经节细胞，受累肠段经常处于痉挛状态而狭窄，近端结肠粪便堆积继发肠壁扩张、增厚，造成巨大结肠。本病主要症状包括胎粪排出延迟、便秘，约 90% 的病例出生后 24 小时内无胎便排出。逐渐加重的低位肠梗阻症状，出现呕吐，次数逐渐增多，呕吐物含胆汁或粪便样物质，腹部膨隆，皮肤发亮，静脉怒张，可见肠型及蠕动波，肠鸣音亢进。直肠指检直肠壶腹部空虚，并能感到一缩窄环，拔指后有大量粪便和气体爆破式排出，腹胀症状随之缓解。此后便秘、呕吐、腹胀反复出现，晚期可并发小肠结肠炎、肠穿孔等。X 线立位腹部检查可见肠腔普遍胀气，直肠不充气。钡灌肠是主要的诊断方法，可见到直肠、乙状结肠远端细窄，乙状结肠近端和降结肠明显扩张，蠕动减弱。24 小时后复查，结肠内常有钡剂存留。直肠测压检查显示直肠肛管抑制反射阴性。直肠活检和肌电图检查也有助于临床诊断，但在新生儿使用较少。

26. 肛门及直肠畸形

肛门及直肠畸形主要指肛门及直肠的闭锁或狭窄，是新生儿期发生率最高的消化道畸形。临床可分为：①肛门狭窄；②肛门闭锁；③直肠闭锁。肛门直肠闭锁者出生后无胎便排出，以后逐渐出现低位肠梗阻的症状，如腹胀、呕吐、呕吐物含胆汁和粪便样物质，症状逐渐加重。大多数患儿通过仔细查体都可以发现无肛门或肛门异常，临床可疑病例可以在出生 24 小时以后，将患儿进行倒立位侧位摄片检查，可以确定闭锁的类型和闭锁位置的高低，超声检查也可以准确测出直肠盲端与肛门皮肤的距离。

五、治疗

新生儿呕吐的诊断和治疗过程是相互交叉的，其治疗原则主要包括防止并发症和病因治疗两个方面。包括防止误吸，改善喂养习惯，控制感染，手术纠正消化道畸形等。

第四节　新生儿胃食管反流

一、定义

胃食管反流（GER）是指胃内容物，包括从十二指肠流入胃的胆盐和胰酶等反流入食管，分为生理性和病理性两种。生理性胃食管反流是健康小儿偶然发生的生理现象，哭闹、咽下、吸吮、胃胀气等引起食管下括约肌（LES）反射性松弛，而使食物进入食管内或胃内过多气体通过食管排出体外，往往发生在餐时或餐后。病理性胃食管反流是 LES 的功能障碍和（或）与其功能有关的组织结构异常，以致 LES 压力低下而出现的反流，可引起一系列临床症状，长期反流导致反流性食管炎，支气管、肺部并发症，营养不良等，称为胃食管反流病（GERD）。根据胃镜下食管黏膜表现分为 3 类：非糜烂性反流病（NERD）、反流性食管炎（RE）和巴雷特食管（BE）。

二、诊断

（一）病史

凡临床发现不明原因反复呕吐、咽下困难、反复发作的慢性呼吸道感染、生长发育迟缓、营养不良、贫血、反复出现窒息、呼吸暂停等症状时，应考虑到 GER 存在的可能性，必须针对不同情况，选择必要的辅助检查，以明确诊断。

（二）临床表现

呕吐是新生儿期最常见的症状，可见于 90% 以上的患儿。出生后第 1 周即可出现，表现为溢乳、轻度呕吐或喷射性呕吐，呕吐较顽固。患儿出现体重不增，以致营养不良，体重常在第 10 百分位以下。频繁的胃酸反流可致食管炎，患儿表现为不安、易激惹或拒食，如发生糜烂或溃疡。可出现呕血及便血，导致缺铁性贫血。呕吐物被吸入可致肺部并发症。表现为窒息、呼吸暂停、发绀，可突然死亡或引起呛咳、夜间疼咳，导致反复发作性气管炎、吸入性肺炎、肺不张等。反流可造成支气管反射性痉挛，反复发作哮喘。有的患儿呕吐并不严重，夜咳等肺部症状为仅有表现。有一些早产儿不表现为呕吐，而仅表现为发绀或呼吸暂停。GER 治愈后，这些症状也随之消失。常伴发精神运动发育迟缓、食管气管瘘、唇腭裂、心脏畸形等。

（三）辅助检查

GER 临床表现复杂且缺乏特异性，仅凭临床症状难以区分生理性或病理性 GER。目前，依靠任何一项辅助检查均很难确诊，必须采用综合诊断技术。

1. 食管造影

食管造影是检查食管功能最有用的诊断方法，简便易行。可观察造影剂从胃反流到食管是否存在，同时可观察食管有无缩窄，是否并发食管炎。造影剂与平时进食量相等。检查时头低位，腹部加压可提高阳性检出率。诊断标准钡餐造影分级：Ⅰ级，反流至食管下端；Ⅱ级，反流至气管隆嵴以上；Ⅲ级，至颈部食管；Ⅳ级，由完全松弛的贲门反流至颈部食管；Ⅴ级，反流合并吸入气管或肺。钡剂每次 15 ~ 30 mL，立位摄入，仰卧观察。可疑者多轴位、多切面观察，立卧交替。新生儿可用泛影葡胺，防止误吸后形成钡肺。5 分钟内 3 次反流可确诊。

2. 食管 24 小时 pH 监测

24 小时连续监测食管下端 pH，可反映 GER 的发生频率、时间、反流物在食管内停留的状况和反流与临床症状之间的关系，有助于区分生理性和病理性反流。正常情况下，胃 pH 1.5~2.0，食管腔内 6.0~7.0。发生 GER 时，远端食管内 pH 明显下降，其敏感度为 88%，特异度为 95%，为金标准。Boix-Ochoa 记分法通过计算机软件分析以下指标：①酸反流指数（RI），pH <4 的时间百分比（时间/总监测时间）；②24 小时内反流超过 5 分钟的次数及总次数；③最长反流时间；④反流与进食、体位、睡眠、活动及症状的关系；⑤症状指数。pH <4 的症状次数/总症状次数，并给予 Boix-Ochoa 综合评分。我国新生儿 GER 的标准是 Boix-Ochoa 评分 >11.99 和反流指数（RI）≥4%。

3. 食管胆汁反流 24 小时监测

食管胆红素值 >0.14 提示有胆汁反流，是诊断胃食管反流病的客观证据。

4. 食管阻抗测定

根据物质传导性不同阻抗也不同的原理，多通道腔内阻抗（MII）技术得以发展，其可测定反流物中气体、液体的组成。食管腔内阻抗与 pH 同步监测能区分反流成分及酸或非酸反流，也可用于监测食管的蠕动情况。特别对抑酸治疗后仍有症状的患儿，可评价是否仍存在反流，为进一步确诊或调整治疗方案提供依据。

5. B 超

可检测食管腹腔段的长度、黏膜纹理状况、食管黏膜的抗反流作用，同时可探查有无食管裂孔疝。观察指标：下括约肌的开放、胃内容物向食管远端移动，消除反流物情况、下括约肌的关闭、腹内食管的长度、反流持续时间、胃食管夹角。20 分钟内未见发作或 1 次 <2 分钟为阴性。

6. 胃—食管核素显像

口服或胃管内注入含有 ^{99m}Tc 标记的液体后连续摄像。计算机协助采集图像和数据。1 次或 1 次以上食管下端有异常放射物浓聚，即为 GER 显像阳性。可了解食管运动功能，明确呼吸道症状与胃食管反流的关系。

7. 内镜检查

对于了解新生儿食管黏膜损伤情况有帮助。

三、治疗

（一）体位治疗

前倾俯卧 30°或左侧卧位，以促进胃排空，减少反流物吸入及反流频率。

（二）饮食疗法

宜少量多餐，人工喂养者可在配方乳中加入米汤，使之增稠。

（三）药物疗法

疗程为 4~8 周。

1. 促胃动力药

（1）多潘立酮：常用剂量为每次 0.2 ~ 0.3 mg/kg，每日 3 ~ 4 次，奶前半小时口服。

（2）莫沙必利：剂量为每次 0.1 ~ 0.2 mg/kg，每日 3 ~ 4 次，奶前半小时及睡前口服。

（3）红霉素及其衍生物：是胃动素受体激动剂，能增加 LES 压力，引起胃底、胃窦、小肠强烈收缩，促进胃肠排空。5 ~ 10 mg/（kg·d），口服或静脉滴注。

2. 抗酸和抑酸药

（1）抑酸药。

1）H_2 受体拮抗剂：西咪替丁，常用剂量为 10 ~ 20 mg/（kg·d），每日 4 次，奶前半小时及睡前口服。或 5% ~ 10% 葡萄糖注射液稀释后静脉滴注。

2）质子泵抑制剂（PPI）：奥美拉唑 0.8 ~ 1 mg/（kg·d），每日 2 次，口服或生理盐水 20 mL 稀释后静脉滴注。

（2）抗酸药物：磷酸铝凝胶，每次 1/3 袋，每日 2 次。

3. 黏膜保护剂

能保护食管黏膜免受盐酸、胆盐和胰蛋白酶的侵蚀。硫糖铝：常用剂量为 10 ~ 25 mg/（kg·d），每日 4 次，口服。蒙脱石散每次 1/3 袋，每日 3 次。

（四）手术治疗

新生儿一般不做。如有严重并发症（消化道出血、营养不良、生长发育迟缓），严重食管炎伴溃疡、狭窄或有食管裂孔疝、呼吸道梗阻、反复发作吸入性肺炎或窒息伴支气管肺发育不良，合并严重神经系统疾病，可行手术治疗。手术治疗目的是加强 LES 功能，目前多采用 Nissen 胃底折叠术。

第六章

新生儿循环系统疾病

第一节 持续肺动脉高压

新生儿持续肺动脉高压（PPHN）又称为持续胎儿循环，是临床常见的新生儿危重急症，为多种病因引起的新生儿出生后肺循环压力和阻力正常下降，导致肺血管阻力增高。引起肺外经动脉导管和（或）卵圆孔右向左分流持续存在。其临床特征包括患儿出生后不久会出现严重低氧血症、肺动脉压显著增高、血管反应异常、经动脉导管和（或）卵圆孔水平发生右向左分流、不伴有青紫型先天性心脏病等。存活者易发生严重不良后遗症，包括慢性肺疾病、听力异常及脑损伤致神经系统发育障碍等。PPHN 的发生率在活产婴儿中占 1‰，以往的病死率高达 40% ~ 50%。近年来，多普勒超声心动图的应用使本病得到早期诊断，不同机械通气策略如一氧化氮（NO）吸入和体外膜肺（ECMO）等治疗措施的进展以及近年来一些新的药物（如西地那非等）应用于临床，使其病死率明显下降。

一、病因

PPHN 常见于足月儿及过期产儿，早产儿也会发生。已明确有许多围生期及新生儿高危因素和 PPHN 有密切关联。

（一）围生期因素

母亲在妊娠后期服用选择性 5-羟色胺重吸收抑制剂、非甾体抗炎药导致胎儿动脉导管平滑肌收缩与原发性肺动脉高压发生有关。妊娠期高危因素包括发热、贫血、肺炎、尿路感染、妊娠糖尿病等。

（二）新生儿期因素

主要原发疾病为胎粪吸入综合征（40%）、特异性肺动脉高压（10%）、肺炎和（或）呼吸窘迫综合征（40%）、先天性膈疝（10%）、肺发育不良（4%）等。

二、病理生理与发病机制

（一）正常胎儿型循环向成人型循环转化过程

胎儿期的营养和气体代谢是通过脐血管和胎盘与母体之间以弥散方式进行交换。由胎盘来的动脉血经脐静脉进入胎儿体内，至肝下缘，约 50% 的血液入肝，与门静脉血流汇合。

其余经静脉导管入下腔静脉，与来自下半身的静脉血混合，共同流入右心房。由于下腔静脉瓣的阻隔，来自下腔静脉的混合血（以动脉血为主）入右心房后，约 1/3 经卵圆孔入左心房，再经左心室流入升主动脉，主要供应脑、心脏及上肢。其余血流入右心室。从上腔静脉回流的来自上半身的静脉血入右心房后，绝大部分流入右心室，与来自下腔静脉的血流一起进入肺动脉。胎儿肺处于压缩状态，故肺动脉血只有少量流入肺，经肺静脉回到左心房，约 80% 的血流经动脉导管与来自升主动脉的血汇合后。进入降主动脉（以静脉血为主），供应腹腔器官及下肢。同时经过脐动脉回流至胎盘，换取营养和氧气。故胎儿期供应脑、心、肝及上肢的血氧量远较下半身为高。右心室在胎儿期不仅要克服体循环的阻力，同时承担着远较左心室多的容量负荷。

胎儿期除了胎肺未膨胀及肺泡内液压较高外，胎儿的肺小动脉和肺泡内氧含量低，存在高碳酸血症及酸中毒，在一系列血管活性体液因子（包括儿茶酚胺、组胺、缓激肽、血管紧张素、腺苷、5-羟色胺、前列腺素、血栓素、心房钠尿肽、内皮素和 NO）的参与下，肺动脉血管收缩张力较高、肺泡前血管壁平滑肌较厚，导致较高的肺循环阻力和压力。使右心室注入肺动脉的血液大部分通过动脉导管和卵圆孔流向降主动脉和左半心，进入阻力低的体循环（胎盘），仅有 5%~10% 的血流进入肺循环。

出生后脐带结扎。脐血流被阻断，呼吸建立，肺泡扩张。肺小动脉管壁肌层逐渐退化，管壁变薄并扩张，肺循环压力下降。体—肺循环分开，过渡到成人型循环。从右心经肺动脉流入肺的血流增加，使肺静脉回流至左心房的血量相应增加，左心房压力增高。当左心房压力超过右心房时，卵圆孔瓣膜先在功能上关闭，出生后 5~7 个月完成解剖闭合。自主呼吸使血氧增加，体循环阻力增高，动脉导管水平的血流方向逆转为左向右分流，出生后体内前列腺素减少，动脉导管壁平滑肌受到高氧刺激后收缩，使导管逐渐缩小至闭塞，最后血流停止，成为动脉韧带。足月儿约 80% 在出生后 10~15 小时形成功能关闭。约 80% 的婴儿于出生后 3 个月、95% 的婴儿于出生后 1 年内完成解剖关闭。若动脉导管持续未闭，可认为有畸形存在。脐血管则在血流停止后 6~8 周完全闭锁，形成韧带。

出生后随着肺的膨胀充气和规律的呼吸运动增加了肺血管和肺泡内的氧含量和 pH 值，诱导呼吸循环转换过程的关键性舒血管活性递质 NO、前列腺素和缓激肽的生成，肺部血管阻力迅速显著下降，使肺循环血流增加 8~10 倍。在出生后 24 小时内，肺动脉压力下降至体循环压力的一半以下，约在出生后 2 周达到正常成人水平。同时该过程释放的舒血管活性递质和生长因子介导肺血管壁发生重塑，肺泡前血管中层厚度逐渐变薄，使过渡循环结束，胎儿型循环最终转变为成人型循环。

（二）血管活性递质作用

体内多种血管活性递质参与了机体由胎儿型循环转变为成人型循环的过程，并发挥相应的舒缩血管的作用。其中 NO 与前列腺素这两种关键性舒血管活性递质在调节肺血管张力方面发挥重要作用。

NO 是一种脂溶性的内源性自由基，与内皮细胞衍生舒张因子具有相似的生物活性。NO 具有作用时间短、分子量小和脂溶性等特点，因此是一种理想的跨膜信使。NO 在数秒内可被氧化成亚硝酸盐和硝酸盐，并且诸如血红蛋白之类的物质可凭借其与 NO 的强亲和力而对其进行拮抗，使得 NO 的半衰期相当短。NO 可与鸟苷酸环化酶的亚铁血红素部分结合，从而激活其可溶性。在血管平滑肌细胞内，NO 通过环鸟苷酸依赖的蛋白激酶，使鸟苷三磷酸不断向环鸟苷酸转化，从而引起细胞内 Ca^{2+} 外流和血管平滑肌松弛。循环中的环鸟苷酸由于磷酸二酯酶的作用而被降解。

前列腺素在体内由花生四烯酸衍生而来，其中前列环素作为底物参与 ATP 分解代谢，产生扩血管物质，作用于肺血管平滑肌细胞，使血管舒张。

参与此阶段血管张力调节的递质包括内皮素、花生四烯酸类物质、白三烯、肿瘤坏死因子、血小板活化因子等体内的生物分子，其均可能在一定程度上影响肺动脉血管的舒缩过程。

三、病理

出生后随着呼吸运动以及肺的膨胀通气，肺血管阻力下降，血流增加。胎儿型循环完成向成人型循环的转换。如果肺小血管肌层在出生前已过度发育、肺小动脉呈原发性增生挛缩或者其他原因引起低氧血症和酸中毒，则肺小动脉可发生痉挛，导致出生后肺动脉压力和阻力持续提高。

PPHN 病理学改变通常分为三种类型。①继发性：具有正常肺血管结构，但肺实质病变（如胎粪吸入、呼吸窘迫综合征等）或肺炎导致肺血管异常收缩。②平滑肌过度增生：肺部具有正常实质结构。但是肺血管因平滑肌细胞增生而增厚。③血管发育不良：与肺微血管发育停滞有关，见于先天性膈疝。需要指出的是，这 3 种类型并非截然分开，多数患儿高肺血管阻力的形成往往涉及多种类型的病理生理变化。例如，胎粪吸入可因缺氧、酸中毒引起肺血管异常收缩而发生 PPHN，但尸检发现部分患儿存在血管平滑肌过度增生。先天膈疝最初被归因于血管发育不良，但肺组织病理学证实为肺血管显著肌性化改变。

四、临床表现

患儿多为足月儿或过期产儿，常有羊水被胎粪污染的病史。在出生后 12 小时内可出现青紫、呼吸急促、呻吟或三凹征不明显，常无呼吸暂停发作。体检可在左或右下胸骨缘闻及三尖瓣反流所致的心脏收缩期杂音，但体循环血压正常。

在适当通气情况下，新生儿早期仍出现严重青紫、低氧血症，应考虑 PPHN 的可能。

五、辅助检查

（一）实验室检测指标

目前尚无特异性生化标志物在 PPHN 诊治方面具有高度敏感性及特异性。脑钠肽（BNP）是由心肌细胞合成的具有生物学活性的天然激素，主要在心室表达，同时也存在于脑组织中。BNP 广泛用于成人心力衰竭的快速评估，临床容易检测。新生儿血浆 BNP 水平升高（>850pg/mL）可帮助区分呼吸衰竭是由 PPHN 引起还是肺实质疾病所致。但 BNP 水平与低氧血症的相关性很差，该项检测不能单独用于测定 PPHN 严重程度，需与其他临床检查（如超声心动图）相结合诊断。

动脉血气分析显示严重低氧，二氧化碳分压相对正常，可伴有严重代谢性酸中毒。

（二）导管分流试验

PPHN 以低氧血症为特征，可存在动脉导管水平的右向左分流，从而出现"差异性青紫"，通过测量右侧桡动脉以及降主动脉分支间动脉氧分压差值来检测。当动脉导管开口前（右桡动脉）及动脉导管开口后的动脉（常为左桡动脉或下肢动脉）的血氧分压差值大于 20 mmHg 或两处的经皮血氧饱和度差 > 10%，同时能排除先天性心脏病时，提示患儿有 PPHN 合并动脉导管水平的右向左分流。

（三）心电图检查

可见右心室占优势，也可出现心肌缺血表现。

（四）X 线检查

病变轻重主要取决于原发性疾病的程度。特发性 PPHN 胸片表现为肺血量减少，正常或轻微过度充气，并且缺乏肺实质浸润征象。总体来讲，胸片表现与低氧血症的严重程度不成正比。需除外气胸等严重肺部病变。

（五）超声心动图

超声心动图是最重要的诊断手段，用该方法能排除先天性心脏病的存在，并能评估肺动脉压力，通过测定卵圆孔水平及动脉导管水平的分流方向，以及三尖瓣反流征象，确诊 PPHN。肺动脉高压的直接征象：以二维彩色多普勒超声在高位左胸骨旁切面显示开放的动脉导管，根据导管水平的血流方向可确定右向左分流、双向分流或左向右分流。也可利用肺动脉高压患儿的三尖瓣反流，以连续多普勒测定反流流速，以简化伯努利方程计算肺动脉压：肺动脉收缩压 = 4 × 反流血流速度 2 + 右心房压（新生儿右心房压一般为 5 mmHg）。

（六）肺动脉压测定

心导管检查可直接测量肺动脉压，对 PPHN 有重要诊断价值，但由于是创伤性检查，不适合用于对危重新生儿的监测。

六、诊断和鉴别诊断

PPHN 的诊断主要依靠病史、症状、体征及辅助检查。病史中常有宫内窘迫、胎粪吸入、B 型链球菌肺炎、败血症等高危因素，在出生后数小时内出现全身青紫和呼吸增快等症状，低氧血症与呼吸困难、低氧血症与胸片表现的严重程度不成比例。在诊断 PPHN 的同时，须与新生儿期其他疾病所致的中心性青紫鉴别，特别需要与继发于肺部疾病的青紫及青紫型新生儿先天性心脏病鉴别。

足月儿可行以下诊断试验。①高氧试验：头罩或面罩吸入 100% 氧气 5 ~ 10 分钟，如缺氧无改善或导管后动脉氧分压 < 50 mmHg，提示存在 PPHN 或发绀型先天性心脏病所致的右向左血液分流。②高氧高通气试验：对高氧试验后仍发绀者在气管插管或面罩下行气囊通气，频率为 100 ~ 150 次/分，使二氧化碳分压下降至"临界点"（20 ~ 30 mmHg）。PPHN 患儿血氧分压可超过 100 mmHg，而发绀型先天性心脏病患儿血氧分压增加不明显。如需较高的通气压力（> 40 cmH$_2$O）才能使二氧化碳分压下降至"临界点"，则提示 PPHN 患儿预后不良。

七、治疗与监护

（一）机械通气

对于 PPHN 合并持续性低氧血症，吸入氧浓度（FiO$_2$）> 0.6、动脉氧分压（PaO$_2$）<

45 mmHg 时，应使用气管插管和正压通气。常频呼吸机吸气峰压（PIP）>30 cmH$_2$O、平均气道压（MAP）>15 cmH$_2$O 效果仍然不佳时，可考虑应用高频振荡通气（HFOV）联合吸入 NO 治疗。HFOV 持续应用恒定的平均气道压，可更好地保持肺泡开放并降低肺血管阻力，改善通气血流比值，减少肺内分流。肺泡开放越多，到达血管平滑肌细胞通路上的 NO 越多，从而使肺血流量增加，氧合改善，注意监测氧气，可考虑应用镇静剂。机械通气的目标是肺容量最优化。应加强护理，避免呼吸机相关性肺损伤，如炎性反应、肺水肿及肺顺应性降低。若 1 ~ 5 天内不能成功撤机，需要进一步评估是否有肺或心血管系统解剖异常的基础病，如肺静脉狭窄、肺泡毛细血管发育不良或肺发育不良。

（二）维持正常体循环压力

体循环低血压会加重右向左分流，影响氧转运，加重肺实质气体交换障碍。及时评估血容量，适时强心治疗（多巴酚丁胺、多巴胺和米力农），以增加心排血量及体循环氧的转运能力至关重要。提高体循环压力可在一定程度上抗衡肺动脉压力过高，但需密切关注左、右心室功能。新生儿右心室对后负荷相对敏感。如果不同时降低肺循环阻力，右心室后负荷会显著增加，故应对左、右心室功能进行动态评估。

（三）对症与支持治疗

包括维持正常体温、电解质（特别是血钙）水平、血糖、血红蛋白以及血容量，及时纠正相应代谢紊乱。

维持正常机体内环境，避免酸碱平衡紊乱。新生儿，尤其是早产儿采用过度通气来达到碱中毒，促进氧合的策略仍存在争议。碱中毒会加重肺血管张力，增加肺毛细血管通透性，造成肺渗透性水肿；碱中毒还可使脑组织毛细血管收缩。脑血流灌注减少，造成脑缺氧，从而导致中枢神经系统发育受损和听力损害。

（四）药物治疗

1. NO 吸入

PPHN 的主要治疗目的是选择性扩张肺血管。NO 由气道吸入后，通过肺泡壁进入肺毛细血管平滑肌细胞，激活可溶性鸟苷酸环化酶（sGC）和一氧化氮—环鸟苷酸（eGMP）产物，使肺血管平滑肌松弛，并改善肺泡通气/血流比例，特异性扩张肺血管，降低肺血管阻力及右心室后负荷，改善氧合，而不会降低体循环血压。与之相比，静脉用血管扩张剂，如前列环素、妥拉唑林及硝普钠等不具备选择性，可同时对体循环产生影响。导致低血压并增加右向左分流，降低肺泡氧合。研究表明，一氧化氮吸入（iNO）的剂量在 5 ~ 20ppm 有效，增加剂量至超过 20ppm 并不能改善治疗效果，而持续 80ppm 吸入治疗会增加高铁血红蛋白血症的风险。iNO 治疗开始剂量为 8 ~ 10ppm，若氧合无改善，每 15 ~ 30 分钟增加 5 ppm（最大量为 20ppm），应用时间不超过 96 小时。如患儿血氧稳定达 12 小时以上，每隔 15 ~ 30 分钟调整一次 iNO 浓度，每次降低 5ppm，如果能维持 PaO$_2$ 于理想水平，FiO2 < 0.5，iNO 量至 3 ~ 5ppm 时可以停用。

NO 的不良反应包括肺组织损伤和水肿。这是因为在有氧条件下，NO 可氧化形成对肺组织有损伤作用的 NO$_2$ 和 N$_3$O$_4$；并且高浓度 NO 的吸入易导致高铁血红蛋白血症，对红细胞和神经系统产生间接毒性作用。一般不良反应大小与剂量成正比，为避免这些不良反应，最好使用 iNO 的最低有效剂量。

2. 非特异性血管扩张剂

（1）西地那非：为5型磷酸二酯酶抑制剂，可通过提高cGMP浓度，扩张肺血管。研究表明，西地那非与iNO有协同作用，能提高iNO的疗效。西地那非的口服治疗量为1~5 mg/（kg·d），间隔6~8小时给药，最大剂量不超过8 mg/（kg·d）。静脉用西地那非的生物利用度提高，故剂量应减少，一般单次剂量为0.5 mg/kg，每次间隔8小时，疗效与iNO相当，但需要注意的是，西地那非与iNO联合应用有增加低血压及降低氧合的风险，临床上应密切监测血压和氧合状况。就目前临床研究证据而言，静脉应用西地那非治疗严重PPHN安全有效，药物耐受性良好，可明显增加氧合，改善低氧血症，并且对体循环血压影响较小。

（2）前列环素：前列环素能激活腺苷酸环化酶而增加细胞内cAMP水平，通过降低细胞内钙浓度促进血管舒张。静脉输注前列环素的不良反应为体循环血压下降及通气/血流比例失调，因此在治疗新生儿PPHN中受到限制。但临床上iNO治疗效果不明显的患儿仍可吸入前列环素以提高氧合。其疗效及临床价值有待进一步证实。

（3）米力农：为3型磷酸二酯酶抑制剂，可降低肺动脉压力及阻力，在严重PPHN以及iNO疗效差的新生儿中联合静脉应用米力农可提高氧合，不伴有血流动力学影响。

（4）肺表面活性物质：可促进氧合，减少气漏，减少胎粪吸入患儿ECMO的需要。仅用于存在肺实质疾病的新生儿。

（5）超氧化物歧化酶：清除超氧化物能提高内源性NO及iNO的疗效，降低氧化应激。减少肺损伤。超氧化物歧化酶还可清除超氧自由基，使其转化为过氧化氢，继而被过氧化氢酶和谷胱甘肽过氧化物酶转化成水；可阻断氧化剂，如过氧硝酸盐、异前列烷的形成，恢复内源性NO合酶活性，增强iNO的疗效。

（五）体外膜肺

当常规治疗，如机械通气、表面活性物质替代、高频通气、iNO等治疗无效时，体外膜肺（ECMO）的应用是严重低氧血症的最终治疗手段。氧合指数（OI）=（MAP × FiO$_2$ × 100）/PaO$_2$，通常被用于评估PPHN的严重程度。当OI > 40，持续 > 4小时或24小时内未见明显改善，可考虑应用ECMO。尽管ECMO费用昂贵，耗费人力，有颅内出血及右颈总动脉结扎的潜在风险，但目前仍是有效挽救生命的最高级的生命支持技术。

八、预后和预防

近年来，iNO和ECMO的应用使PPHN的病死率由20%~50%降至5%~15%，但存活患儿有发生一系列后遗症的风险，20%的患儿将在出院1年内反复再住院，20%~46%的患儿有发生听力障碍、神经发育障碍和认知障碍等的风险。循证医学证据表明，治疗方法的提高并不能降低后遗症的发生率，因此应积极做好围生期保健工作，在妊娠期谨慎用药，减少胎儿宫内窘迫的发生，尽量避免过期产，做好羊水胎粪污染患儿的窒息复苏救治工作，这对于预防PPKN的发生和改善预后至关重要。

第二节　早产儿动脉导管未闭

动脉导管持续开放通常发生在早产儿，称为动脉导管未闭（PDA）。胎龄越小，出生体重越低，PDA 发生率越高。胎龄 <29 周、体重 <1 500 g 的早产儿，发病率为 40% ~ 55%，小于 28 周的早产儿 PDA 发病率高达 75%。当动脉导管左向右分流量大时，肺循环血流增多而体循环血流减少，导致循环血液重新分配，从而可能出现一系列相关并发症，如肺出血、肺水肿、支气管肺发育不良、颅内出血、坏死性小肠结肠炎等，使早产儿围生期病死率明显增加，存活者严重影响其呼吸、循环及神经系统等远期预后。

一、病理生理

动脉导管（DA）是胎儿时期肺动脉主干和降主动脉之间的正常交通血管，为胎儿循环的重要组成部分。在胎儿期由于宫内低氧、低一氧化氮、前列腺素类物质水平高等原因，动脉导管保持开放，心室输出的绝大部分血液分流入降主动脉，通过腹下动脉经脐动脉回到胎盘进行气体交换。新生儿出生后，氧分压升高，局部血管前列腺素类物质浓度下降，诱发动脉导管平滑肌收缩，导致新生儿期动脉导管功能性闭合。血小板在出生后填补至收缩的动脉导管，形成血栓阻塞收缩的动脉导管。随后出现解剖重构，故血小板黏附和聚集是动脉导管关闭的关键步骤。

新生儿出生后体循坏阻力增加，肺循环阻力下降，左心室压力高于右心室。如 PDA 存在，则出现导管水平左向右分流。早产儿 PDA 左向右分流持续时间长，出现以下病理生理变化：①肺循环血量增加，出现肺水肿；②肺部液体容量增多，导致肺顺应性下降；③肺顺应下降增加呼吸做功，最终出现呼吸衰竭。当存在左向右分流的 PDA 时，进入左心室的血量增多，使左心室舒张期负荷加重，导致左心房、左心室增大。当存在肺动脉高压或肺循环阻力高于体循环时，可发生右向左或双向分流，引起青紫。早产儿出生后 2 ~ 3 天内，由于呼吸窘迫综合征（RDS）的存在及机械通气的应用，肺动脉压力和阻力较高，动脉导管的分流量较少；随着肺表面活性物质的替代治疗，RDS 好转。肺动脉阻力下降，约 30% 的患儿可出现动脉导管重新开放，左向右分流量明显增大，从而引起左心室容量负荷过重。严重者出现顽固性心力衰竭和肺出血，此时常常需要结扎动脉导管以挽救患儿生命。

二、临床表现

通常绝大部分足月儿 48 小时内动脉导管功能性关闭，因此一般生后 72 小时仍存在动脉导管未闭考虑动脉导管持续开放（pPDA）。若动脉导管内径小，左向右分流量少，可无临床症状；当动脉导管内径大，左向右分流量大时，pPDA 易导致出现血流动力学显著的 PDA（hsPDA），主要临床表现为：动脉导管内径 ≥1.6 mm，导管分流量大，伴有明显心脏杂音、心动过速、呼吸增快、脉压增大、低血压、机械通气治疗等。

（一）症状

早产儿 PDA 临床表现不典型，常引起心力衰竭，加重呼吸困难，进乳时更明显，大多数患儿体重不增，并发肺动脉高压、逆向分流的患儿可出现差异性发绀。

（二）体征

胸骨左缘第 2 肋间可闻及连续性机器样杂音，肺动脉压升高时，杂音减轻，仅有收缩期杂音。周围血管征：水冲脉、枪击音、甲床毛细血管搏动。

三、辅助检查

（一）心电图

分流量大时，心电图可表现 P 波增宽，左心室高电压，Sv_1 波加深。Rv_6 波增高。若合并肺动脉高压，则出现左、右心室合并增大。

（二）胸片

分流量小者无异常表现，分流量大者肺血多，肺动脉段突出，肺门血管影增粗，左心室、左心房增大。

（三）超声心动图

超声心动图可测量动脉导管的类型、内径大小及分流方向，若 PDA 左向右分流量大，可测得左心房、左心室内径增大及对心功能的影响。若 PDA 出现右向左或双向分流，可测得肺动脉高压、三尖瓣反流等其他心脏损伤。

四、治疗与监护

目前较为一致的观点是早产儿数天内保证适度液量，hsPDA 首选药物治疗，当动脉导管不能自行关闭或药物关闭无效且有明显血流动力学变化时需要选择手术治疗。PDA 治疗前首先需除外依赖动脉导管的复杂先天性心脏病（CHD），主要包括依赖动脉导管供应肺循环的青紫型 CHD（肺动脉狭窄或闭锁、Ebstein 畸形等）和依赖动脉导管供应体循环的青紫型 CHD（主动脉瓣狭窄或闭锁、左心发育不良综合征、主动脉弓离断等）。

（一）液体管理

液体管理包括液体限制、利用利尿剂及多巴胺维持血压。有 hsPDA 的早产儿的液体管理是个挑战。在出生后的最初几天里，液体限制应既满足生理需要又要避免液体不足。在吲哚美辛等药物治疗期间不建议常规的液体限制，因为会导致器官低灌注和能量限制。理想的液体摄入是满足最低限度的液体正平衡，允许新生儿在出生后 5 天内体重每天减少 1% ~ 2%。这样能满足基本的生理需要，避免脱水，减少 hsPDA 的发生。在出生后最初几天，液体摄入应当略少于或等于液体出量，暖箱湿度为 80% ~ 90% 可减少不显性失水，减少每天的液体摄入。每天液体入量控制在 100 mL/kg 以内，血钠 < 100 mmol/L。一旦血钠持续升高、体重丢失 >2%，应当增加液体入量。

对于 hsPDA，如果肺血容量过多，应当限制液体，应用利尿剂或机械通气。如果体循环低灌注，应观察尿量和乳酸。若尿量 < 0.5 mL/（kg·h），乳酸 >3 mmol/L，应监测血压，如果血压低，应用多巴胺，血压正常，应适当调整液体；若尿量 >0.5 mL/（kg·h），乳酸 <3 mmol/L，应调整液体，满足能量需要。

在应用吲哚美辛等药物期间，若出现少尿、氧或通气需求增加、肺或外周水肿，应监测尿量；若尿量 <1 mL/（kg·h），应控制液体入量；若尿量 >1 mL/（kg·h），应调整液体，满足能量需要，纠正低氧、酸中毒和电解质紊乱。

利尿剂仅在肺水肿、肢体水肿及心力衰竭时应用。呋塞米可能会增加前列腺素 E 的产生，可能会阻止吲哚美辛相关的肾损害，但也可能降低导管对吲哚美辛的反应。联合应用呋塞米和吲哚美辛可能会导致低钠血症和血肌酐升高，而不影响尿量。呋塞米每次 1 mg/kg，每 6~12 小时 1 次或每小时 0.2~0.5 mg/kg，维持尿量在 1 mL/（kg·h）。

（二）药物治疗

1. 吲哚美辛

首剂 0.2 mg/kg，第 2、第 3 剂 0.1~0.2 mg/kg，每剂间隔 12 小时，虽然可有效提高动脉导管的关闭率，减少脑室内出血、hsPDA 及外科手术的发生，但并没有降低慢性肺疾病和坏死性小肠结肠炎的发病率或改善神经发育的远期预后。

2. 布洛芬

疗效与吲哚美辛相近，口服与静脉滴注疗效相似，且不良反应较吲哚美辛轻微，能减少坏死性小肠结肠炎和一过性肾功能不全的发生。首剂 10 mg/kg，第 2、第 3 剂为 5 mg/kg，每剂间隔 24 小时。可根据超声心动图监测结果考虑是否完成疗程，若超声显示动脉导管仍有明显血流，且颅脑超声无恶化者可给予下一剂。布洛芬可显著降低血浆前列腺素水平，且可使新生儿血浆前列腺素水平持续降低 72 小时，这对于关闭动脉导管很重要。

3. 对乙酰氨基酚

近年来有文献报道，存在 hsPDA 的早产儿应用布洛芬治疗失败或存在布洛芬应用禁忌证时，可应用对乙酰氨基酚。每剂 15 mg/kg 口服，间隔 6 小时 1 次，服药 48 小时导管功能性关闭，且无明显的不良反应。与布洛芬相比，对乙酰氨基酚具有以下优点：①无外周血管收缩作用；②可用于存在非甾体抗炎药禁忌证的新生儿；③当布洛芬治疗失败后，也可发挥有效的动脉导管关闭作用，避免了手术风险。这些研究为治疗早产儿 PDA 提供了新的方向，尚需进一步研究对乙酰氨基酚治疗早产儿 PDA 的效果、不良反应及禁忌证等。

（三）手术治疗

当动脉导管不能自行关闭或药物关闭无效且有明显血流动力学变化时需要选择手术治疗。术前必须经超声心动图证实动脉导管的存在，并除外复杂性 CHD。

PDA 手术主要有开胸手术、胸腔镜和介入治疗（经导管封堵术）。有研究发现胸腔镜较介入治疗更经济、安全，且疗效相似。尽管结扎动脉导管成功概率高，但术后可能并发气胸、乳糜胸、脊柱侧弯和感染等，且增加支气管肺发育不良（BPD）、坏死性小肠结肠炎和严重早产儿视网膜病变（ROP）的发生概率。对于小于 32 周的早产儿，虽然手术结扎能降低早产儿的病死率，但其不仅增加发生 BPD 和 ROP 的风险，还会增加儿童早期神经系统发育异常的风险。然而，对于存在 hsPDA 且药物治疗无效的早产儿，如不行 PDA 结扎，可能增加死亡率。研究发现，结扎 PDA 能提高极低出生体重儿的存活率，但出生后 2 周内行手术者病死率高。

五、预后与预防

PDA 能引起肺间质及肺泡水肿，降低肺顺应性，导致呼吸机参数设置提高，高氧负荷机械通气时间延长，进而诱发 BPD。超低出生体重儿和极低出生体重儿的重要器官对低灌注敏感，PDA 左向右分流常引起肺损伤合并心肌功能障碍，导致全身低灌注，并发脑室内出血、坏死性小肠结肠炎、肾衰竭等情况。预防性手术结扎可能导致膈肌麻痹、左侧声带麻痹、左心室收缩功能受损、呼吸循环衰竭，增加 BPD 的风险，且不能改善远期神经系统后遗症。吲哚美辛或布洛芬治疗可能与自发性肠穿孔、肾功能受损、脑血管自主调节改变有关。治疗的不良反应不容忽视。对早产儿 PDA 进行积极的药物及手术治疗是否有必要？能否在没有发生心力衰竭及呼吸衰竭的前提下，通过保守治疗等待 PDA 的自然闭合？这些问题有待进一步研究。

第三节 缺氧缺血性心肌损害

近年来由于产科、儿科的合作，产科技术和宫内监护的进展，儿科复苏技术的改进，窒息发生率和病死率有逐年下降的趋势，但新生儿窒息仍是围生儿死亡的主要原因。新生儿窒息可引起多器官损害，其中新生儿心肌损伤临床表现多样，早期缺乏特异性，往往容易被忽略，如为一过性心肌缺血属可逆，而发展至心肌坏死则预后不良，病死率高。短暂性心肌缺血在窒息新生儿中发病率达 30% ~82%。

一、病理生理

新生儿心肌细胞发育未成熟，在结构、代谢和功能上有别于成熟心肌细胞。新生儿心肌细胞肌节数量少，收缩力弱，细胞核及线粒体等非收缩成分在细胞内占较高比例，且心肌内肌质网量少；钙离子交换多依赖钙离子通道，细胞膜 Na^+-K^+-ATP 酶有不同异构体，心肌收缩蛋白异构体的组成随着发育过程而变化，对钙的敏感性随发育逐渐增高；心肌内交感神经纤维量少，儿茶酚胺水平较低，影响心肌的收缩功能。新生儿心肌储备力低，代偿调节能力差。

新生儿心肌受损的机制如下。①心肌细胞损伤：在各种损伤因素作用下，心肌细胞膜完整性被破坏，细胞内能量代谢障碍导致心肌收缩力降低。②心肌细胞功能损伤：在心肌细胞受损的基础上，ATP 产生不足或利用障碍影响心肌的收缩和舒张功能，交感肾上腺髓质系统兴奋导致心律失常，使心肌收缩与舒张功能协调障碍，严重者发生心力衰竭，进一步加重组织器官缺氧缺血。③再灌注损伤：缺血性心肌损伤后由于血流再灌注，心肌细胞内和血液中的氧自由基成倍增加，心肌细胞内钙超载加重，从而加重心肌损伤。以上各种损伤机制交互作用，尤其是当全身缺氧、酸中毒时，心肌缺氧加重，心功能障碍，心肌收缩力减弱，心排血量下降，出现心率减慢、血压下降、心脑血流灌注减少，心肌细胞进一步受损，导致心肌不可逆性损害。

二、临床表现

新生儿心肌损害可无明显临床症状，也可出现呼吸困难、青紫、肤色苍白、哭声弱、心率过快或过慢、心律不齐、心脏杂音、低血压、肝肿大、心力衰竭等表现。轻至中度心肌损害可表现为心动图有 ST-T 改变、心律失常以及心肌酶升高；重度心肌损害可发生心力衰竭、心动过缓、心搏骤停、心源性休克等，病死率很高。

新生儿心肌损害在临床上不易判定，往往需根据临床症状及心肌酶、肌钙蛋白、心电图、超声心动图等辅助检查指标来进行判断。

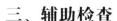

三、辅助检查

1. 心肌酶

心肌酶［天冬氨酸转氨酶（AST）、乳酸脱氢酶（LDH）、肌酸激酶（CK）、肌酸激酶同工酶（CK-MB）］可间接反映心肌细胞的完整性，但由于存在于多种组织器官中，敏感性较高，特异性不高，不是最佳的心肌损害早期血清学指标，可作为反映全身脏器损伤程度的指标。其中 CK-MB 主要存在于心肌细胞胞质内，具有较好的特异性，新生儿一般在心肌受损后 6～10 小时急剧上升，12～24 小时达高峰，维持 2～3 天，且其升高程度与心肌受损程度成正相关，可作为早期判断心肌损伤程度的重要指标之一。

2. 心肌肌钙蛋白 I（cTnI）和心肌肌钙蛋白 T（cTnT）

cTnI 和 cTnT 具有心脏特异性，心肌细胞膜完整时不能透过细胞膜进入血循环。新生儿出生后 3 天的血清 cTnI 接近成人水平，并处于稳定状态，无明显年龄相关性。心肌损伤后 cTnI 3～6 小时开始升高，14～20 小时达高峰，在血中可持续升高 5～7 天。有学者认为 cTnI 是预测早期死亡的最灵敏指标，其中脐血 cTnI 4.6 μg/L 是预测死亡的节点。心肌细胞在损伤 4 小时内即可检测到 cTnT 明显增高，随损伤进一步加重，导致 cTnT 迅速释放入血，于 18～24 小时达到高峰，持续 1 周时间。

3. 心电图

心电图对缺氧缺血性心肌损害具有确切的诊断价值。窒息后心肌损害的心电图表现为 ST-T 改变，T 波低平、倒置，可出现 Q 波，心动过缓、心律不齐、期前收缩、Q-T 间期延长。心电图是反映心肌损害敏感而简单的方法，但新生儿心电图变化快，且缺乏特异性，因此，动态观察很重要，心电图持续异常的患儿高度提示心肌受损，应结合心肌酶学检查进一步了解心肌损伤情况。

4. 超声心动图

超声心动图可显示心脏结构、心腔大小、血流状态以及功能改变。心肌损害时超声心动图表现为左心室收缩功能、心排血量下降和中重度肺动脉高压导致三尖瓣反流、右心室收缩功能下降。不同原因所致的新生儿心肌损害对心脏功能的影响不同，如宫内窒迫主要影响心脏的收缩功能，重度窒息则对心脏舒张功能的影响更严重，且对右心室影响更为突出。应用超声心动图对新生儿心功能进行动态监测，特别是上腔静脉塌陷指数，能够帮助液体复苏时的液量管理，避免输注液体量过多。上腔静脉塌陷指数 =（上腔静脉直径最大值 – 最小值）／上腔静脉直径最小值。

四、诊断和鉴别诊断

目前尚无缺氧缺血性心肌损害的统一诊断标准。Ranjit 提出窒息后心肌缺血的超声心动图表现包括短暂的三尖瓣反流和二尖瓣反流，并指出心电图对诊断心肌缺血性损害有重要价值，表现为 T 波倒置和异常 Q 波。

我国虞人杰等 2005 年提出新生儿缺氧缺血性心肌损害的诊断依据，可供借鉴。

（1）有明确的窒息及围生期缺氧病史。

（2）临床表现包括：①心音低钝，心动过缓；②末梢循环不良；③心力衰竭；④严重心律失常；⑤心搏骤停。

（3）心电图有 ST-T 改变且持续超过 2～3 天。

（4）CK-MB 或肌钙蛋白升高。

确诊需具备缺氧病史、临床表现的①②加心电图及酶学异常。

cTnI 和 CK-MB 均可作为新生儿心肌损害早期诊断的生化指标，但在临床应用中要综合评价，可利用平行试验同时检测。若要提高诊断的敏感性，减少漏诊，cTnI 或 CK-MB 两者之一阳性即可考虑诊断；若要提高诊断的特异性，减少误诊，cTnI 和 CK-MB 均阳性方可考虑诊断。

五、治疗与监护

1. 支持治疗

维持适中环境温度、合理供氧，维持机体各器官正常血流灌注，保持内环境稳定，纠正酸中毒及水、电解质紊乱。

2. 对症治疗

酌情应用血管活性药物，如血压下降伴心率缓慢者首选多巴胺 5～10 μg/（kg·min）。以增加心肌收缩力和改善肾血流：血压持续降低者可加用多巴酚丁胺 5～10 μg/（kg·min），与多巴胺合用。心功能异常者可使用正性肌力药物，但洋地黄类药物应慎用。

3. 心肌营养药物

可酌情应用心肌营养药物，如 ATP、辅酶 A、辅酶 Q10、维生素 C、二磷酸果糖等。

第四节　心律失常

随着产前检查和新生儿常规体格检查的普及，胎儿、新生儿心律失常并不少见，发生率分别为 1%～2% 和 0.5%～4.8%。心脏传导系统受自主神经系统——交感神经和迷走神经（即副交感神经）的双重支配。由于胎儿、新生儿自主神经系统发育不平衡，调节功能不完善，导致心脏传导系统发育不成熟，电生理功能不稳定，是胎儿和新生儿发生心律失常的解剖生理学基础。足月儿到出生后 3 个月以后，心脏传导系统逐渐发育成熟，但有个体差异。

新生儿心律失常多是出生后常规听诊时发现或因其他疾病就诊或住院时通过听诊、心电监护、心电图检查发现，室上性心律失常较室性多见。

新生儿心律失常具有各自的特点和重要的临床意义。由于患儿年龄小，各系统、器官尚未发育成熟，增加了诊断难度，药物选择也受到限制。目前可供新生儿应用的抗心律失常药物极为有限。

一、病因

1. 生理因素

生理因素引起心律失常最常见，为胎儿、新生儿心脏传导系统发育不成熟所致，为功能性或暂时性心律失常。

2. 病理因素

常伴有各种原发病，如①围生期缺氧缺血；②各种感染；③电解质紊乱，尤其是钾、钙和镁离子紊乱以及各种酸碱平衡失调；④心脏器质性疾病，如先天性心脏病、心包积液、心内膜弹力纤维增生症、心肌致密化不全、原发性或继发性心肌病、心力衰竭，以及心导管检查和介入治疗、心脏手术等；⑤先天代谢性疾病；⑥全身性疾病，如胃食管反流、低体温、贫血、休克、甲状腺功能异常、颅内压增高、各系统其他疾病影响心脏功能等；⑦围生期药物影响（如阿托品、肾上腺素、洋地黄、普罗帕酮等）；⑧新生儿狼疮综合征，孕母患系统性红斑狼疮（SLE）、干燥综合征（SS）等结缔组织病，胎儿、新生儿被动输入抗核抗体（ANA）、抗 SS-A 抗体、抗 SS-B 抗体，出生后出现多系统损害、心律失常等表现，重者心电图为完全性房室传导阻滞。

二、发病机制

新生儿出生时心脏传导系统尚未发育成熟，出生后继续发育并逐步完善其生理功能，心脏传导系统功能的变化及其成熟过程的不稳定性是新生儿心律失常发生的解剖生理学基础。

三、临床表现

新生儿由于基础心率较快，平均为 140 次/分，即使期前收缩较多，呈二、三联律，对心脏血流动力学的影响也较小。一般无症状，心脏听诊可有心律不齐、期前收缩等。

出生后 1 周内发生室上性快速心律失常多见。新生儿发作时心率较其他年龄组小儿更快，还可交替出现 2 种或 2 种以上的室上性快速心律失常。发作频率越快，持续时间越长（如发作 >24 小时），越易引起心力衰竭，甚至死亡。典型症状为面色苍白、烦躁、拒食、呕吐，心脏听诊心率增快、律齐、心音有力，伴心力衰竭时心音低钝。

新生儿心动过缓（如果心率 >50 次/分）时，患儿可无症状，心脏听诊可有第一心音低钝、心律不齐。如心率 <50 次/分，多有血流动力学障碍，临床表现为面色苍白、青紫、呼吸急促、呼吸困难、血压下降、心率减慢、心音低钝、心源性休克、心力衰竭，甚至惊厥、晕厥等阿—斯综合征表现。

阵发性室性心动过速多有血流动力学障碍，临床表现为烦躁、大汗、面色苍白、青紫、呼吸急促、呼吸困难、血压下降、心音低钝、心源性休克、心力衰竭、阿—斯综合征等。危重新生儿临终前心电监护中常见室性心动过速，易转为心室扑动及颤动而死亡。

四、辅助检查

1. 检验项目

血、尿、便常规，动脉血气分析，血糖，电解质，肝功能，肾功能，心肌酶谱，肌酸激酶同工酶（CK-MB）质量法，肌钙蛋白，甲状腺功能，ANA，抗 SS-A 抗体，抗 SS-B 抗体。

2. 检查项目

心电图、胸片、超声心动图、动态心电图。

五、诊断和鉴别诊断

1. 窦性心动过速应与阵发性室上性心动过速鉴别

前者多有哭闹、发热、感染、缺氧、贫血等诱因；心电图可见窦性 P 波（即 I、II、aVF、V_5、V_6 导联直立，aVR 倒置）；心率一般 <230 次/分。有逐渐增快和逐渐减慢的过程；PP 或 RR 间期多不匀齐，也可匀齐。后者 P 波看不清楚或 P 波与窦性 P 波不同，是鉴

别的关键；心率一般＞230 次/分，也可＜230 次/分；多有突发突止的特点，也可逐渐增快和逐渐减慢；RR 间期多匀齐，也可略不匀齐；潜水反射等刺激迷走神经的方法可能终止发作。

2. 阵发性室上性心动过速伴室内差异性传导应与阵发性室性心动过速鉴别

室房分离是室性心动过速的显著特征，P 波与 QRS 波无关，心房率较心室率慢，可有室性融合波或心室夺获，QRS 波群形态与窦性不同，QRS 波群变宽。

六、治疗与监护

（1）针对原发病的治疗：如纠正缺氧、电解质紊乱、酸中毒等。

（2）改善心肌细胞代谢：如静脉滴注维生素 C、三磷酸腺苷二钠、辅酶 A、磷酸肌酸钠、口服果糖二磷酸钠等。

（3）严重心律失常需要用抗心律失常药物，见下述。

（4）监护项目：心电监护、体温、心率、呼吸、血压、经皮血氧饱和度、心电图、床旁超声心动图。

七、预后与预防

新生儿心律失常预后取决于原发病，功能性或暂时性心律失常预后较好，原发病危重、治疗效果不好的严重心律失常预后不好。

预防方面应注意避免感染、缺氧、电解质紊乱及酸碱平衡紊乱等因素。

八、新生儿心脏电复律

心脏电复律是用直流电脉冲作用于心脏，使室性及室上性快速心律失常转变为窦性心律的方法，是心律失常治疗的重大突破。由于电流量强大，足以使大部分（约 75% 以上）心肌同时除极，然后由最高自律性的起搏点（通常为窦房结）控制心脏而达到复律的目的。根据直流电的发放与心电图上的 QRS 波群是否同步，可分为同步直流电复律和非同步直流电复律。前者用于治疗室性心动过速及室上性快速心律失常；非同步直流电复律即电除颤。用于治疗心室颤动及扑动。

依电极接触部位不同，电复律可分为直接开胸电复律和间接经胸壁电复律，前者仅开胸心脏手术时使用。

（一）适应证

（1）心室颤动及扑动。

（2）阵发性室性心动过速，药物治疗无效。

（3）心房颤动，药物治疗无效。

（4）心房扑动，药物治疗无效。

（5）阵发性室上性心动过速，药物治疗无效。

（二）禁忌证

（1）洋地黄中毒引起的心律失常：如为洋地黄中毒引起的室性心动过速，则禁用电复律。因洋地黄使心肌应激性增高，易诱发心室颤动，此时电刺激可引起不可逆的心跳停止。

（2）室上性快速心律失常伴高度或完全性房室传导阻滞或伴严重心动过缓。

（3）电解质紊乱：如低钾血症、低钙血症。

（三）操作步骤

1. 患儿准备

向患儿家属解释复律过程，尽量消除家长紧张情绪，签署操作知情同意书；开通静脉通道，尽可能纠正血气异常、酸碱平衡失调及电解质紊乱。行心电监护及呼吸、血压和经皮血氧饱和度监测，记录心电图。

2. 电复律的实施

（1）患儿平卧。充分吸氧 5～10 分钟（最好用面罩吸氧），以保证足够的血氧分压，并做好气管插管及复苏的准备。

（2）电极板接触部位的皮肤如贴有监护电极应该除去，以免产生额外电阻影响复律效果和灼伤皮肤。

（3）接示波器的心电图导联，用 R 波最高的导联监测心电图，检查复律器的同步性能。

（4）新生儿用 4.5 cm 的电极板。在电极板上均匀涂上导电糊或裹上 4 层盐水纱布，将复律器充电到所需要的能量水平。

（5）所有人员离开患儿或病床，除去与患儿相接触的电子设备，以免遭电击损伤。彻底清除两电极板之间皮肤上的一切导电物质，以免放电时电流通过皮肤形成短路面影响效果。

（6）按规定位置正确放置电极板（胸骨右缘第 2 肋间及左胸心尖部），适当加压使其与皮肤紧密接触，然后放电。

（7）放电后立刻听诊心脏并记录心电图，监测血压和心电图 2～4 小时，发现异常及时纠正。如病情不稳定，应继续观察，持续监护 8 小时。

（四）能量选择

新生儿电击剂量为 0.5～1J/kg，最大量 2J/kg。一般情况下，电能较高，复律成功的可能性较大，但造成的电损伤也较大；此外，虽然低电能造成的损伤较小，但如需要反复多次放电，则其累积损伤可能大于一次使用较高能量。因此，最理想的情况是用较低的电能一次复律成功。

（五）电复律并发症的预防与处理

1. 电极板皮肤烧灼伤

电极板与皮肤间的电阻过大或产生电弧是造成皮肤烧灼伤的原因。预防的方法是清除电极板接触部位皮肤上一切能产生电阻的物质，如衣服、监护电极等；电极板上充分、均匀地涂上导电糊并适当加压，使其贴紧患儿胸表面以减小胸壁阻抗。当出现皮肤烧灼伤时可按一般烧灼伤处理。

2. 低血压

必须静脉补液补充血容量，必要时使用多巴胺等药物。

3. 心肌损伤

表现为心电图 ST 段及 T 波改变，反复使用高能量复律者较易发生。临床上应注意，多次低能量放电对心肌的损伤比一次或几次总能量相同的高能量放电小。电复律后暂时性 ST

段抬高可能与最大电流通过的部位局部心肌持续性除极有关，并不反映心肌损伤，无须处理。如 ST 段抬高持续时间较长，则提示心肌损伤，此时应监测心律失常及心力衰竭，并给予营养心肌治疗。

4. 心律失常

窦房结功能不良者可出现交界区或心室逸搏。心脏停搏很少发生，低氧血症、复律前给药过多、能量过高是诱发因素，应予避免。偶然也可诱发心室颤动，可能与同步不良、洋地黄过量及电解质紊乱的情况下选用能量过高或严重心脏病有关。多数情况下复律后心律失常不需特殊处理。如心动过缓导致血流动力学障碍，可用异丙肾上腺素或阿托品治疗，极少情况下需要安装临时起搏器。快速室性心律失常可给予利多卡因，纠正电解质紊乱，如发生持续性室性心动过速或心室颤动，则需再次电复律。

5. 体循环或肺循环栓塞、肺水肿

新生儿少见。

第五节　心力衰竭

心力衰竭是一种临床和病理生理综合征，由于心脏结构或功能的受损，无法维持体循环或肺循环的适宜流速，不能以适宜的压力使心室充盈，不能满足机体代谢的需要。临床表现为相对低的心排血量和为了增加心排血量而产生的代偿反应。

一、病因

儿科心力衰竭的主要原因包括如下。

（1）先天性心脏病：产生过度的工作负荷，导致压力或容量超负荷，伴或不伴发绀。先天性心脏病的发生率为 0.8%，其中 1/3 ~ 1/2 需要立即治疗，在未经治疗的患儿中，每年有 0.1% ~ 0.2% 发展至心力衰竭。

（2）心肌疾病：为基因异常或后天获得性，代谢因素、感染性疾病、药物或毒物所致。

（3）心脏修补术后，心肌功能紊乱。

二、病理生理

1. 心力衰竭血流动力学的变化

心功能或心排血量的调节主要涉及下列 5 个基本因素。

（1）前负荷：又称为容量负荷，可用心室舒张末期压力表示。

（2）后负荷：又称为压力负荷，指心室开始收缩后所承受的负荷，可由心室射血时的收缩压或主动脉压表示。

（3）心肌收缩力：指与心脏前、后负荷无关的心室收缩能力，与心肌细胞内 Ca^{2+} 浓度、收缩蛋白及能量蛋白的转换有关，受交感神经调节。

（4）心率：心排血量（L/min）= 每搏输出量（L）×心率（次/分）。

（5）心室收缩协调性。

2. 胎儿心力衰竭

胎儿心力衰竭发展到新生儿期可能是致命性的，但是在胎儿期，由于血流动力学的因素，胎儿能够很好地耐受。室上性心动过速、房室传导阻滞导致的严重心动过缓、贫血、三尖瓣的 Ebstein 畸形导致的严重三尖瓣反流或房室流出道缺陷导致的二尖瓣反流、心肌炎都可能引起胎儿心力衰竭。大多数可通过胎儿超声心动分辨。严重的胎儿心力衰竭导致胎儿水肿、腹水或心包积液。

3. 出生后第 1 天的心力衰竭

大多数心脏结构异常在出生后数小时内不引起心力衰竭，而继发于窒息、低血糖、低钙血症或败血症的心肌功能紊乱常常会在第 1 天引起心力衰竭。继发于低氧血症的三尖瓣反流或瓣膜异常的 Ebstein 畸形也常常在第 1 天出现心力衰竭。随着肺动脉压下降，情况会有所改善。

4. 第 1 周的心力衰竭

严重的心脏功能紊乱如果未经治疗，最终在第 1 周发展成心力衰竭。动脉导管持续开放可能会增加存活概率，因此在这些新生儿，须应用前列腺素 E_1 保持动脉导管开放。

（1）末梢动脉搏动和血氧饱和度应当在上、下肢分别检查。由于主动脉缩窄或主动脉弓离断，肺动脉压力高，经动脉导管水平的右向左分流使得下肢血流灌注不足，导致血氧饱和度低。

（2）房间隔或室间隔缺损不会导致出生后最初 2 周心力衰竭，因此需要考虑主动脉缩窄和静脉异位引流等原因。

（3）早产儿心肌储备力差，只是动脉导管未闭（PDA）也可能在出生后第 1 周导致心力衰竭。

（4）肾上腺功能不足或新生儿甲状腺中毒都可能表现为心力衰竭。

5. 第 2 周之后的心力衰竭

在出生后 6~8 周，室间隔缺损患儿可表现出心力衰竭。

三、临床表现

新生儿心力衰竭有不同的临床表现，例如，可能同时存在先天性心脏病的结构异常，导致肺循环充血和体循环低灌注（当两个循环系统通过心内结构的缺损或未闭的动脉导管相联系时）。在新生儿和小婴儿，喂养困难常常是充血性心力衰竭的最初表现，表现为喂养时间延长（>20 分钟），喂养量减少、不耐受、呕吐、多汗和拒食。持续时间超过 1 个月的充血性心力衰竭可导致体重增长不佳，长期的体重增长不佳会影响身长的增长。

心力衰竭的新生儿可能会出现如下体征：肝肿大，超过肋下 3 cm，治疗有效后，肝的边缘明显回缩；奔马律是心力衰竭最常见的体征；左心衰竭时可能会有喘息，提示肺炎或严重心力衰竭；交替脉（衰竭心肌的强弱收缩交替）或奇脉（吸气时脉搏和血压降低）常见于重度充血性心力衰竭的婴儿。慢性心力衰竭时，喂养困难、肺部炎症、代谢增加导致生长发育落后，体重的落后比身长和头围的落后明显。

四、诊断和鉴别诊断

在我国，新生儿心力衰竭一直沿用的是婴儿心力衰竭指标。国外有文献总结新生儿心力衰竭诊断有如下指标：心动过速，>180/分；喂奶量每次 <100 mL，每次喂哺时间 >40 分钟；呼吸增快，>60 次/分；呼吸困难；出现奔马律；肝肿大。

也有国外学者将新生儿心力衰竭程度进行评分，来评价其严重程度，分值越高（最高分为 14 分），程度越重。

五、辅助检查

1. 心电图

心电图为非特异性，但在心力衰竭的患儿常常有异常，表现为窦性心动过速、左心室肥厚、ST-T 改变和 I 度房室传导阻滞。

2. 胸片

新生儿心胸比 >60%、婴儿 >55% 是心力衰竭的线索。需要除外呼气位胸片，其可能表现为心脏增大。

六、治疗

心力衰竭的治疗包括针对病因的治疗、对突发事件的管理和控制充血状态。

（一）治疗病因

针对心力衰竭的病因进行治疗，才有可能治愈疾病。

（二）突发事件的管理

充血性心力衰竭患儿临床状态的恶化几乎总是可以追溯到一个突发事件。管理突发事件能显著改善预后。突发事件包括风湿活动、感染性心内膜炎、并发感染、贫血、电解质紊乱、心律失常、肺栓塞、药物相互作用、药物毒性或其他系统的干扰等。

（三）控制充血状态

这是充血性心力衰竭的传统治疗方案。治疗往往是在明确诊断之前就开始，并长期使用，旨在减少肺循环或体循环的充血状态（使用利尿剂），减少不成比例升高的后负荷（使用血管扩张剂，包括血管紧张素转化酶抑制剂类药物），增加心肌收缩力（使用正性肌力药物）。

1. 地高辛

尽管在左向右分流型先天性心脏病中，地高辛的应用还有争议，但地高辛始终是儿科治疗心力衰竭最常用的药物。地高辛可以改善心肌收缩力，减慢心率，增加每搏输出量，降低心室舒张末期压力，增加尿量，提高心排血量，改善静脉淤血。对于严重心力衰竭患儿，地高辛化量按照 30~40 μg/kg 计算（静脉是口服剂量的 3/4），首剂用地高辛化量的 1/3~1/2，余量分 2~3 次，在 24 小时内完成洋地黄化。也可用 8~10 μg/（kg·d）维持量开始，不做首次负荷，每日剂量分 2 次给药。

2. 利尿剂

利尿剂能迅速缓解肺循环和体循环的充血状态。常用呋塞米，每次 1 mg/kg。监测体重、血尿素氮和血清电解质很重要。应用 <每次 2 mg/kg 的呋塞米或其他利尿剂时，不需要补充钾。如果有低钾血症，需要每日补充 1~1.5 mmol/kg 钾盐。还有可能出现代谢性碱中毒、低镁血症、低钠血症等其他问题。新生儿比成人更能耐受低钠血症，但血钠低至 120 mmol/L 以下时，需要治疗。

3. 血管舒张剂

在成人，血管紧张素转化酶抑制剂（ACEI）类药物显著改善心力衰竭患者的生活质量。在由左向右分流的患儿，ACEI 用于体循环阻力增高者非常有效，但不能用于有主动脉或二尖瓣狭窄的患儿，ACEI 用于血容量不足的患儿时，会导致严重的低血压，可以先给予常规剂量的 1/4。依那普利从 0.1 ~ 0.5 mg/（kg·d）开始，卡托普利最大剂量 6 mg/（kg·d）。如果有肾功能异常（如血清肌酐升高至 >1.5 mg/dL）。则不要应用 ACEI 类药物，因为可能会影响肾功能的发育。

4. 正性肌力药物

正性肌力药物是除地高辛之外，最常用于短期循环支持或度过危险期的药物，但长期使用正性肌力药物并不能改善生存率。多巴胺是目前使用最广泛的儿科正性肌力支持药物。使用中高剂量 [6 ~ 10 μg/（kg·min）] 时具有收缩外周血管和提高血压的作用。更高剂量 [20 μg/（kg·min）] 时，可强烈收缩血管，升高血压，增加心肌做功，具有反作用。多巴胺也增加肺血管阻力，并导致心动过速。对于某些患儿（如二尖瓣狭窄患儿），这两个因素可能是有害的。

对于早产儿的低血压，多巴胺在低剂量时治疗效果明显。多巴酚丁胺是一种人工合成的拟交感神经剂，相对较少引起心动过速或血压上升。其与多巴胺同时输入可产生协同作用，提供正性肌力支持。剂量低至 0.5 μg/（kg·min）可能是有效的。然而，由于个体差异，5 ~ 20 μg/（kg·min）的剂量都是常用剂量。肾上腺素、去甲肾上腺素和异丙肾上腺素都是强有力的药物，用于术后心排血量低下。异丙肾上腺素为一种 β 受体激动剂，刺激肺循环和体循环心肌舒张，引起心动过速。

5. 氨力农

正性肌力药物，一种磷酸二酯酶抑制剂，有肺血管舒张作用。负荷剂量 3 mg/kg，1 小时后为 5 ~ 10 μg/（kg·min），主要用于儿童心脏手术后或难治性心力衰竭。血小板减少症和肝功能障碍患者不宜使用。不应与葡萄糖注射液或与呋塞米混合。

6. 其他

（1）卡维地洛：第三代 β 受体阻滞剂，具有非选择性扩张血管作用，用于成人心力衰竭治疗。近期研究表明，在扩张型心肌病婴儿，应用卡维地洛可明显改善心功能。理想治疗时机、剂量和长期效果尚有待多中心研究证实。卡维地洛能有效改善左心室功能。目前仍需要更多临床试验确定卡维地洛对于死亡率的影响。

（2）左卡尼汀：用于某些类型的代谢性心肌病治疗，50 ~ 100 mg/（kg·d），分次使用。尚未证实用于其他心肌病。

（3）前列腺素 E_1：大动脉转位、主动脉缩窄、左心发育不全综合征等，应用前列腺素显著改善症状。治疗从 0.05 μg/（kg·min）开始，可达到 0.4 μg/（kg·min）。输入时，可能会出现呼吸暂停，需要呼吸支持。易激惹、惊厥、低血压和高热是少见的症状。

（四）其他选择

1. 体外膜肺心室辅助装置

体外膜肺心室辅助装置最初用于呼吸衰竭。尤其在先天性心脏病术前和术后应用，已成为很好的治疗措施之一。左心室辅助装置（LVAD）和主动脉内球囊反搏泵（IABP）都已经用于心力衰竭的儿科患者。

2. 心脏移植

美国的一项报道中，25 例儿科心脏移植患者（年龄 7 天至 18 岁，其中 3 例小于 1 岁）随访 2 年时，存活率为 79%，随访 5 年时，只追踪到 19 名患者，其中 9 例日常生活无问题。儿科患者进行心脏移植前景较好，对某些疾病来说，远期生存率满意。最常见进行心脏移植的疾病是心肌病（如限制型心肌病，心律失常性右心室发育不良、心肌病，心室功能差的肥厚型心肌病）。

（五）其他治疗

给患儿喂奶时，注意抬高头位，有时为了避免吸入，暂时停止经口喂养。吗啡在有肺水肿的患儿中谨慎使用，可用到 0.05 mg/kg，严重病例需要呼吸机辅助呼吸。心力衰竭患儿热量需要为 220~150 kcal/（kg·d），钠盐 2~3 mmol/（kg·d）。

第六节　休克与低血压

休克是复杂的临床综合征，以急性循环衰竭、不能维持组织和器官的血液供应为特征，导致组织器官供氧和营养物质不充分，代谢产物排出受阻，在细胞功能方面，最终导致细胞死亡、器官衰竭和机体死亡。

以往我们认为，低血压时才可以诊断休克。但是 30%~50% 进入 NICU 的新生儿，在入院最初 24 小时有低血压的问题；16%~98% 的超低出生体重儿，在出生后第 1 周因为低血压而接受治疗。我们需要注意低血压和休克的关系，新生儿（尤其极低和超低出生体重儿）低血压和休克如何诊断、如何治疗。

一、病理生理

前负荷、后负荷和心肌收缩力的变化是由血管活性药物、正性肌力药、血容量的变化综合决定的。组织器官的血流由血管床决定，受中枢和局部血管调控。虽然血压会有波动，但是不同器官局部血管调控，维持内在直流。出生后第 1 天，平均动脉压的低限与孕周数字相同，大多数早产儿平均动脉压是 30 mmHg，3 天后逐渐升高。

充分的组织灌注是如下 3 种因素的综合结果：①心排血量；②局部动脉、静脉和毛细血管床完整性和血管张力；③血液的携氧能力和清除代谢产物的能力。心排血量是由心率和每搏输出量决定的。在新生儿，心排血量主要取决于心率。长时间心率过快（>180 次/分）或过慢（<80 次/分）都会损害心排血量。快速（>180 次/分）时，心室充盈时间缩短，舒张末容量减少，心肌耗氧量增加。由于舒张期是心肌灌注的时期，心率过快使舒张期缩短，引起心肌缺血，导致心室功能受损。另一个心排血量的主要决定因素是每搏输出量，由前负荷、后负荷和心肌收缩力决定。前负荷与心肌舒张末期纤维长度有关，由舒张期心室充盈血量决定。随着每搏输出量增加，前负荷增加达到峰值，根据 Starling 曲线，超过峰值之后，每搏输出量降低。后负荷是心肌在射血时的力量，对抗体循环和肺循环阻力。其他参数不变的情况下，后负荷的降低将增加心排血量。心肌收缩力是一种半定量方法衡量心室功能。当前负荷和后负荷不变时，收缩力的增加将使每搏输出量增加。心肌收缩力取决于心室舒张末和收缩末内径。组织携氧能力受心排血量和血流的影响。收缩压、舒张压和平均动脉压读数异常时，可能并非病理性的。低血压并不是休克的同义词，而是休克晚期的临床表现。

二、新生儿血压的测量

新生儿血压测量应当采用简单、可靠、无创、无痛又能持续监测的方法，但是迄今为止尚不能实现。通常，动脉置管获得的平均动脉压被用来判断血压是否正常，因为其不会受到血栓、气泡等的干扰。有创测量的缺点是置管的风险，如血栓形成、出血等干扰。无创直接测量包括示波器和多普勒技术。测量血压的金标准是用脐动脉导管或外周动脉置管进行动脉内测量。大多数临床医生依赖无创血压测量。尽管无创的脉冲式血压测量被广泛应用，但新生儿的读数准确性有限，尤其当有临床低血压症状时更加不可靠。幸运的是，血管内和非直接的多普勒方法测量收缩压一致性较好。

应该测量收缩压还是平均动脉压？收缩压是当心脏跳动时，血液施于动脉或静脉壁的压力，而平均动脉压是在一个心脏循环中的平均动脉压力。平均动脉压是 1/3 收缩压与 2/3 舒张压之和。在出生后最初 24 小时，平均动脉压低于 1/3 收缩压与远期预后不佳相关，出生后第 1 周，极低出生体重儿的血压会逐渐上升。

血压问题是 NICU 常见问题。体循环低血压与新生儿死亡率相关，因为其可能引起脑室内出血。虽然新生儿低血压影响器官灌注，灌注不足或循环不佳均需要治疗，但争议在于界值与治疗药物的选择。

三、低血压定义

病理性低血压尚没有标准定义。与成人不同，新生儿出生孕周不同，因此没有单一值定义低血压。临床使用收缩压或平均动脉压定义低血压也是有争议的。血压的变化显著，随着孕周和体重呈线性变化。性别也可能在出生后第 1 天影响血压，尤其超低出生体重儿中，男性较女性血压低。因此，新生儿低血压的定义尚无定论，大多数临床医生的目标血压是平均动脉压高于孕周的数值，因此低血压的治疗依赖于孕周和临床判断。血压随着孕周和出生体重不同而有异，所有的早产儿平均动脉压均应高于 30 mmHg，血压在出生后 72 小时有显著的升高，在出生后第 1 个月每周升高 1~2 mmHg。低血压在超低出生体重儿中发生率相对较高。

休克是复杂的临床综合征，由急性循环衰竭引起。低血压（即低于预期血压）常常伴随休克。休克以组织和器官灌注不佳为特点，可能有单一或多个器官系统受累。灌注不佳不仅导致氧和营养物质运送不良，而且导致代谢废物无法清除，细胞功能受干扰，最终导致细胞死亡。血压、体循环血流、心排血量与新生儿患病率和死亡率相关。在大多数极低出生体重儿，当血压降至第 5 百分位以下时，就无法进行脑血流的自主调节了。

四、休克分类

新生儿休克的主要类型和原因如下。

1. 低血容量休克

由于急性失血或体液、电解质丢失。

2. 心源性休克

由于心肌病、心肌缺血、心律失常和心力衰竭。

3. 分布性休克

由于败血症、血管舒张、心肌抑制或内分泌受损。

4. 梗阻性休克

由于张力性气胸或心脏压塞。

5. 解离性休克

由于严重贫血或高铁血红蛋白血症。

五、病因和临床表现

新生儿低血压的临床表现除了血压降低，还包括心率减慢或增快、呼吸增快、皮肤花斑、毛细血管再充盈时间延长、四肢凉和尿量减少。核心体温和外周体温的差异可能提示低血容量或败血症。快速扩容可减少中心体温和外周体温的差异。

（一）低血容量休克

1. 病因

常常由于产前失血（常在妊娠后期发现前置胎盘、胎盘早剥、胎母输血、胎胎输血、产伤、生产时窒息或脐带血管断裂、肝脾撕裂）；出生后医源性失血或继发予弥散性血管内凝血或维生素 K 缺乏；继发于胃肠道功能异常（如呕吐、腹泻或过热），出现体液和电解质丢失。

休克的临床症状随着血管内容量丧失程度加重而代偿性休克。早产儿血容量为 90 ~ 105 mL/kg，足月儿血容量约为 83.3 mL/kg。

2. 临床表现

尽管新生儿血容量相对成人较多，但即使是少许的血量丢失都有可能引起休克。低血容量休克的表现可能是精神萎靡、皮肤花纹、末梢循环差、毛细血管再充盈时间延长（按压胸部皮肤）、心率增快、脉搏弱、低血压和尿量减少。

（二）心源性休克

1. 病因

（1）严重的产时窒息：定义为出生时 pH < 7.0 和碱缺失 ≥ 12 mmol/L。新生儿产时窒息的并发症包括多器官功能衰竭和新生儿脑病。最严重的后果是神经受损和死亡，中度到重度脑病会有脑瘫风险（尤其是四肢瘫痪或运动障碍型）和（或）认知障碍。

（2）心脏结构或功能异常。

1）左心室发育不良、三尖瓣闭锁、肺动脉闭锁。

2）心肌缺血导致心肌收缩力降低、乳头肌功能异常和继发性三尖瓣功能不全。

3）心肌功能紊乱（由于心肌病或心律失常）。

4）导致心脏功能受损的机械因素或静脉回流受影响，如继发于张力性气胸、膈疝或心脏压塞。

（3）循环转变过程紊乱：如新生儿持续肺动脉高压、早产儿动脉导管未闭。

2. 临床表现

心源性休克临床表现为心动过速、呼吸加快、肝肿大和心脏扩大。其他表现包括提示三尖瓣反流的心脏杂音、脉压变窄、肺底湿啰音和尿量减少。四肢水肿在新生儿并不常见。

（三）败血症性休克

1. 病因

败血症性休克是一种分布性休克，是引起新生儿患病和死亡的最主要因素。尽管心排血量是正常或者增加的，但可能对于携带氧和排出代谢产物来说，组织灌注仍然不足，在微循环中的分布不佳，导致组织灌注降低。在败血症性休克时，心脏功能降低（左心室多于右心室）。代偿性休克早期有心排血量增加、体循环血管阻力降低、四肢脉压增大。一旦心排血量和体循环血管阻力的正常关系被破坏，血管阻力的降低将导致低血压出现。新生儿败血症时，心脏储备有限，常常表现出低血压和心血管系统崩溃。

2. 临床表现

最常见的败血症性休克表现包括口、鼻黏膜坏死，皮下出血，以及其他部位的弥散性血管内凝血。

新生儿败血症性休克的临床表现包括哭声细弱、刺激无反应、嗜睡、苍白或青紫、呼吸表浅、四肢凉、四肢皮肤硬肿、毛细血管再充盈时间延长、低体温（核心温度低）和低血压。

（四）失代偿休克

新生儿休克的早期识别和适宜治疗对于挽救生命是至关重要的。休克应在低血压出现之前诊断和治疗。如果可逆性休克没有成功治疗，休克持续进展，将引起对低氧缺血性损伤敏感的多器官（如肾、肝、心脏和脑）损害。从失代偿性休克恢复的患儿，可能有不同程度的多器官损害，在恢复期需要关注和治疗。可能会有急性肾小管坏死、心肌灌注不足导致的心肌收缩力受损、休克时的肠道受损导致的坏死性小肠结肠炎。

六、检查

尽管可进行多种检查，但是大多数缺乏特异性。须根据休克的类型、原因、程度（是否出现多器官损害）、并发症和治疗判断预后。

（1）全血细胞计数确定是否贫血和血液丢失量，白细胞计数确定感染类型。

（2）白细胞计数升高和中性粒细胞减少预示着新生儿败血症，而中性粒细胞减少是更特异性的指标。败血症和母亲的先兆子痫可抑制中性粒细胞。

（3）弥散性血管内凝血：凝血试验、肝衰竭和低凝状态。

（4）电解质、尿素氮/肌酐和尿分析评价肾功能，肝功能试验评价肝功能。

（5）胸部 X 线、心电图、心肌酶和超声心动检查。怀疑心脏压塞时进行超声心动检查。超声心动检查或右心导管可能提示低心排血量（泵衰竭），有利于鉴别是低血容量休克还是心源性休克。

（6）血清乳酸：低灌注导致乳酸产生过多，发生代谢性酸中毒，使心肌收缩力下降和对儿茶酚胺的反应性降低。在败血症性休克中，释放的化学递质、细胞因子、组胺、黄嘌呤氧化酶、血小板凝聚因子和细菌毒素等引起组织灌注降低和氧化磷酸化。钠—钾泵活性降低，毛细血管内皮完整性被破坏，胞质蛋白质溢出，造成渗透压降低和血管内液向血管外间隙移动，成为血管外液。

（7）炎性因子：如白介素-6 和降钙素原（PCT），是新生儿感染的早期敏感指标。

（8）更多有创检查：动脉血气分析，pH 测定，中心静脉氧分压测定，体循环血管阻力测定，从特殊的中心静脉导管测定心排血量。

（9）中心静脉氧饱和度：>70%。

（10）动脉血气分析：特别是 pH 和碱剩余（BE）。

（11）混合静脉血氧饱和度。

（12）血液、尿、脐带或伤口培养，以及头部 CT 和腰椎穿刺。

（13）影像学检查（超声、CT）：可帮助确定容量丢失的部位和原因。

（14）胃肠道内镜：可明确出血原因。

（15）新近出现的无创技术，如功能超声心动（FE）和近红外光谱（NIRS）可能在今后会成为常规应用。FE 提供了床边测定心排血量、外周血管阻力及器官对液体和药物治疗反应的方法。NIRS 能监测器官灌注情况。

七、治疗

休克应在低血压出现之前诊断和治疗。平均动脉压主要与血流相关，而不是血压。在代偿机制发挥作用时，平均动脉压可能是正常的。评价血压时，应考虑到出生后日龄和孕周。在超低出生体重儿，可接受的最低平均动脉压是 30 mmHg。在重症早产儿，反复低血压可能与动脉导管未闭、脑室内出血和较差预后相关，早期、快速治疗非常关键，治疗延迟会使死亡风险明显增加。

治疗的关键目的是使组织灌注良好、氧合和营养供应充分。美国危重医学学会估计，为组织提供充足血供并阻止休克进展需要 60 分钟。在新生儿休克中，应在第一个 5 分钟内分辨出发绀、呼吸窘迫和灌注降低，随后即刻开放气道，提供呼吸支持，保证最佳氧合状态。快速外周、中心静脉或骨髓腔液体输入是新生儿休克初始治疗的关键。休克、肝肿大、发绀或上下肢存在压差，都应在出生后 10 分钟内开始输入前列腺素 E_1，直到排除先天性心脏病。

没有心血管系统受损的早产儿无须常规应用扩容治疗，同时，有心血管系统受损的早产儿应用扩容治疗的证据也不足。到底早期应用扩容治疗还是及早输血，目前尚未可知。对于低血压的早产儿，生理盐水与白蛋白同样有效。因为更安全和更方便，生理盐水成为扩容首选晶体液。

多巴胺和多巴酚丁胺是最常用于低血压治疗的药物，部分临床医生选用去甲肾上腺素。多巴胺是最常用的肾上腺素受体激动剂。糖皮质激素越来越多地用于预防和治疗早产儿低血压，其能上调心血管的肾上腺素受体表达，并成为肾上腺功能不全时的替代治疗药物，可稳定心血管系统并减少重症患儿使用升压药物的需要。

八、结局

早期低血压与脑室内出血、脑室旁白质软化和神经系统受损相关。

第七章

新生儿神经系统疾病

第一节　新生儿缺氧缺血性脑病

围生期窒息引起脑缺氧缺血，进而导致胎儿和新生儿的脑损伤，称为缺氧缺血性脑病（HIE），临床表现为意识障碍、肌张力改变和原始反射异常的神经系统综合征，常合并有窒息所致的其他脏器功能障碍。HIE是新生儿期最常见的脑损伤疾病之一，严重者可能遗留严重的神经发育障碍，如脑瘫、认知障碍、感知异常和癫痫等。我国制定的HIE的诊断标准主要针对足月新生儿，但这并不是因为其主要发生在足月儿，也可见于早产儿。所以，有时会采用一个更广义的名词来描述窒息所致的脑损伤，即缺氧缺血性脑损伤（HIBD）。尽管我们对HIE的临床表现、病理类型和主要的不良预后有了较清楚的认识，但是至今为止对其尚缺乏有效的治疗，因此防止围生期窒息的发生是预防此病的关键。

一、病因

发达国家的HIE在活产新生儿中的发生率为2‰~3‰。围生期任何导致胎儿及新生儿窒息的因素均是本病病因。此外，围生期的感染，特别是宫内感染可能是导致早产儿脑损伤的重要原因。产前窒息所致的脑损伤约占20％，产时窒息约占35％，产前和产时窒息约占35％，而出生后窒息仅占10％。从窒息的环节分析，新生儿脑损伤多半在产前就已发生，因此出生时是否有严重的窒息表现并不能作为诊断HIE的必备条件。

二、发病机制

脑损伤的始动因素是窒息，窒息导致器官的缺氧缺血，更确切地说，窒息产生的严重缺氧使脑灌注降低和脑血流调节异常是脑损伤发生的关键环节，单纯的低氧血症或单纯的脑缺血均不是HIE的发生条件，窒息致脑缺血可能是不完全性，也可能是完全性（严重窒息致低张性缺氧，脑供血暂时中断）。缺氧缺血的直接结果是血氧分压、血氧含量降低，组织代谢底物（葡萄糖）缺乏及代谢终产物的堆积，脑灌注降低和血流调节异常。

（一）脑灌注变化

正常情况下，脑血流、脑功能和脑代谢三者相互依赖。脑血流自身调节是机体的一种适应功能，广义地说是指脑组织按基本功能和代谢需要来调节脑血液供应的内在能力；狭义地说，脑灌注压在一定范围内变化时应能保持恒定的脑血流供应，即脑血流量＝脑灌注压/脑

血管阻力 =（平均动脉压 - 平均静脉压）/脑血管阻力。若脑灌注压在一定范围内变化，脑血流量仍能维持恒定，其主要是通过改变脑血管阻力来实现的。脑灌注压一定的变化范围称为脑血流自调坪台，那么维持脑血流量恒定的最高平均动脉压即为自身调节的上限，最低平均动脉压为下限。动物研究表明，新生动物脑血流自调坪台范围较窄，如新生犬为 30～75 mmHg，胎羊为 45～80 mmHg，新生猪为 50～90 mmHg。随着发育的成熟，自调范围增大，自调上限增高；高血压使自调限值可能再调而发生自调坪台右移。可以推测，从胎儿到新生儿的成熟过程中，自调坪台逐渐右移。目前，我们仍不十分清楚新生儿脑血流的自调范围。但可以判定，当平均动脉压超过自调上限时将发生过度灌注，而低于下限时将发生低灌注，由此预测出血或缺血性脑损伤发生的风险。脑血流自身调节破坏常常是脑血管阻力变化所致：异常阻力增高导致低灌注，反之血管麻痹，脑血流量将随平均动脉压变化而变化，即"压力被动依赖性"脑血流。此外，脑血流调节破坏时还常表现为对 CO_2 反应性的丧失，即呼吸性酸中毒时没有使脑血流增加，呼吸性碱中毒时也未能使脑血流减少。

一般窒息缺氧为不完全性时，体内器官间血液再分布，这时脑血流不减少。当缺氧持续存在，则这种代偿机制失败，主要原因为：严重缺氧、酸中毒致心肌损害，发生泵功能衰竭，脑血流自身调节破坏，必然导致脑灌注明显减少，特别是皮质下及白质区的血流减少更明显。试验表明，即使灌注恢复，早产儿白质血流也很难恢复到原来水平。可见这时的易损区是在白质区和矢状旁区，如脑室周围深部的白质区（动脉供应的边界或终末区，缺血时发生边界性或终末性损伤），大脑前、中后动脉的交界区也是缺血的易损区（缺血时易发生分水岭样梗死）。当急性完全性窒息缺氧或反复窒息缺氧（不完全性），基底核、丘脑、脑干血流减少，将会导致更严重的损伤。

（二）脑组织生化及细胞学变化

目前认为，一般情况下葡萄糖是中枢神经细胞代谢的唯一底物。窒息时，葡萄糖转运障碍，使神经细胞可利用的葡萄糖明显减少。由于缺氧，能量的产生主要靠无氧酵解，这势必导致大量乳酸堆积，三磷酸腺苷（ATP）产生减少，细胞内 pH 降低，进而使细胞膜的泵功能不足，大量钠、钙离子流入细胞内，造成细胞源性水肿。应用磁共振波谱（MRS）的动物实验研究表明，窒息的急性期，ATP 可在 30 分钟内迅速下降，脑内乳酸水平急剧升高，细胞内 pH 降低。复苏后 2～3 小时，ATP 可恢复至原有水平，乳酸水平下降，但并没有完全恢复。随后的 24 小时，ATP 再次下降，36～48 小时，ATP 降低更明显，而这时细胞内 pH 可正常，但乳酸增加，这种现象称为"二次能量衰竭"。严重窒息导致的 HIE 发生"二次能量衰竭"的时间为 48～72 小时，这时临床表现也最重。"二次能量衰竭"的病理基础是严重的线粒体功能障碍，线粒体崩解和减少，同时脑组织严重肿胀伴有大量神经元坏死。

钙离子的大量内流不但可使细胞氧化磷酸化障碍，最终可致细胞不可逆的损害；还可使脂酶、蛋白质酶等激活，进而使膜磷脂破坏，产生大量不饱和脂肪酸、血栓素、白三烯、血小板活化因子（PAF），使细胞膜的通透性增强，产生微循环障碍（可有微血栓形成）。ATP 降解产生大量腺苷，后者转化为次黄嘌呤，再灌注时，次黄嘌呤在黄嘌呤氧化酶的作用下可产生大量氧自由基；钙内流激活一氧化氮合酶。结果产生大量过氧亚硝酸盐和一氧化氮，不可避免地使组织损害进一步加重。此外，缺氧缺血时突出前膜去极化，大量谷氨酸盐以出胞的形式释放至突触间隙，激活 N - 甲基天冬氨酸（NMDA），α - 氨基羟甲基恶唑丙酸（AMPA）和海人草酸盐（KA）受体使突触后膜对钙离子通透性增强，使细胞内的游离钙进一步增加，激活脂酶、蛋白酶和内切核酸酶启动细胞的死亡过程。近年来研究还证明，缺血再灌注后诱发明显的炎症反应，损伤的神经组织区域有大量细胞因子表达，白介素（IL）-16、IL-6、肿瘤坏死因子（TNF）α、细胞间黏附分子（ICAM）-1等，应用IL-1抗体可以明显减轻缺血性脑损伤。目前认为细胞因子介导的炎症反应在宫内感染是导致脑损伤的主要病理过程。

目前认为细胞的死亡过程可能存在两种形式，一种是坏死，另一种是凋亡。神经细胞究竟以哪种死亡形式为主尚不清楚。细胞凋亡有其特征性的病理改变：细胞皱缩、胞膜完整、染色质浓聚和DNA合段，电泳后可见典型DNA梯。实际上细胞的凋亡是由基因调控的一种程序性死亡，上述发病机制均可在细胞凋亡过程中起重要作用。

三、神经病理

缺氧缺血性脑损伤的神经病理类型主要决定于窒息的严重程度、作用时间及脑发育的成熟度。HIE主要类型见表7-1。脑发育细胞代谢最旺盛区、血供最薄弱区是最易损伤的区域。一般成熟的脑易损性为：神经元 ≥ 少突胶质细胞 > 星形胶质细胞 > 小胶质细胞。

表7-1 HIE的主要神经病理类型

神经损伤	解剖定位	病理改变
选择性神经元坏死（主要见于足月儿）	大脑皮质、基底核、丘脑、海马、脑干、脑桥小脑、脊髓前角	神经元坏死、小胶质细胞浸润、星形胶质细胞肥大、大理石状态（主要见于足月儿，早产儿也可见到）；神经元缺失、胶质细胞增生、过度髓鞘化
矢状窦旁损伤（主要见于足月儿）	大脑皮质及皮质下（主要大脑动脉交汇区）	神经元坏死为主，而少突胶质细胞、星形胶质细胞、小胶质细胞很少受损
脑室周围白质软化脑室内、生发基质及脑室周围出血（主要见于早产儿）	生发基质、侧脑室背侧三角区、前角、马氏孔水平白质及半卵圆中心	少突胶质细胞减少，轴突肿胀，星形胶质细胞和小胶质细胞增生，髓鞘消失，脑室扩张
局灶性或多灶性缺血性脑损害（足月儿、早产儿均可见）	大脑皮质及皮质下白质	受累的细胞广泛：神经元、少突胶质细胞、星形胶质细胞和内皮细胞

四、临床表现

HIE的临床表现一般有明显的阶段性，包括起病（出生至12小时）、典型表现期（出生后12~24小时）、高峰期（出生后24~72小时）及恢复期（出生72小时后）。因此，对于窒息所致脑损伤的表现，需要密切观察演变经过，切不可根据一时的早期表现过早下结论。描述其临床表现一般从以下几个方面：意识状态、肌肉张力、原始反射、惊厥及脑干症状。

1. **起病期（出生~12小时）**

一般表现有兴奋、激惹或意识状态正常，肌肉张力增高或正常、原始反射正常，但严重窒息时，可表现有明显的意识障碍，反应迟钝，甚至昏迷，呼吸节律改变，甚至呼吸暂停、惊厥。瞳孔反射可能正常。

2. **典型表现期（出生后12~24小时）**

兴奋激惹、肢体活动较多，肌张力开始降低，原始反射正常或减弱。若此时肌肉张力和原始反射正常、意识状态正常或激惹兴奋不明显，多数为轻度 HIE。对于中重度 HIE，此期即可表现为肌张力降低，原始反射减弱，对于足月儿，上肢张力降低较明显，而早产儿与之相反。此外，常有尿潴留表现，而且可持续到恢复期后。

3. 高峰期（出生后 24 ~ 72 小时）

主要表现为嗜睡，反应迟钝，重者昏迷，原始反射减弱或消失，肌肉松软，有时可见僵直，甚至有角弓反张，有脑干症状（瞳孔扩大或缩小、呼吸节律不齐、血压不稳、心率明显减慢、眼球震颤），前囟张力明显增高，可有频繁惊厥，重者死亡多数在此期。若无昏迷，原始反射消失、有脑干症状、频繁惊厥，可诊断为中度 HIE，否则为重度。

4. 恢复期（出生 72 小时后）

中重度 HIE 意识状态、肌肉张力、原始反射等的临床表现开始逐渐恢复，惊厥已明显减少，但仍可有尿潴留，所有症状体征不可能立即恢复正常，也不可能持续加重，一般 7 ~ 10 天可大致恢复正常。除上述神经系统临床表现之外，尚伴有其他系统功能障碍表现，危重者常死于心源性休克和急性肾衰竭。

五、辅助检查

（一）血液及体液的生化分析

窒息新生儿血清中肌酸激酶（CPK）、乳酸脱氢酶（LDH）、肌酸激酶同工酶（CK-MB）显著增高，与脑损伤程度平行；脑脊液中 CK-MB、神经特异性烯醇化酶（NSE）明显增高对预后判定有一定价值。有报道称，尿中乳酸和肌酐（^{1}HNMRS 方法）比值可以判断窒息的严重程度及脑损伤的严重程度，准确判定预后（病情越重，乳酸与肌酐的比例越高，预后越差）。

（二）头部超声检查

超声检查对脑室内和生发基质出血及脑室周围白质软化的敏感性和特异性较好。脑室周围白质软化早期主要表现为局灶性或弥漫性高回声，一般 1 ~ 3 周可见低回声的囊腔，随后消失，逐渐表现为脑室扩张。基底节和丘脑损伤时显示为对称性强回声；脑梗死早期表现为相应动脉供血区强回声，数周后梗死部位可出现脑萎缩及低回声囊腔。多普勒超声可以分析颅内动脉的血流速度，测定的平均血流速度与脑血流量成高度正相关。此外，可以分析血流频谱形态，测定搏动指数和阻力指数。血流频谱早期为低矮的"单峰"型，极期为"宽大"高舒张期血流型频谱，阻力指数小于 0.55 常提示预后不良。

（三）CT 与 MRI 检查

由于新生儿，特别是早产儿脑组织含水量高，对于脑缺血性改变及脑室周围白质软化，在早期，CT 和 MRI 的敏感性和特异性较低。但对颅内出血敏感性、特异性高。此外，若建立正常的判定标准，CT 值的显著降低（特别是出生后 2 周后）与预后有一定的关系。丘脑及基底核的损伤在 CT 上可以表现为"信号反转"现象，即早期表现为明显的低密度，10 ~ 14 天可见明显的密度增高。多在出生 2 ~ 7 天实施 MRI 检查，不但可判定损伤的严重程度，还可鉴别是否存在脑发育畸形、先天性遗传代谢病所致脑损伤，以及评估髓鞘及皮质的发育。足月新生儿 HIE 的 MRI 主要表现如下。①轻中度 HIE，皮质及皮质下、脑室周围白质、半卵圆中心（白质）在 T_1WI 呈局限性高信号影，而 T_2WI 表现为低信号或等信号影，增强后发现该处常有增强效应，提示可能与血脑屏障破坏有关，可能是渗出或淤血的改变。弥散加权成像（DWI）为高信号，提示有局部的细胞毒性水肿表现。但在 2 周左右的 MRI 检查发现，T_1WI/T_2WI 异常信号转为正常，说明病理改变不一定为出血性损伤，也可能为胶质细胞增生。②中重度 HIE，皮质脑沟处（如罗兰多区）和顶枕部 T_1WI 可见曲线条状或点片状高信号影，严重者整个皮质呈一致性"雪花"状高信号影，晚期可能发生囊性脑软化。③深部核团受累，主要是基底核、丘脑和丘脑腹外侧核，T_1WI 呈点片状高信号影，内囊后肢呈一致性低信号，多见于重度 HIE。④脑梗死，急性缺血期的数小时内 DWI 即可作出诊断，表现为缺血区的一致性高信号，而常规 MRI T_1WI/T_2WI 常在 24 小时后改变方明显，1 周后常规 MRI 改变明显，而 DWI 可能有假性正常现象，2 周左右表现为一致性低信号，提示液化坏死。

（四）磁共振频谱（^{1}HMRS、^{31}PMRS）

磁共振频谱（MRS）可以在体反映脑代谢的情况，主要是通过对脑组织中的天冬氨酸盐（NAA）、胆碱、乳酸盐、肌酐（Cr）、ATP、磷酸肌酐（PCr）、无机磷（Pi）分析获得（还可以分析其他物质的含量，如谷氨酸盐、肌醇等）。^{31}PMRS 研究证明，HIE 患儿出生后 2~4 天，PCr/Pi、ATP 降至最低点，其降低程度与窒息严重程度、脑损伤的严重程度及预后密切相关。^{1}HMRS 分析天冬氨酸盐/胆碱、乳酸盐/肌酐、乳酸盐/天冬氨酸盐可反映脑损伤的严重程度及预后。主要表现为乳酸盐峰值明显增高，甚至可以持续几个月，出生后 18 小时内乳酸盐/肌酐即显著增高，此改变与 ^{31}PMRS 分析所得 PCr/Pi 变化较一致，可以用于判定神经发育的预后，而乳酸盐/天冬氨酸盐是反映亚急性期、慢性期非常好的指标，重度 HIE 患儿明显高于轻度者和正常儿。

（五）磁共振弥散加权成像（DWI）和弥散张量成像（DTI）

DWI 主要是描述组织中水分子的弥散程度，可用表观弥散系数（ADC）定量评价；而 DTI 是描述水分子运动的各方向性程度，即各向异性，特别适合神经纤维束的损伤和发育评价。缺氧缺血性脑损伤时，神经细胞水肿以细胞毒性水肿为主要病理改变，细胞内水分子移出受限，ADC 值降低，DWI 表现为高信号影，在损伤后的 2~4 天最明显，这可能与"二次能量衰竭"的发生有关，当水肿减轻后，细胞内水分子移出增加，DWI 的信号减弱或恢复正常，ADC 值升高，一般需 7~10 天（可能为假性正常），若组织发生坏死，细胞内水分子大量移动到细胞外，ADC 值异常增高，DWI 表现为低信号。重度 HIE 时应用 DWI 在 24~48 小时丘脑、基底节即表现为对称性高信号影，而常规 MRI 在 4~7 天最明显。

（六）脑电图

脑电图改变主要是低电压、爆发抑制、等电位及局灶性周期性单侧癫痫样放电（PLEDS）。爆发抑制、等电位常见于弥漫性的皮质神经坏死，PLEDS 主要见于局灶性脑缺血梗死，对预后判定有很大价值。早产儿脑室周围白质软化（PVL）或出血性脑梗死常在新生儿早期（最早出生后第 4 天）可以记录到罗兰多区正相尖波，是 PVL 较特异的依据。晚期应用振幅整合脑电图（aEEG）连续监测早期脑电活动，对 HIE 预后判定有一定意义。

（七）正电子断层扫描（PET）

PET 目前尚未常规用于 HIE 的临床评价。PET 既可以分析局部脑血流变化，也可以准确测定不同区域脑组织的代谢情况。PET 研究证明，高代谢区往往是易损区，矢状窦旁损伤患者常有脑血流降低，脑组织葡萄糖的代谢率（CMRGlu）与 HIE 严重程度成负相关，对预后判定有重要价值。

六、诊断与鉴别诊断

新生儿 HIE 在我国主要指足月新生儿，对其诊断的关键点如下。

（一）围生期窒息史

有明确的可导致胎儿窘迫的异常产科病史，以及严重的胎儿宫内窘迫的表现：胎心 < 100 次/分，持续 5 分钟以上；和（或）羊水Ⅲ度污染或者在分娩过程中有明显窒息史。出生时有重度窒息表现：1 分钟 Apgar 评分≤3 分，且延续至 5 分钟时仍≤5 分；和（或）出生时脐动脉血气 pH≤7.0。

（二）临床脑病表现

出生后不久出现神经系统症状，并持续至 24 小时以上。HIE 患儿一般规律表现为兴奋、激惹→抑制/昏迷（原始反射消失）→逐渐恢复正常，疾病高峰多在 24～96 小时阶段。窒息重者高峰前移，多在 72 小时内死亡。临床分级标准可参见我国制定的标准（表7-2）。值得说明的是，临床分级不能根据窒息程度来确定。

表7-2　HIE 临床分级

分级	意识	肌张力	原始反射		惊厥	中枢性呼吸衰竭	瞳孔改变	脑电图	病程及预后
			拥抱反射	吸吮反射					
轻度	兴奋抑制交替	正常或稍高	活跃	正常	可有肌阵挛	无	正常或扩大	正常	症状在 72 小时内消失，预后好
中度	嗜睡	降低	减弱	减弱	常有	有	常缩小	低电压，可有痫样放电	症状在 14 天内消失，可能有后遗症
重度	昏迷	松软或间歇性伸肌张力增高	消失	消失	有，可呈持续状态	明显	不对称或扩大，对光反射迟钝	暴发抑制或等电位	症状可持续数周，病死率高，存活者多有后遗症

（三）除外其他原因所致脑损伤疾病

（1）遗传代谢性疾病：往往窒息史不明显，出生时正常，多数症状出现在出生后 72 小时以后，且随进奶增加，症状逐渐加重。若临床表现为进行性加重，常伴有严重代谢紊乱且难以纠正，反复低血糖，高氨血症，应考虑有遗传代谢性疾病的可能，应进一步进行尿和血的有机酸和氨基酸分析。

（2）宫内感染所致的脑损伤：特别是病毒感染，如巨细胞病毒、单纯疱疹病毒等所致的中枢神经系统损伤，应注意询问母亲感染史及性接触史。

（3）先天性脑发育畸形：应进行相应的影像学检查鉴别。

（4）非窒息性围生期动脉缺血性脑损伤。

（5）低血糖脑病：常多发生在巨大儿、小于胎龄儿、糖尿病母儿或有其他高危因素、开奶延迟的患儿。如有低血糖表现，血糖纠正后仍可有惊厥等神经系统损伤表现，MRI 有时表现为顶枕部皮质或皮质下白质坏死软化。

七、治疗

HIE 是围生期窒息所致损伤在中枢神经系统的体现，常与其他脏器功能改变或损伤并存。因此，HIE 的治疗应是整体的治疗，由于发病机制复杂，尚未完全清楚，神经系统有限的可塑性及损伤的持续性决定了治疗策略应是综合性、长期分阶段治疗。以下仅是新生儿期基础治疗的原则。

（一）基础治疗

（1）维持良好的通气、换气功能，使血气和 pH 迅速恢复至正常范围。切忌在高碳酸血症时给予碱性药物。

（2）维持周身和各脏器足够的血液灌注，使心率和血压保持在正常范围。尽早判断有无循环功能衰竭（心源性休克、心肌损伤）表现，若肤色苍白、肢端发凉、前臂内侧毛细血管再充盈时间≥3 秒、心音低纯、心率减慢、持续低血压，可应用多巴酚丁胺 2.5~8 μg/（kg·min）或多巴胺 2.5~10 μg/（kg·min），可酌情应用果糖或磷酸肌酸改善心肌代谢。

（3）维持血糖于合适范围，迅速纠正低血糖，同时也要避免血糖过高，应使血糖维持在 75~100 mg/dL。

（4）维持适宜的血液黏滞度，使血细胞比容维持在 0.45~0.55，减少其对脑血流的影响。

（5）监测电解质水平，及时纠正电解质紊乱，特别是低钠血症。

（二）对症治疗

1. 控制惊厥

苯巴比妥负荷量为 20 mg/kg，静脉缓慢注射，负荷量最大量可达 30 mg/kg（若无效，可监测血药浓度），12 小时后给予维持量 5 mg/（kg·d），静脉缓慢注射。若无效，可应用短效止惊药物劳拉西泮 0.05~0.1 mg/kg，静脉注射。苯妥英钠 20 mg/kg 静脉注射。地西泮易引起呼吸抑制，若应用，应注意静脉注射速度，用量 0.3~0.5 mg/kg。水合氯醛常是有效的止惊药物，用量为 50 mg/kg，肛门注入，但对严重心功能不全患儿，应注意其可能有引起心律失常的危险。

2. 降低颅内压

由于新生儿颅缝闭合不全，脑水肿所致颅内高压的表现很难早期发现，故在治疗上早期即应限制液体入量［60~80 mL/（kg·d）］，及时纠正低钠血症。若前囟张力增加，可静脉注射呋塞米 1 mg/kg，如 6 小时后仍紧张或膨隆，可用甘露醇 0.25~0.5 g/kg 静脉注射，4~6 小时后可重复应用，对有肾衰竭者，甘露醇应慎用。有学者对甘露醇的应用持否定态度，认为其不能改善细胞毒性脑水肿。严重的脑水肿可能为神经细胞坏死的表现。

（三）HIE 的一般脑保护策略

1. 基本的支持治疗

适用于所有脑损伤疾病。

2. 药物性神经保护

（1）果糖-1，6-二磷酸：早期应用对兴奋毒性皮质损伤有保护作用，配合低温治疗可能会增强治疗效果。

（2）兴奋性氨基酸受体阻滞剂：氯胺酮或地佐环平、美金刚、盐酸托吡酯等。

（3）自由基清除剂：别嘌醇、超氧化物歧化酶、维生素 E 等。

（4）钙通道阻滞剂：尼莫地平、尼卡地平等。

（5）促进神经生长：脑衍化神经营养因子（BDNF）、神经生长因子（NGF）、神经节苷脂-1（GM-1）、胰岛素样生长因子-1（IGF-1）、促红细胞生成素（EPO）及褪黑素等。

上述神经保护剂多半基于实验研究和有限的临床研究，缺少规范的、具有循证医学基础的较高证据效力的随机对照研究，因此并没有被临床治疗所接受。

3. 高压氧的治疗

仅限于有限的实验研究和临床应用，没有规范的随机对照研究证明其对 HIE 的有效性，尚需深入研究。

（四）HIE 的亚低温治疗

治疗性亚低温（头部或全身性）对 HIE 的治疗效果目前已获得多项随机对照研究证实，能够降低中重度 HIE 伤残率，更远期的研究还在进行中。以 MRI 判别损伤程度，有研究报道，亚低温能够降低重度 HIE 神经病理损害的发生率。目前，亚低温 + Xeon（NMDA 拮抗剂）也在临床试验中。亚低温目前被认为是对新生儿缺氧缺血性脑损伤保护效果最为确切的治疗措施，对符合适应证的患儿，NICU 应创造条件尽早（至少应在 6 小时内）开始亚低温治疗。

1. 亚低温治疗的选择标准

胎龄≥36 周和出生体重≥2 500 g（国外 2 000 g），并且同时符合以下指征。

（1）有胎儿宫内窘迫的证据，至少包括以下一项：①急性围生期事件，如胎盘早剥或脐带脱垂或严重的胎心变异或晚期减速；②出生前 6 小时内胎儿生理功能评分 <6/10（或 4/8）；③脐血 pH≤7.0 或碱剩余（BE）≥16 mmol/L。

（2）有新生儿窒息证据，至少满足下列三项之一：①5 分钟 Apgar 评分 <5 分；②脐血或出生后 1 小时内动脉血 pH≤7.0 或 BE≥16 mmol/L；③出生后即需要正压通气不少于 10 分钟。

（3）有新生儿中到重度 HIE 表现：①意识改变，反应差、嗜睡，甚至昏迷，加以下任何一项；②躯干或四肢姿势异常；③异常反射（包括膝腱反射和瞳孔反射异常等）；④吸吮、拥抱和恶心等原始反射减弱或消失；⑤临床惊厥发作。

（4）有 aEEG 脑功能监测异常证据（至少连续记录 20 分钟）：①严重异常，上边界≤10 μV；②中度异常，上边界≥10 μV 和下边界 <5 μV；③惊厥。

2. 不适合进行亚低温治疗的情况

（1）出生 12 小时后（国外 6 小时后）。

（2）初始 aEEG 监测正常，下边界 >5 μV，无惊厥。

（3）存在严重先天畸形，如复杂的发绀型先天性心脏病，严重中枢神经系统畸形，21、13 或 18-三体染色体异常。

（4）颅脑创伤或中重度颅内出血。

（5）全身性病毒或细菌感染。

（6）临床有自发出血倾向或血小板 <50×10^9/L。

3. 亚低温治疗新生儿 HIE 的临床实施

选择性头部亚低温，使鼻咽部温度维持在 33.5 ~ 34 ℃（目标温度），可接受温度 33 ~ 34.5 ℃，同时直肠温度 34.5 ~ 35 ℃。全身亚低温使直肠温度维持在 33.5 ~ 34 ℃（目标温度），可接受温度 33 ~ 34.5 ℃。亚低温治疗时间 72 小时。

（1）准备：最好在远红外辐射式抢救台上实施，开始前应完善血常规、凝血功能、脑电图、心肝肾功能、血糖、血气分析、乳酸分析及头部超声检查。选择合适的冰帽或冰毯（不要覆盖颈部），安置好体温检测探头。

（2）降温：一般 1 ~ 2 小时达到目标温度，维持 72 小时，持续监测温度变化，保持温度在可接受范围；常规进行生理指标检测、血气和电解质分析以及肝肾功能、凝血功能、血常规分析，若凝血功能异常，血小板 < $100 × 10^9$/L 应及时纠正；若心率持续下降或出现心律失常，应及时处理，终止治疗。

（3）复温：自然复温，关闭亚低温治疗，关闭外加温电源，逐渐开始复温；人工复温，设定鼻咽部温度或直肠温度为每 2 小时升高 0.5 ℃，直至温度升至 36.5 ℃。复温过程中注意监测心率、呼吸及尿量变化。

目前新生儿脑损伤的神经保护策略尚不完善，并不能从根本上改变神经损伤不良预后。脑损伤、脑损伤修复及损伤后的发育是一个动态过程，目前的治疗和预防保护策略仅限于很短的时间内。研究表明，损伤、修复及发育持续存在，因此，脑损伤的治疗一定是多阶段综合治疗，亚低温治疗是目前有较好临床证据的重要的早期治疗措施。

八、预后判定

HIE 预后准确判断相当复杂，往往某一单一因素只能反映某一阶段的问题，重度 HIE 后遗症发生率较高，经过治疗者多在 25% ~ 50%，中轻度者一般预后较好。预后不良常常包括以下因素。

（1）重度窒息，抢救 20 分钟以上才出现自主呼吸。

（2）临床分级为重度。

（3）频繁惊厥发作，不易控制。

（4）出现脑干受累表现。

（5）1 周后神经系统症状仍未消失。

（6）治疗后 2 周脑电图改变为等电位、暴发抑制。

（7）出生后 3 ~ 4 周头颅 CT 扫描仍有大片低密度影或脑室扩大、沟回变深。

（8）出生后 12 ~ 14 天 NBNA 评分 < 35 分。

（9）MRI 表现为深部核团受累（基底核、丘脑）。

第二节　新生儿颅内出血

新生儿颅内出血（ICH）是严重的新生儿临床问题，因其可导致神经系统后遗症甚至死亡。新生儿颅内出血有 5 种主要的临床类型（表 7-3）：①硬膜下出血（SDH）；②原发性蛛网膜下腔出血；③小脑出血；④脑室周围—脑室内出血（PIVH）；⑤各种脑实质出血（除小脑外）。由于产科质量的提高，因损伤引起的新生儿颅内出血（如硬膜下出血）发生率明显减少；同时，由于现代 NICU 的发展，早产儿尤其是极低出生体重儿和超低出生体重儿存活率明显提高，早产儿颅内出血（主要为生发层基质—脑室内出血）的发生率明显升高，是新生儿颅内出血最常见的类型。

表 7-3　新生儿颅内出血的主要类型

出血类型	新生儿成熟度	相对发生频率	临床严重程度
硬膜下出血	足月儿 > 早产儿	少见	严重
原发性蛛网膜下腔出血	早产儿 > 足月儿	常见	预后好
小脑出血	早产儿 > 足月儿	少见	严重
脑室内出血	早产儿 > 足月儿	常见	严重
其他：脑实质出血等	足月儿 > 早产儿	少见	不定

足月儿和早产儿发生颅内出血的部位及发生率不同，且足月儿颅内出血较早产儿少见，足月儿有明显临床表现的颅内出血见于硬膜下出血、脑室内出血、脑实质出血或多部位出血，但发生率低。早产儿颅内出血可发生于室管膜下生发层基质、脑室周围、脉络膜丛、脑室系统、大脑实质和小脑，最常见的为室管膜下生发层基质出血，小脑出血较少见。

一、硬膜下出血

多因机械性损伤使硬脑膜下血窦及附近血管破裂而发生出血。所涉及的部位包括上矢状窦、下矢状窦、直窦和横窦，严重时伴大脑镰、小脑幕撕裂。多见于足月儿，常发生于巨大儿、胎位异常、难产、产钳助产、吸引产时。目前随着产科水平提高，在发达地区硬膜下出血发生率已明显下降，但在边远地区仍然是新生儿颅内出血的主要类型。早期诊断对治疗有重要意义，可挽救生命。

（一）神经病理

大脑深部静脉回流到脑幕与脑镰交界处的大脑大静脉，即盖伦静脉。盖伦静脉和下矢状窦（位于脑镰下缘）汇合形成直窦，直窦再向后行与上矢状窦连接（位于脑镰上缘）形成横窦。横窦位于脑幕侧缘，最终汇入颈静脉。颅后窝的静脉部分回流到枕窦，然后汇入窦汇。大脑表面的血流引流到大脑表面的桥静脉，然后汇入上矢状窦。这些静脉或静脉窦撕裂常伴硬膜撕裂，可导致硬膜下出血。硬膜下出血类型主要包括：大脑镰撕裂引起直窦、横窦、盖伦静脉或幕下静脉破裂出血；枕骨分离引起枕窦破裂出血；小脑幕撕裂引起下矢状窦破裂出血；大脑表面静脉破裂出血。

1. 大脑镰撕裂

大量出血最常见于幕下出血，尤其是盖伦静脉（大脑大静脉）、直窦、横窦破裂出血，可引起死亡。出血进入颅后窝迅速压迫脑干（大量颅后窝出血可因盖伦静脉破裂所致，但无大脑镰撕裂，如盖伦静脉畸形）。影像学检查发现轻度大脑镰撕裂引起出血较上述严重出血更常见。

2. 枕骨分离

见于臀位分娩、枕骨分离引起的颅后窝硬膜下出血和小脑撕裂，可引起死亡。

3. 小脑幕撕裂

单独存在的小脑幕撕裂较大脑镰撕裂少见，常发生于小脑幕与大脑镰连接处。出血来源于下矢状窦，血块位于胼胝体上方的大脑纵裂池。

4. 脑浅表静脉破裂

引起大脑凸面出血，即通常所说的硬膜下血肿。血肿常位于大脑侧面，较邻近上矢状窦的部位多见，多为单侧，也可为双侧。常伴有蛛网膜下腔出血。这类出血在尸检中常见，可合并脑挫裂伤。

（二）发病机制

硬膜下出血常发生于下列情况：①胎儿大，产道相对小；②颅骨较脆弱，见于早产儿；③骨盆结构过硬，如初产妇或年龄较大的经产妇；④产程过短，以至于骨盆结构扩张不足或产程过长，使胎儿受压时间过长；⑤头颅经过未适应其娩出的产道，如足位或臀位分娩时；头颅被不正常地过度挤压，如面或眉先露；⑥产钳或吸引产。

在上述情况下，头颅于垂直位被过度塑形，在枕前方向被拉长或倾斜，使小脑幕或大脑镰伸长，尤其在大脑镰与小脑幕交界处。即使未撕裂，盖伦静脉回流处的静脉窦可被牵拉引起盖伦静脉撕裂。同样小脑桥静脉也可被撕裂。小脑幕撕裂常发生于前枕向的过度拉长，尤其与面先露、眉先露有关。垂直位过度塑形是引起大脑浅表静脉破裂、凸面硬膜下血肿的主要原因。臀位分娩时，如胎儿被过度伸展，头被阻于耻骨联合处可致枕骨分离，导致硬膜、枕窦、小脑撕裂。

随着医疗水平的提高，在大多数医疗中心，上述很多病因已被消除。实际上产伤并非是引起硬膜下出血的唯一病因，在某些患儿凝血功能障碍也是主要原因。而且随着胎儿脑影像技术的应用，还发现产前因素也可引起胎儿发生硬膜下血肿。

（三）临床表现

1. 大脑镰撕裂、枕骨分离、颅后窝硬膜下血肿综合征

伴幕下大量出血的大脑镰撕裂出生时即有神经系统功能紊乱，为迅速进展的严重致命性综合征。大多数严重病例为巨大儿，最初表现为脑桥受压，如反应迟钝或昏迷、眼斜视、不出现"娃娃眼"运动、瞳孔不等大、对光反射减弱；这类幕下出血常早期出现颈强直、角弓反张。如同时伴心率减慢，要考虑脑干受压。随着凝血块增大，数分钟到数小时，可由反应迟钝进展到昏迷，瞳孔固定或扩大，出现低位脑干受压的表现，呼吸不规则，最终出现呼吸停止。枕骨分离引起的严重的临床表现类似上述严重大脑镰撕裂，枕骨分离发生于臀位分娩时，出生时 Apgar 评分低，在 7~45 小时死亡。

2. 较轻的颅后窝硬膜下血肿

常见于较小的大脑镰撕裂、桥静脉破裂、轻微的枕骨分离。临床表现包括 3 个阶段：①出生后（通常为臀位分娩或产钳助产）数小时到 3~4 天可无神经系统临床表现，大多数病例间隙期小于 24 小时，随后因血肿逐渐增大而出现临床表现；②颅内压增高的各种表现，如前囟饱满、易激惹、嗜睡，主要与颅后窝脑脊液循环受阻、脑积水有关；③脑干功能紊乱的表现，包括呼吸节律异常、呼吸暂停，心率减慢，眼球运动异常，面神经麻痹。除脑干体征外，大多数病例可有惊厥，可能因伴蛛网膜下腔出血。约 50% 的病例在数小时或数天出现恶化，出血可进展使脑干受压。

3. 小脑幕撕裂

在出血延及幕下之前可无临床表现，但如发生幕下出血，临床表现同大脑镰撕裂和颅后

窝出血，如上所述可迅速出现严重的临床表现。

4. 大脑凸面的硬膜下出血

大脑凸面硬膜下出血的特征如下。①轻度出血最常见，有轻微或无临床表现，可表现出易激惹、兴奋性增高。②局部脑功能障碍的表现，最常见于出生后第 2～3 天，常出现惊厥并可伴其他局灶性脑部体征，偏瘫、双眼斜向对侧。这些表现可不明显，但通常发生。最明显的神经系统体征是损伤侧第 3 对脑神经功能障碍，通常表现为瞳孔对光反应减弱或消失，瞳孔扩大。后者继发于大脑镰切迹疝压迫第 3 对脑神经。③新生儿期无症状性硬膜下出血，在随后的数月发生慢性硬膜下积液，大多数患儿在生后 6 个月出现头围增大。

（四）诊断

依据临床表现和影像学检查可诊断。

1. 临床表现

与出血程度有关，大量出血表现为中脑受压迫的症状，如反应迟钝、昏迷，随后出现脑干受压迫的表现，如瞳孔散大、固定，心率减慢，呼吸不规则等。少量出血可表现为激惹和惊厥。与脑干有关的神经体征提示为幕下血肿；与大脑半球有关的体征提示为凸面的硬膜下血肿。如出现这些表现要立即进行有关检查明确诊断。腰椎穿刺可引起小脑扁桃体疝或大脑镰切迹疝。

2. 影像学检查

CT、MRI 可明确诊断直窦、横窦和上矢状窦部位的出血，对颅后窝出血显示更佳。B 超扫描对下矢状窦附近中央部位出血具有诊断价值，而且能更好地界定出血团块与邻近结构的关系。CT 检查安全，可明确出血程度和范围。MRI 较 CT 容易发现颅后窝出血。B 超不易发现颅后窝出血。头颅 X 线可发现枕骨分离。

（五）预后

大量硬膜下出血预后差，几乎全部死亡；存活者由于脑脊液受阻出现脑积水。严重枕骨分离和其并发症常导致不良预后。

颅后窝血肿可经 CT 或 MRI 检查发现，其预后有赖于早期发现和干预。在一项研究中，需要手术治疗的患儿 80% 经随访表现正常或仅有轻度神经系统异常，约 15% 的患儿手术后出现交通性脑积水需进行分流手术。在不需要进行手术治疗的患儿中，近 90% 预后好。

大脑凸面的硬膜下出血预后相对较好，经随访 50%～90% 的患儿发育正常，其余的表现为局灶性体征，偶尔出现脑积水。

（六）处理

1. 大脑镰、小脑幕撕裂、枕骨分离、颅后窝硬膜下血肿

理论上迅速的外科手术可挽救生命，但在严重病例，由于病情进展迅速，出现脑干受压表现，因此不可能立即进行手术。有研究显示早期诊断及手术对这类患儿有价值，但也有颅后窝血肿不进行手术者预后正常。因此适宜的处理方法为密切观察神经系统表现，尤其是脑干症状或恶化的神经系统表现，如出现这些表现应即刻手术治疗。

2. 脑凸面的硬膜下出血

需进行仔细地临床观察，如患儿神经系统稳定可不手术治疗。但如出血范围大、有颅内压增高和神经系统功能障碍表现，尤其出现脑疝早期表现时，需进行手术治疗。如稳定的硬

膜下出血发展为硬膜下积液，可行硬膜下穿刺降低颅内压。但如患儿无症状、头围无进行性增大，可不必反复行穿刺。

二、蛛网膜下腔出血

新生儿蛛网膜下腔出血分为原发性和继发性蛛网膜下腔出血。原发性蛛网膜下腔出血指血液来源于蛛网膜下腔，而其他部位如硬膜下、脑室内或小脑出血流入蛛网膜下腔或由于血管畸形、凝血功能障碍等引起的出血则为继发性蛛网膜下腔出血。原发性蛛网膜下腔出血主要位于大脑凸面的后方及颅后窝。新生儿死亡后尸检常可见少量蛛网膜下腔出血，但临床无表现。大量原发性蛛网膜下腔出血很少见，推测出血来源为脑发育过程中软脑膜间的吻合枝所衍生的小血管通道，也可来源于蛛网膜下腔的桥静脉。与成年人不同，新生儿原发性蛛网膜下腔出血多不是大血管出血，神经病理并发症表现很特殊，即使出血量较大时也很少见颅内压明显升高及脑干受压表现。与原发性蛛网膜下腔出血有关的后遗症最重要的为脑积水，主要因出血阻塞了第四脑室脑脊液流出道及蛛网膜颗粒粘连使脑脊液吸收发生障碍。

新生儿原发性蛛网膜下腔出血的发病机制尚不清楚，临床上大多数出血常与损伤和早产引起的循环功能不稳定有关，损伤引起者与前述的硬膜下出血相似；与早产相关的发病机制与室管膜下生发层基质出血的发生相似，与脑发育过程中形成的复杂的软脑膜吻合通道有关。

（一）临床表现

新生儿蛛网膜下腔出血有 3 种主要的临床表现：①轻微或无症状型，最常见，出血量少；②惊厥，常见于足月儿，在无缺氧缺血病史的新生儿，惊厥发生于出生后第 2 天，发作间期无临床表现，除惊厥外一般情况正常；③急剧恶化型，少见，见于大量出血时，患儿常有严重的围生期窒息缺氧史或产伤史，临床表现与大量的 IVH 相似，可出现昏迷、呼吸功能不全、惊厥、反射消失、四肢松软等。

（二）诊断

蛛网膜下腔出血诊断首选 CT 检查，表现为脑池、脑窦、脑裂等部位高密度，但在新生儿区分出血与大静脉窦等部位正常的高密度影有一定困难。临床常因其他原因进行腰椎穿刺检查时发现大量红细胞及脑脊液中蛋白质升高而进行诊断，有其他因素引起的继发性蛛网膜下腔出血可通过 CT 或 MRI 进行鉴别。B 超对蛛网膜下腔出血不敏感。

（三）预后

如无严重损伤或缺氧缺血，原发性蛛网膜下腔出血患儿预后佳，与新生儿期的临床表现有关，轻微或无症状型患儿预后好，有惊厥的患儿 90% 正常，急剧恶化型常发生死亡或有严重神经系统后遗症。原发性蛛网膜下腔出血主要后遗症为脑积水，处理见脑室内出血后脑积水的治疗。

三、脑室周围—脑室内出血

（一）早产儿脑室周围—脑室内出血

是新生儿颅内出血最常见的类型，多见于早产儿，出血多始发于侧脑室的腹外侧室管膜下的生发层基质，故又称为室管膜下出血（SEH）或生发层基质出血。近年来，虽然脑室内出血的发生率有下降趋势，但由于其发生与成熟度直接相关，随着 NICU 救治水平和超未成熟儿存活率的不断提高，生发层基质—脑室内出血仍然是现代 NICU 的重要问题。

1. 发生率

在孕周 <30 周的早产儿中，生发层基质—脑室内出血发生率为 10%~20%，其中重度出血的患儿中 30%~50% 发生出血后脑室扩大（PHVD），脑室扩大的患儿中 20%~40% 需要进行永久性脑室—腹腔引流，是导致神经发育不良结局的重要原因。近年来极低和超低出生体重早产儿生发层基质—脑室内出血发生率并无明显降低。

2. 神经病理

（1）室管膜下生发层基质动脉血供：由大脑前动脉（经 Heubner 动脉）、大脑中动脉（经纹状分支、来自脑膜分支的穿通支）及颈内动脉供血（图 7-1）。这些血管的末梢组成毛细血管网，提供室管膜下生发层基质血液供应，因此易发生缺血损伤。

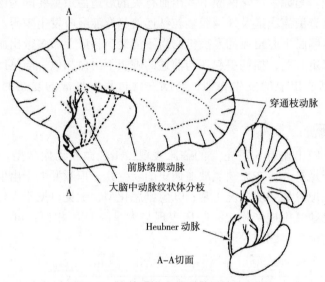

A

穿通枝动脉

前脉络膜动脉

大脑中动脉纹状体分枝

Heubner 动脉

A-A切面

图 7-1 室管膜下生发层基质动脉血供

（2）室管膜生发层基质的静脉回流：上述的毛细血管网与发育完善的脑深静脉系统联系，这一静脉系统终止于脑盖伦静脉。除生发层基质外，此静脉系统还通过髓静脉、脉络丛静脉、丘脑纹体静脉及终末静脉引流大脑白质、脉络膜丛、纹状体及丘脑的血液，实际上走行于生发层基质内的终末静脉为髓静脉、脉络丛静脉、丘脑纹体静脉的终末端，后 3 种静脉向前行汇集到尾状核头部水平，形成终末静脉，然后回流到大脑内静脉，再向后行进入盖伦静脉（图 7-2）。因此生发层基质为最易发生出血的部位（尾状核头部），血流方向呈特异性的 U 形改变，这一血管特征与出血及脑室周围出血性梗死的发生均有关。

（3）出血部位：出血起始部位位于室管膜下生发层基质（SGM），这一部位在孕 10~20 周时为大脑神经元前体细胞的发源地，并分化成各种功能的神经元；孕 20~32 周时主要提供神经胶质细胞前体细胞，最终发育为少突胶质细胞和星形胶质细胞。该组织在妊娠期最后 12~16 周开始逐渐退化，足月时消失，因此，随胎龄增加，该组织面积进行性减少，胎龄 23~24 周时横径为 2.5 mm，32 周为 1.4 mm，36 周前基本退化。此部位的薄壁血管为出血的来源，胎龄 28~32 周时，该组织在丘脑纹状体沟处（尾状核头部，马氏孔后方）显著，为最易出血的部位，28 周前也可见尾状核体部出血，50% 的早产儿可合并脉络丛出血，后者在足月儿是主要的出血部位。约 80% 的病例出血可进入侧脑室并扩展到全脑室系统，通过马氏孔和路氏孔聚集在颅后窝基底池，导致蛛网膜炎，数日或数周后可阻塞脑脊液通路，中脑导水管和蛛网膜绒毛也为较易发生梗死的部位。

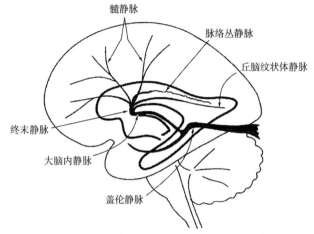

图 7-2 室管膜下生发层基质静脉回流系统

（4）脑室内出血的神经病理结局。

1）生发层基质破坏：该区域内胶质细胞前体最易受累，出血后形成血肿和囊腔，囊壁见反应性星形胶质细胞及充满含铁血黄素的巨噬细胞。胶质细胞前体破坏将严重影响随后的脑发育。

2）脑室周围出血性梗死：有 15% 的生发基质—脑室内出血患儿合并脑实质（脑室周围白质）出血坏死，多在侧脑室外角背外侧，其发生率随胎龄降低而增加，在出生体重 < 1 000 g 或孕周 <28 周的早产儿脑室内出血患儿中，有 15% ~20% 发生出血后梗死。坏死区显著不对称，大多数为单侧，1/2 病变广泛分布于脑室周围白质，从额叶到顶枕部区域。80% 的病例伴重度脑室内出血，通常认为是脑室内出血扩展到脑白质，但研究已证实这种脑室周围病变为出血性梗死，往往伴随静脉呈"扇形"分布，且多位于近脑室角进入终静脉处，故主要为终末静脉回流阻塞和髓静脉回流障碍导致的出血性静脉梗死，累及额叶和顶叶，随后的神经病理演变可在损伤部位发生脑穿通囊肿或小囊腔融合。此与脑室周白质软化的发生常同时存在，因此难以鉴别，尤其在 B 超上不易区分。

3）出血后脑室扩张和脑积水：在脑室内出血的患儿中，50% 发生出血后脑室扩张（PHVD），其中半数为进行性的，如不治疗，部分患儿最终导致严重的脑积水。脑积水除表现为出血后进行性脑扩张外，并伴头围增大。大量脑室内出血可在出血后数天引起急性脑积水，较少的出血量也可在数周后发生亚急性脑积水。急性脑积水常伴血凝块形成，可阻塞蛛网膜绒毛从而影响脑脊液吸收，这一发病机制主要见于新生儿，因新生儿蛛网膜在显微镜下仅见绒毛形成，尚未形成蛛网膜颗粒。此外，在这些早产儿的脑脊液中纤维蛋白溶酶原水平很低，新近发生的脑室内出血患儿纤溶酶原激活抑制剂水平较高，提示脑脊液中通过纤维蛋白溶酶原激活介导的纤溶机制尚缺乏，所有这些使早产儿发生脑室内出血后凝血块溶解能力较差。亚急性—慢性脑积水的发生与颅后窝蛛网膜炎有关，也可因血凝块、破坏的室管膜及胶质细胞阻塞导水管引起。

4）其他伴随的病理结局。

严重脑室内出血导致的缺血可引起选择性神经元坏死，主要累及脑桥、丘脑、基底节和海马等结构。

3. 发病机制

（1）血管内因素：主要为影响生发层基质微血管床的血流、压力和容量的因素，部分与凝血机制有关。

1）脑血流波动：脑血流的波动与随后发生脑室内出血密切相关。研究还发现脑血流轻度波动（脑血流速度波动小于 10%）与脑室内出血发生无关。出生后第一天可观察到两种脑血流表现：稳定型脑血流与波动型脑血流，脑血流的变化趋势与经脐动脉监测的动脉血压变化趋势一致。体循环与脑循环的血流波动主要受机械通气的影响，发生于人机对抗时，应用肌松机可减轻脑血流的波动。此外，高碳酸血症、低血容量、低血压、动脉导管开放（PDA）、吸入高浓度氧等均可引起脑血流波动。

2）脑血流增加：与早产儿脑血流增加有关的重要因素为压力被动型脑循环，研究显示在机械通气的极低出生体重早产儿中，50% 发生严重的脑血管自动调节功能损害。此外在早产儿，高碳酸血症、血细胞比容降低、低血糖等均可使脑血流明显增加，引起脑室内出血。临床情况稳定的早产儿其脑血管自主调节功能正常，疾病状态下，早产儿表现出压力被动型脑循环并与脑室内出血发生有关。研究观察到，在机械通气的患儿中，脑血管自主调节功能正常的早产儿无或仅发生轻度脑室内出血，而发生严重脑室内出血的早产儿均在出血前有压力被动型脑循环的表现。但在脑血管自主调节功能正常的早产儿，突然发生的动脉血压升高也可引起脑室内出血。引起新生儿动脉血压升高的原因有：快速眼动睡眠、不良刺激、活动（自发或被动）、气管内吸引、滴扩瞳药、气胸、快速扩容（包括使用血液、晶体液及高渗性溶液、交换输血）、PDA 结扎动脉导管、惊厥等，其中最主要的是气胸，气胸可引起早产儿体循环血压和脑血流速度的突然升高，然后在数小时后发生脑室内出血。

在某些早产儿，高碳酸血症引起脑血流增加参与脑室内出血发病，在机械通气的早产儿进行的研究显示，出生 24 小时后高碳酸血症可引起明显的脑血流增加，在出生 24 小时内这种反应性升高不明显，因此推测在出生后 24 小时内轻中度高碳酸血症可能与脑室内出血发生无明显相关性，但明显高碳酸血症（$PaCO_2 > 60$ mmHg）与脑室内出血发生有关。此外，高碳酸血症（$PaCO_2 > 45$ mmHg）与脑血管自动调节功能损害有关。因此临床上在机械通气的早产儿使用"允许性高碳酸血症"的策略时要综合考虑患儿是否存在发生脑室内出血的其他危险因素。

3）脑血流降低：某些情况下脑血流降低与脑室内出血发生有关，主要影响生发层基质血管，再灌注后引起血管破裂。早产儿脑血流降低主要与围生期窒息、出生后各种原因引起的体循环低血压有关，由于疾病状态下脑血管自主调节功能丧失，低血压可直接导致脑血流降低。研究显示，早产儿出生后前 5 天，95% 存在压力—被动脑循环，发生压力—被动脑循环的平均时间占 20%。

此外血细胞比容明显降低时，为提供脑供氧，心输出量明显增加，引起脑血流增加，明显增加的脑血流在有其他发生脑室内出血危险因素同时存在时，可增加脑室内出血发生风险。低血糖（< 1.7 mol/L）可明显增加脑血流量，其在早产儿发生脑室内出血中的作用需

要进一步研究。

4）脑静脉压升高：主要与分娩、窒息和呼吸系统并发症有关。正常分娩可使静脉压增高，同时早产儿头颅发育完善，分娩过程中的头颅变形可使主要的静脉窦受压阻力增大，脑静脉压进一步升高，这一作用在臀位分娩时更明显。目前有关分娩因素、阴道分娩、剖宫产与早产儿脑室内出血发生关系的报道结果尚不一致，但有研究显示，早产儿经阴道分娩较剖宫产脑室内出血发生率高；无论何种分娩方式，分娩时间大于 12 小时可增加早产儿脑室内出血发生率；如剖宫产前已启动分娩机制，则早产儿脑室内出血发生率可增加 2～4 倍。因此认为分娩过程与早产儿脑室内出血发生有关，剖宫产可预防早产儿脑室内出血发生。严重窒息缺氧引起心脏功能减退，导致静脉压升高。此外，呼吸系统疾病及治疗与静脉压升高有关，如正压通气使用较高的吸气峰压时、气胸、气管内吸引等。

5）血小板和凝血功能障碍：血小板减少是脑室内出血的独立发病因素。有研究观察到 40% 的极低出生体重儿血小板计数小于 $100 \times 10^9/L$，大多数出血时间异常。在超低出生体重儿，血小板减少者脑室内出血发生率为 78%，而血小板正常者脑室内出血发生率为 48%。此外，最近研究显示，极低出生体重早产儿出生后第一周如存在中度血小板降低（50×10^9～$99 \times 10^9/L$）时，使用布洛芬治疗动脉导管开放，可增加发生脑室内出血的风险。

此外，由于极低和超低出生体重早产儿出生后常存在凝血功能异常，有关凝血功能异常在早产儿脑室内出血发病中的作用尚未明确，也无研究结果显示临床上使用酚磺乙胺、维生素 K_1、新鲜冰冻血浆和重组的活化因子Ⅶ及凝血酶原等药物早期纠正凝血功能障碍对脑室内出血的预防作用。

（2）血管因素：早产儿室管膜下生发层基质血管为纤细的血管床，随胎龄增长而逐渐退化，血管较毛细血管大，仅有内皮细胞，无胶原和肌肉组织，因此容易破裂出血。通过电镜检查发现，在胎龄为 25～33 周的早产儿室管膜下生发层基质血管直径较大，可能与脑室内出血发生有关。此外，室管膜下生发层基质血管容易发生缺血再灌注损伤，从而导致脑室内出血发生。

（3）血管外因素：室管膜下生发层基质为胶状结构，缺乏周围组织的支持。研究显示，星形胶质细胞的标志物胶质纤维酸性蛋白（GFAP）在孕 27 周时仅有微量表达，而孕 31 周时可见明显增加，胶质纤维对维持血管稳定性至关重要，因此缺乏胶质纤维支持使早产儿容易发生脑室内出血。脑室周围和生发层基质具有较高的纤维蛋白溶解活性，参与生发层基质发育重塑过程，可使生发层基质毛细血管少量出血进展为明显的脑室内出血。

（4）脑室内出血早产儿发生脑损伤的机制：早产儿可发生与室管膜下生发层基质—脑室内出血相关的其他脑损伤，主要机制有：缺氧缺血引起脑室周围白质软化和脑桥选择性神经元坏死；生发层基质胶质细胞破坏导致髓鞘发育障碍；脑室周围出血性梗死引起脑白质损伤；脑室内出血后血液中成分可通过收缩血管使脑血流降低或产生自由基引起脑室周围白质损伤；颅内压升高引起脑灌注障碍；动脉痉挛引起脑缺血；出血后脑积水。

近年来研究显示，遗传因素在早产儿发生重度脑室内出血中的作用，凝血因子Ⅴ莱登基因多态性与重度脑室内出血的关系，胶原蛋白基因ⅣA1（COL4A1）突变在脑室内出血中的作用。

4. 临床表现

早产儿脑室内出血有 50% 发生于出生后第 1 天，90% 发生于出生后 72 小时内。可表现为3种类型。

（1）急剧恶化型：发生于大量出血时，临床少见，但病情危重，进展快，数分钟到数小时迅速恶化，神经系统表现有木僵、昏迷、呼吸不规则、呼吸暂停、全身强直、惊厥、瞳孔对光反射消失，脑干前庭反射消失，四肢软瘫。同时伴其他临床表现，如血细胞比容降低、低血压、心率减慢、前囟饱满、体温不稳定、代谢性酸中毒、血糖紊乱等，因抗利尿激素异常分泌可出现体液代谢紊乱。惊厥常见于重度脑室内出血，如发生出血后梗死的病例。

（2）继续进展型：较常见，临床表现较隐匿，数小时到数日内病情呈跳跃式进展，主要的神经系统表现有意识改变、活动减少、肌张力低下、腘窝角异常、眼部活动异常、呼吸功能紊乱。

（3）临床稳定型：最常见、最有价值的临床表现为不明原因的血细胞比容下降或输血后不上升。仔细进行神经系统检查可发现约75%的患儿有神经系统异常体征；25%~50%的脑室内出血早产儿可无任何异常表现。

出血后脑室积水的临床表现：激惹，腱反射增强，颅缝增宽（>5 mm），头围增大，前囟饱满。但因早产儿的特点，在出现上述临床表现前常已发生脑室扩张，因此需要密切进行头颅B超检查，动态观察脑室增大情况。

5. 诊断

主要根据临床表现和对早产儿常规头颅B超筛查进行诊断。

（1）头颅超声：为早产儿脑室内出血首选的检查方法，可在床旁进行，动态随访观察病变的进展情况，并根据出血严重程度进行分级。

生发层基质—脑室内出血超声分级如下。

Ⅰ级：生发层基质出血或极少量脑室内出血（旁矢状面出血量小于脑室面积的10%）。

Ⅱ级：脑室内出血（旁矢状面出血量占脑室面积的10%~50%）。

Ⅲ级：脑室内出血（旁矢状面出血量大于脑室面积的50%，侧脑室扩张）。

Ⅳ级：脑室内出血（脑室内出血＋脑室周出血性梗死）。伴脑室周围回声增强（常为单侧，位于额叶或顶叶）。

根据系列的头颅超声检查可估计脑室内出血发生的时间并指导临床进行定期检查。50%的早产儿脑室内出血发生在出生后第1天，25%于出生后第2天；15%于出生后第3天。因此在出生后第4日进行检查可发现90%的早产儿脑室内出血，其中20%~40%的脑室内出血患儿在3~5天内病变可进展，故第5天后必须复查。出生后第1天内发生脑室内出血多见于极低出生体重和超低出生体重儿。

发生大量脑室内出血的患儿应动态进行超声检查，以明确是否发生出血后脑室扩张。可根据以下指标诊断：①侧脑室前角宽度>4 mm；②丘脑—枕部宽度>26 mm，第三脑室宽度>3 mm，双侧侧脑室指标均超过上述范围。

（2）磁共振（MRI）：对发现与脑室内出血有关的其他脑损伤病变有价值，尤其对脑室内出血合并脑室周白质损伤时，可早期发现病变。

6. 处理

（1）急性期。

1）维持脑灌注压：脑灌注压＝平均动脉压－颅内压。纠正低血压，维持适当的动脉压，可监测颅内压，但不主张用降低颅内压的药物。

2）避免脑血流动力学紊乱：避免动脉血压波动和血压升高；避免缺氧、高碳酸血症、酸中毒；避免快速扩容或输入高渗溶液；防止气胸发生；如有惊厥需积极止惊；有研究显示，机械通气的早产儿用肌松剂可维持脑血流稳定，并可避免静脉压波动，从而使早产儿严重脑室内出血发生率降低。此外，采用新的机械通气模式，如同步间隙指令通气等可减少脑血流波动，从而降低早产儿脑室内出血发生。

3）支持治疗：维持适当通气、循环、体温、水电解质平衡。纠正血小板减少、凝血功能异常、低血糖、贫血。

4）定期头颅 B 超检查：新生儿脑积水的临床体征如头围增大、骨缝分离、前囟饱满，往往在脑室扩大发生后数日到数周后才出现，因此需定期进行 B 超检查，观察出血进展情况及脑室大小，有无脑积水和出血后脑室扩大发生等。

5）预防出血后脑积水：目前尚无资料显示对重度脑室内出血患儿早期进行腰椎穿刺放脑脊液可预防脑室内出血后脑积水发生。有关纤维蛋白溶解药物在预防早产儿脑室内出血后脑积水中的作用尚无定论。

（2）出血后脑室扩张的处理：由于出血后脑室扩张可由脑积水、脑室周白质软化或出血后梗死等病变引起，因此临床上需要密切进行动态监测，以明确是哪种病变为主，指导临床处理。通常以脑室周围白质病变为主的脑室扩张在再出血后数周缓慢发生，不伴颅内高压和头围迅速增大等表现，脑室测量显示较稳定。而出血后脑积水，如果为暂时性，则扩张的脑室逐渐缩小；如果为严重脑积水，则脑室进行性增大。

1）出血后自然病程（图 7-3）：有学者对出生体重小于 1 500 克的早产儿脑室内出血后的自然病程进行总结，脑室内出血后约 50% 不发生出血后进行性脑室扩大，主要见于轻中度脑室内出血和极少数严重的脑室内出血，大多数未发生出血后脑室扩大的患儿脑室大小正常。约 25% 的脑室内出血患儿发生脑室扩张，但非进行性增大，部分是因脑室周围白质软化引起。其余 25% 的患儿可发生缓慢进行性脑室扩张，这些患儿可出现脑室中度扩大，如监测颅内压可有升高，但临床情况稳定，头围生长正常，也称为"颅内压正常的脑积水"。在这部分发生缓慢进行性脑室扩张的患儿中约 40% 在 4 周内可自发缓解；其余 60% 的患儿中约 50% 在 4 周内仍然进展，发生持续缓慢进行性脑室扩张，最终发生严重脑室扩张；10% 在 4 周内发生迅速进展的脑室扩张，这些患儿可出现颅内高压的临床表现，且头围迅速增大（>2 厘米/周）。中度脑室内出血常在 10～14 天发生缓慢进行性脑室扩张，大多数可自然缓解。而重度脑室内出血常在数天内发生脑室扩大，通常不能自然缓解。在发生 Ⅰ～Ⅱ级脑室内出血的患儿中，<1% 需要进行 V-P 分流。

2）出血后脑室扩张分类：①缓慢进行性脑室扩张，中度扩张，头围增长速度正常，颅内压稳定，病程小于 2 周；②持续进行性脑室扩张，上述改变持续时间大于 2 周；③迅速进行性脑室扩张，头围增长 >2 厘米/周，B 超矢状面侧脑室体部深度 >1.5 cm，前囟张力增高，骨缝增宽，反复呼吸暂停，中重度脑室扩张，头围增长迅速，颅内压升高；④脑室扩张停止，脑室扩张自发或经腰椎穿刺放脑脊液治疗后停止。

3）处理：治疗的目的为减轻颅内压升高引起的脑损伤，尽可能避免放置永久性脑室腹腔引流。密切观察 4 周。

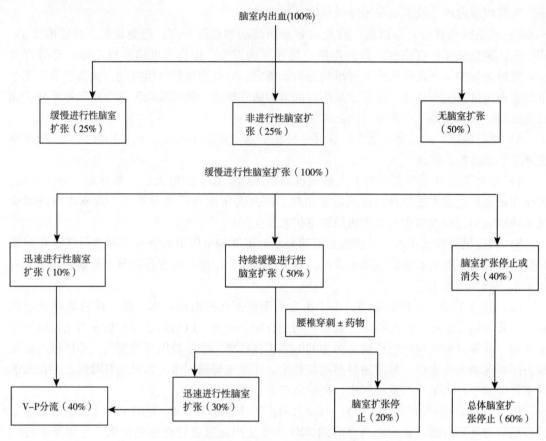

图 7-3　脑室内出血后自然病程

腰椎穿刺放脑脊液：仅在脑室系统与蛛网膜下腔之间脑脊液通路通畅，未发生堵塞时有效。腰椎穿刺前后进行 B 超检查，每次放液 10 ~ 15 mL/kg，虽然与大年龄组儿童和成人相比，新生儿行脑脊液引流较少见出现"Coning"（一种类似脑疝现象），这可能与新生儿前囟和颅缝未闭，颅内压仅轻度升高有关。但是每次放液不应超过 20 mL/kg，且应控制速度不超过1 mL/（kg·min），否则可引起呼吸暂停、心率减慢、氧饱和度降低等不良反应。开始可每日进行，随后密切观察患儿临床表现，动态进行 B 超检查观察脑室大小，如脑室扩张停止则延长间隔时间，一般需进行 2 ~ 3 周。并发症：感染、硬膜下脓肿、骨膜炎、脊髓内表皮样瘤、低钠血症。目前的研究结果显示，治疗组和对照组比较，最终需要进行外科干预、死亡、残疾的发生率并无差异，在进行反复穿刺的患儿有增加中枢感染的危险。

外科治疗：应在出现颅内高压临床表现前进行，取决于临床表现、体格检查及超声检查结果。经内科腰椎穿刺放脑脊液治疗 5 ~ 10 天无好转，脑室扩大进行性加重的患儿，需要进行外科干预。①Ommaya 囊：引流量为脑脊液 10 mL/kg，分两次进行，速度为 1 mL/min。②脑室引流：放置脑室—腹腔引流（V-P 分流），经过 Ommaya 囊放脑脊液4 ~ 6 周，脑室增大无好转可考虑。

研究显示，在发生脑室进行性增大的患儿，早期进行干预较好，如在脑室增大 < 同胎龄

儿第 97 百分位 +4 mm 进行外科干预的患儿组，未发生脑瘫。有关外科干预的理想时间目前仍在进行多中心国际合作研究以明确疗效。

密切随访 1 年，有的患儿在出生后 3~6 月可出现脑积水。

关于脑室内注射纤维蛋白溶解剂的研究较少，且有增加中枢感染和继发性出血的危险。此外，有研究显示，脑室内注射纤溶酶原激活抑制剂后脑脊液中 TGF-β1 水平持续升高，可能会加重脑积水发生。

研究显示，采用引流冲洗和纤溶治疗（DRIFT）对脑室内出血患儿进行综合治疗可防止出血后脑室扩张发生，在一项研究中，对 25 例发生脑室内出血的早产儿进行引流、灌洗、纤维蛋白溶解等综合治疗方法，一期临床试验显示其可减少脑积水发生，已进行的随机对照研究结果显示：因发生继发性脑室内出血，研究被终止，对已完成的病例进行分析结果显示，干预组和对照组比较，需要进行 V-P 分流的病例数无差异，但 DRIFT 干预组在纠正年龄 2 岁时发生严重认知障碍的病例数明显减少。目前经过重新设计研究方案，已开始进行 RCT 研究探讨其安全性和疗效。

7. 预防

由于多数的生发基质—脑室内出血发生于出生后 6 小时内，应重视产前和产时的干预措施。

（1）产前预防：使用子宫收缩抑制剂预防早产，仅能短暂延迟分娩，但可及时将产妇转运到围产医学中心分娩。Canterino J 等对 975 例早产儿进行研究显示，母亲用硫酸镁对早产儿脑室内出血发生无预防作用。治疗产妇细菌性阴道炎、产前糖皮质激素促进肺成熟、减轻呼吸窘迫综合征的严重程度，可减少脑室内出血及重度脑室内出血发生率。

（2）产时预防：如早产不可避免，应避免分娩时间 ≥10 小时，避免阴道分娩。即使在分娩前 24 小时内使用糖皮质激素也可降低脑室内出血发生。研究显示，苯巴比妥和维生素 K_1 不能预防早产儿脑室内出血。

（3）出生后预防：避免脑血流动力学改变，应用表面活性物质预防早产儿肺透明膜病及其并发症。研究显示按循证医学的原则逐步改进 NICU 医护质量可降低早产儿脑室内出血发生，如在救治极低出生体重时提高出生时复苏水平、避免低体温、应用肺表面活性物质时维持心肺功能稳定、采取镇痛和减少应激的措施、保持头部正中位、不进行常规气道吸引、使用同步呼吸机、避免不必要的扩容和碳酸氢钠的使用、输注碳酸氢钠的时间不少于 30 分钟等。机械通气患儿使用肌松剂可降低脑室内出血发生率，但其对远期神经发育的影响尚不明确，不推荐常规使用。苯巴比妥不能降低脑室内出血发生。最近的研究显示，在极低出生体重早产儿，出生后早期使用吲哚美辛不能降低脑室内出血发生率。

8. 预后

近期预后包括病死率和进行性脑室扩大。轻中度出血，病死率为 5%~10%，10%~20% 发生进行性脑室扩大；严重脑室内出血病死率达 20%~50%，55%~80% 发生进行性脑室扩大。远期预后如神经后遗症的发生与脑实质受累的程度有关，超声显示较大的脑实质回声增强（>1 cm）提示预后不良。单侧脑室周围出血性梗死引起脑穿通囊性改变较广泛的脑室周围白质损伤预后好；位于额叶的单侧脑室周围白质损伤较位于顶叶（三角区）的病变预后好。在发生出血性梗死的患儿中约 50% 有癫痫。

出血后脑室扩张预后差，神经系统后遗症发生率高，约 2/3 发生运动功能障碍，1/3 发生认知障碍及其他神经系统异常。主要原因为出血后脑室扩张发生出血后脑室周白质损伤。

预后与胎龄、发生出血严重程度、范围、是否需要外科进行干预等因素有关。在超低出生体重早产儿，大量出血伴梗死、脑室扩大、需要外科引流等可增加发生脑瘫的风险。发生单侧出血后梗死的患儿较发生双侧出血后梗死的患儿的运动和认知结局好。

出血后脑积水，尤其是需要进行脑室腹腔引流时，远期预后也较差，病死率约为25%，20%有严重神经系统后遗症，完全发育正常者小于30%。也有研究显示，在发生出血后脑积水的极低出生体重儿中，30%发生严重视觉损害，25%有听力损害，50%有严重运动功能障碍，40%发生惊厥。与预后有关的主要因素为：脑室周出血性梗死，囊性脑室周白质软化，需要V-P分流，分流术后感染。

对998例超低出生体重早产儿进行的研究结果显示，在未发生出血后脑室周围白质梗死的患儿，32%MDI<50，39%PDI<50；在发生出血后脑室周围白质梗死的患儿，48%MDI<50，65%PDI<50；在发生Ⅳ度脑室内出血需要外科引流的患儿80%发生脑瘫。但最近也有单中心研究显示，在发生出血后脑室扩张、脑积水需要外科治疗的患儿，如未发生脑实质损伤，大多数患儿未发生神经发育损害。

有研究对超低出生体重早产儿随访到8岁，结果显示，发生早产儿脑室内出血如出现脑室扩大或脑实质梗死，则与远期预后有关，因此应对出血后脑室扩张患儿进行定期随访及神经发育评估，对发生出血后脑梗死的患儿应进行早期强化康复训练，以减轻后遗症的发生。此外，新近的研究应用特殊磁共振方法对无并发症（脑积水或脑实质梗死）的脑室内出血早产儿脑发育进行研究，结果显示无并发症的脑室内出血患儿大脑皮质发育受损，在纠正胎龄近足月时，灰质容量减少16%，提示神经发育受影响，可能与这些患儿远期后遗症有关。

近年来，有关超未成熟早产儿轻度脑室内出血与预后的关系引起关注。研究显示，成活的孕23~28周的超未成熟早产儿，即使神经影像学检查无脑白质损伤表现，Ⅰ~Ⅱ级脑室内出血与矫正年龄2~3岁的不良神经发育结局有关。研究还发现，孕周小于32周发生Ⅰ~Ⅱ级脑室内出血的早产儿，5.5岁仍然有神经发育不良结局表现。但上述研究纳入病例均较早，NICU对1472例成活的孕周小于27周的早产儿随访结果显示，与未发生脑室内出血的患儿比较，发生Ⅰ~Ⅱ级脑室内出血的早产儿神经发育结局无差异。上述有关预后结局研究结果的差异与纳入病例不同、年代不同有关，后者反映当代NICU在救治超未成熟早产儿的临床诊疗措施注重神经保护和促进神经发育。此外，对神经发育的评估方法不同也是主要原因。

（二）足月儿脑室内出血

尽管脑室内出血主要见于早产儿，但足月儿也可发生，事实上在无症状的足月儿中发生少量脑室内出血伴或不伴室管膜下及脉络膜出血并不少见。在一项对1000例健康足月儿进行头颅B超的观察结果显示，颅内出血发生率为3.5%，室管膜下出血占2.0%，脉络膜出血占1.1%，脑实质出血占0.4%。

1. 神经病理

足月儿脑室内出血发生于新生儿早期，出血部位为脉络膜，尤其常见于脉络膜丛，少数来源于室管膜下生发层基质，主要在丘脑尾状核沟（尾状核头部稍后方），该部位在人类新生儿是室管膜下生发层基质最后退化的部位。然而在出生后第1天对正常足月儿进行头颅B超检查的研究结果发现，室管膜下生发基质出血是足月儿常见的脑室内出血的部位，如

Heibel 等对 1 000 例正常足月儿进行研究发现 20 例足月儿脑室内出血，其中脉络膜丛出血 9 例，11 例为室管膜下生发基质出血。另一项采用头颅 CT 对 19 例足月儿脑室内出血进行的研究结果发现，63% 患儿显示丘脑高密度影，提示丘脑出血或出血性梗死，这类出血常发生较晚，于出生 3 日后发生，出血可穿过室管膜进入脑室系统形成脑室内出血。

2. 发病机制

引起早产儿脑室内出血的病理因素，如脑血流、静脉压、血管完整性、凝血功能等因素均与足月儿脑室内出血有关，但足月儿与早产儿脑室内出血有不同之处，损伤因素在足月儿更重要，约有 1/3 有产钳倒转、吸引产、臀牵引等病史，出血可能与静脉压升高有关，产伤后脑血流自主调节功能受损可能也参与发病机制。约 25% 的足月儿脑室内出血无明显病因，无产伤及窒息史，在发病前一般情况好。

3. 临床表现

临床表现与病因有关。窒息、产伤引起者，出生后第 1 ~ 2 天即有明显异常表现，而无明显病因的患儿常在后期（出生后 2 ~ 4 周）出现异常表现，临床表现常见激惹、木呆、呼吸暂停、惊厥等，惊厥见于 65% 的患儿，其他表现有发热、惊跳、颅内压增高表现（如前囟饱满、呕吐等），约 50% 的患儿发生脑积水需进行脑室—腹腔分流手术，约 20% 出现脑室扩大，未经治疗好转。约 50% 的患儿在 2 ~ 3 周完全恢复，部分有后遗症。

4. 诊断

头颅超声或 CT 可明确脑室内出血，MRI 对发现丘脑来源的出血及静脉血栓敏感。

5. 预后

与病因有关。产伤或窒息引起者可有神经系统后遗症，无明显病因者预后好。因丘脑出血引起者预后较差，一项对足月儿脑室内出血的研究显示，伴丘脑出血的患儿中 83% 发生脑瘫，而无丘脑出血者仅 29% 发生脑瘫。

6. 处理

同早产儿脑室内出血，出血后脑积水发生的处理同早产儿。

四、小脑出血

NICU 死亡新生儿尸检发现小脑出血发生率为 5% ~ 10%，早产儿较足月儿多见，胎龄 < 32 周或出生体重 < 1 500 g 的早产儿中发生率为 15% ~ 25%。然而，与神经病理报道不同，很多对存活早产儿进行头颅 CT 的研究并未报道小脑出血。一项神经病理研究发现 19 例小脑出血，均为早产儿，仅 1 例在 CT 上有小脑出血的表现。因此神经病理与 CT 表现的不一致说明小脑出血在活体中诊断困难。

（一）神经病理

有 4 种主要的损伤类型：①原发性小脑出血；②静脉（出血性）梗死；③脑室或蛛网膜下腔出血或两者同时进入小脑；④小脑撕裂伤或大的静脉窦或枕窦破裂。前 3 种出血占早产儿小脑出血的大多数。其他部位出血扩展到小脑很重要，出血可从第四脑室进入小脑蚓部或由蛛网膜下腔进入小脑半球，在这些病例大量的侧脑室出血为血液的来源。第 4 种常见于枕骨分离时，足月儿较多见。在小早产儿出血位于小脑半球和蚓部。出血量较大时往往破坏小脑实质及脑白质，少量出血累及室管膜下。大多数足月儿小脑出血为蚓部出血。

（二）发病机制

小脑出血的病因较多，但多数与损伤或与早产有关的循环功能障碍有关。在早产儿发病机制与脑室内出血相似，足月儿多与损伤有关。

1. 血管内因素

（1）静脉压升高：在早产儿，颅骨可随外力作用而移位，如压力作用于枕骨，枕骨可发生前移、静脉窦形状改变、枕窦变形致静脉压升高、这些骨移位常发生在臀位牵引或产钳助产时。而小的早产儿在枕部受压时也可发生。临床上常因诊疗需要使枕部受压，如护理时头部放置于仰卧位，气管插管、面罩加压吸氧、头皮静脉穿刺等。

（2）压力被动性小脑循环：多见于患病早产儿，此时血管可因压力增加发生破裂，见于血压突然升高、扩容等。

（3）凝血功能紊乱：少见，可发生于维生素 K 缺乏和血小板减少时。

2. 血管因素

（1）血管完整性：小脑毛细血管很脆弱，软脑膜下丰富的毛细血管床及小脑中心处于"持续的重塑过程"，尤其在早产儿，这些血管很容易破裂发生出血。

（2）室管膜下生发层血管：为存在于小脑的丰富的血管结构，在早产儿存在于第四脑室周围的室管膜下区域，在早产儿和足月儿都可见于软脑膜下、外颗粒层。围生期室管膜下区域提供胶质细胞前体，然后迁移到小脑白质，外颗粒层提供神经元前体迁移到内颗粒细胞层，这些结构及血管处于不同的阶段，可发生破裂出血。

3. 血管外因素

（1）小脑实质及血管撕裂：直接的外力作用可损伤小脑及血管。

（2）血管周围缺乏组织支持（室管膜下或软脑膜下生发基质）。

（3）脑室内出血累及小脑：严重脑室内出血，颅后窝第四脑室及蛛网膜下腔明显出血可累及小脑，与3个因素有关：小脑发育程度（如小脑白质未完全髓鞘化及外颗粒细胞层存在）；与脑室内出血有关的大量出血；颅内压升高，尤其在第四脑室及颅后窝蛛网膜下腔。

（三）临床表现

有臀位、产钳助产或窒息缺氧病史，但少数患儿可无这些病史。发病时间可以出生后第1天到出生后2~3周，足月儿最常见于出生后24小时。起病早的小早产儿多见于死亡病例。神经系统主要表现如下。①脑干受压迫的临床表现：尤其是呼吸暂停或呼吸不规则，有时可见心率减慢。②脑脊液通路受阻表现：前囟张力明显增高，颅缝分离，CT 及 B 超显示中度脑室扩张。仔细体格检查还可发现其他脑干异常表现，如眼部活动受限、面神经麻痹、阵发性肢体强直、斜视、肢体瘫痪等。严重患儿病情进展迅速，多见于小早产儿，常在发病后36小时内死亡。也有部分足月儿表现为缓慢进展、稳定型。

（四）诊断

临床上如出现脑干功能受损和颅高压表现时要警惕小脑出血发生，应进行仔细的头颅 B 超检查。但应注意小脑，尤其是小脑蚓部正常情况为强回声，仔细观察若两侧回声强度不对称，有助于诊断小脑出血。颅后窝硬膜下出血与小脑本身出血很难通过超声鉴别。CT 可明确出血范围，头颅 B 超阴性不能除外诊断，如 B 超已明确诊断可不进行 CT 检查。CT 不能明确诊断时可进行 MRI 检查。

（五）预后

足月儿预后较早产儿好，多数存活，但有后遗症，尤其是运动障碍，伴有不同程度的智力障碍，约有半数发生脑积水需进行脑室—腹腔引流。后遗症主要与小脑功能障碍有关，主要因小脑受损及损伤后发育障碍导致，如可发生震颤、辨距障碍、共济失调、肌张力降低等。

（六）处理

早期经头颅 B 超、CT、MRI 进行诊断至关重要，是否进行手术很难决定，取决于患儿神经系统损伤的严重程度及心肺功能。在足月儿经颅后窝手术已取得成功，但也有报道保守治疗好转。早产儿往往同时伴其他严重疾病，预后差，手术效果不佳。

五、其他新生儿颅内出血

其他各种少见的新生儿颅内出血与损伤、出血性梗死、凝血功能紊乱、颅内肿瘤等有关。

（一）创伤

尽管创伤引起的新生儿颅内出血多为硬膜下或原发性蛛网膜下腔出血，但也可发生脑室内、脑实质出血。损伤引起的脑实质出血很少见，但一旦发生常为颅内出血的严重表现，出血部位及范围可通过 CT 明确。

（二）出血性梗死

当缺血梗死部位的动脉发生阻塞（如血栓形成）、静脉压升高引起毛细血管损伤破裂或损伤的毛细血管发生少量出血，但凝血功能不完善而不能控制出血时，即可发生出血性梗死。因此新生儿出血性梗死常见于下列情况：血栓形成伴动脉闭塞；静脉压升高引起静脉血栓形成；凝血功能紊乱引起动脉栓塞。病因包括栓子形成、弥散性血管内凝血、红细胞增多症、高凝状态等。事实上很多脑实质出血及足月儿发生的Ⅳ级脑室内出血为出血性梗死。

单侧的丘脑出血也可为出血性梗死，见于早产儿或足月儿，常有窒息缺氧史，及持续胎儿循环伴低血压。头颅 B 超易于诊断。

（三）凝血功能紊乱

最常见的原因为血小板减少和凝血因子缺乏。

1. 新生儿血小板减少症

严重者可导致颅内出血。但大多数引起新生儿血小板减少的病因，如免疫性血小板减少、新生儿感染、母亲服药、先天骨髓造血功能障碍等常引起神经系统外的临床表现，如各部位出血。事实上除免疫性血小板减少外，其他原因引起的新生儿血小板减少，很少引起严重的颅内出血。

新生儿同族免疫性血小板减少是少见的但可引起宫内胎儿出血的重要原因，发生率为 0.02% 活产儿，因母婴血小板抗原不同，母亲产生的血小板抗体进入胎儿体内使胎儿或新生儿血小板破坏。50% 的白种人中抗原为 HPA-1a（人类血小板抗原 1a），日本人为 HPA-4a。已有报道宫内发生明显颅内损伤的患儿是因新生儿同族免疫性血小板减少引起。尽管这些损害常归于"颅内出血"，但常见损伤部位与血管分布一致，有囊腔形成，并与血管栓塞有关，这提示损伤还同时有缺血因素的作用。而且 HPA-1a 抗体还可与血管内皮细胞表面抗原作用损伤内皮细胞，引起缺血，因此缺血常同时参与损伤机制。严重脑穿通畸形患儿常伴视神经萎缩或发育不良。宫内损伤的预防很困难，因其常发生于妊娠早期，再次妊娠发生率高达 80%～90%，因此胎儿期处理很重要。目前推荐定期检测母亲抗体滴度、胎儿血小板计数、胎儿超声、产前每周给母亲应用静脉免疫球蛋白、选择性剖宫产等。新生儿同族免疫性血小板减少引起的颅内出血也可与分娩有关，常同时发生硬膜下、蛛网膜下腔、脑实质等多部位出血。出生后处理包括输注不含抗原的血小板及使用静脉丙种球蛋白。

2. 凝血因子缺乏

凝血因子缺乏也可引起新生儿颅内出血，可为先天性缺陷，如血友病 A、严重肝脏疾病、弥散性血管内凝血，维生素 K 缺乏等。除先天性缺陷外，其他常有颅外出血的表现。严重肝脏疾病常有肝功能衰竭的其他表现，弥散性血管内凝血可引起各种颅内出血。

（1）先天性凝血因子缺乏：血友病最常见，凝血因子Ⅷ缺陷（血友病 A）或凝血因子Ⅸ缺陷（血友病 B）均可引起新生儿颅内出血。大多数患儿有神经系统后遗症，因此在不明原因的新生儿颅内出血，尤其是足月儿硬膜下出血，要考虑此病，以早期诊断和治疗。其他凝血因子缺乏包括先天性凝血因子Ⅹ缺乏、先天性纤维蛋白原缺乏等。

（2）维生素 K 缺乏：新生儿期可有 3 种临床表现，早发型出血（出生后 24 小时内发生）、经典型新生儿出血症（出生后 1～7 天）、晚发型出血（出生后第 2 月）。早发型常伴全身出血，见于母亲使用抗癫痫药物时。经典型新生儿出血症常表现全身出血，但很少发生颅内出血，见于出生时未使用维生素 K 的患儿。晚发型主要表现为颅内出血，见于母乳喂养儿或出生时未使用维生素 K 的患儿，其他因素有腹泻或肝脏疾病时脂溶性维生素吸收不良、使用抗生素、母亲服药等。有研究显示颅内出血发生的时间平均为 56 天，主要表现为惊厥、意识障碍和颅内压增高。仅有 10%～30% 的患儿随访中发育正常。

（四）血管缺陷

两种主要的血管畸形可引起新生儿颅内出血：先天性动脉瘤和动静脉畸形，体循环血管异常如主动脉缩窄也与新生儿颅内出血有关。

1. 脑血管瘤

先天性动脉血管瘤破裂引起颅内出血可发生于出生后第 1 天，临床表现为急性大量的蛛网膜下腔出血和颅高压，进展迅速，约 1/2 发生惊厥，临床表现与动脉瘤部位有关，如中脑动脉瘤引起偏瘫，椎基底动脉瘤可引起脑干受压迫的表现。CT 表现为蛛网膜下腔出血或脑实质出血，MRI 可证实为动脉瘤。血管造影可明确动脉瘤特征，对手术有帮助。预后与动脉瘤的大小和部位有关。

2. 动静脉畸形

动静脉畸形少见，在所有新生儿动静脉畸形中以累及盖伦静脉最常见。但盖伦静脉畸形很少发生颅内出血。动静脉畸形可发生颅内出血，但在新生儿约一半为心脏表现，尤其是充血性心力衰竭，颅内出血发生于脑实质或脑室内，往往发生于血管畸形的部位，如大脑半球、丘脑、第三脑室、脉络膜丛等，占 70%，其他临床表现有惊厥、充血性心力衰竭（继发于心脏高输出量）、脑积水（继发于高静脉压或 CSF 阻塞）、脑干损伤表现。当出现不明原因的颅内出血伴上述临床表现时要怀疑动静脉畸形，彩色多普勒超声有助于诊断，血管造影可明确畸形部位。

3. 主动脉缩窄

与其有关的颅内出血有蛛网膜下腔出血、脑实质出血和脑室内出血。出血被认为与体循环高血压有关。在这些患儿有发生颅内出血的危险，即使在体循环血压中度升高时也可发生，可能与这些患儿存在脑动静脉畸形有关。

第三节 新生儿脑梗死

脑梗死是指各种原因所致的脑主要动脉或分支动脉供血发生障碍，局灶或多灶神经组织因缺血或出血而发生的坏死。目前新生儿脑梗死是指出生后 28 天内新生儿的脑血管一个或多个分支因各种原因发生阻塞或出血，导致脑组织相应供血区域的损伤。新生儿脑梗死分为出血性和缺血性两类，临床以缺血性多见。一部分患儿在新生儿期即出现神经系统的异常，如惊厥、肌张力异常、嗜睡、呼吸暂停、喂养困难等，后期遗留严重的后遗症，称为急性期梗死；另一部分患儿在新生儿期没有被发现，新生儿期后才被诊断，称为推测性新生儿脑梗死。既往由于诊断手段有限，对此类疾病认识不足，常延误诊治。现代医学影像技术的发展，为我们提供了新生儿脑梗死早期诊治的条件，对减少、减轻小儿残疾起了极大的作用。

一、发病情况及病因

脑梗死是神经系统的急症，在各年龄组均可发病，新生儿期，甚至胎儿期也时有发生。目前大多数文献引用美国国家出院调查系统数据，该系统统计的 <30 天活产婴儿脑梗死年发病率为 26.4/100 000（其中缺血性为 17.8/100 000，出血性为 6.7/100 000），因此，认为新生儿脑梗死年发病率约为 1/4 000。Barmad 早年在婴儿尸检资料时即已发现，在病理上存在动脉梗死者占 5.4%，其中小于 28 周者无发病，其余各胎龄组中，28～32 周者为 5%，32～37 周为 10%，37～40 周为 15%。但近年的研究发现，新生儿脑梗死年发病率明显高于该数据。2005 年 Schulzke 等采用磁共振成像技术研究并报道了瑞士新生儿缺血性脑梗死发病率，为 43.4/100 000。由于多数脑梗死新生儿在新生儿期无特异的临床症状，通常在 4～5 个月后才可能观察到运动障碍等脑梗死的表现，然后通过回顾性分析才作出诊断，因此，新生儿脑梗死早期可能出现漏诊，其发病率只能是一个粗略数据，远低于实际发病率。

新生儿脑梗死的危险因素很多，与这一特殊阶段脑的发育特点、围生期各种疾病以及母亲孕期的并发症有直接关系，目前尚有 25%～50% 的新生儿脑梗死病因不明。单一危险因素并不一定导致疾病，多个危险因素可能导致新生儿脑梗死的发生（表 7-4）。危险因素越多，新生儿脑梗死发生的可能性越大。

表 7-4 新生儿脑梗死常见病因

母亲因素	胎儿和（或）新生儿因素	非特异性因素
血栓异常形成	胶原蛋白 IV a1 突变	种族因素（黑人新生儿中发病率更高）
不孕不育治疗	遗传性血栓形成倾向	性别（男孩中发病率更高）
子痫前期	双胎输血综合征	
胎膜早破 >24 小时	新生儿红细胞增多症	

母亲因素	胎儿和（或）新生儿因素	非特异性因素
绒毛膜羊膜炎	先天性心脏病	
母亲自身免疫病	新生儿低血糖症	
抗磷脂综合征	持续胎儿循环和体外膜肺	
	宫内生长受限	
	感染和脑膜炎	

1. 血液因素

各种遗传性或围生期高危因素可使血液处于高凝状态，从而导致血栓形成，最终引起新生儿脑梗死的发生。

（1）遗传性高凝状态：在凝血生理过程中，血液凝固、抗凝与纤溶系统相互配合，既有效防止失血，又保持了血管内血流通畅。遗传性高凝状态，即遗传性血栓前状态，是一种止血、凝血、抗凝及纤维溶解系统失调的病理过程，具有容易导致血栓形成的多种血液学变化。在新生儿脑梗死的病因中，高凝危险因素所占比例为 $28.6\% \sim 68.1\%$。美国半数以上的新生儿和儿童脑梗死患儿存在遗传性高危因素。

1）凝血因子基因突变：凝血 V 因子突变是最常见的造成遗传性高凝的原因，该凝血因子突变后，激活的蛋白质 C 不能灭活凝血因子 V a，导致凝血酶产生增加，增加血液凝固性。

2）先天性抗凝物缺乏：先天性抗凝物缺乏主要指抗凝血酶Ⅲ、蛋白质 C、蛋白质 S 缺乏。抗凝血酶Ⅲ抑制活化的凝血因子如凝血因子Ⅱa、Ⅸa、Ⅹa、Ⅺa 和Ⅻa 等并使其失活。活化的蛋白质 C 抑制凝血因子 V 及凝血因子Ⅷ，蛋白质 S 则与其有协同作用。蛋白质 C、蛋白质 S 及抗凝血酶Ⅲ的缺乏，使得凝血因子增加，造成体内高凝状态，与全身及脑血栓形成有关。蛋白质 C、蛋白质 S 缺乏是引起新生儿脑梗死的独立高危因素。

3）纤溶过程中酶的异常：纤溶酶原激活因子缺乏及纤溶酶原激活抑制因子增加，均导致血液高凝状态。有研究表明纤溶酶原活化抑制因子突变，一般发生于家族性脑梗死患儿。

目前认为凝血因子 V 突变、凝血因子Ⅱ G20210A 突变和脂蛋白 a 升高、抗凝血酶Ⅲ缺乏、蛋白质 C、蛋白质 S 缺陷、亚甲基四氢叶酸酯还原酶 C677T 多态现象等是常见的导致血栓形成，从而引起新生儿脑梗死的遗传性因素。脑梗死患儿常同时存在几种凝血或抗凝血机制的遗传缺陷，因此目前的观点认为，与血栓形成有关的高凝状态是一种多基因遗传病。因此，家族中有深静脉血栓形成、心肌梗死或在任何年龄出现梗死的患者，以及母亲有不明原因流产史等，均是遗传性高凝状态导致血栓形成的依据，孕母应该进行以上凝血高危因素的检查。

（2）围生期高危因素所致的高凝状态：围生期高危因素涉及母亲及新生儿因素，一些高危因素如孕母患有妊娠期高血压疾病、自身免疫性疾病等，以及新生儿重症感染均可以引起血液高凝、血栓形成、血栓栓塞等。妊娠过程及胎盘自身的凝血机制也可以导致血液高凝状态。

2. 血管因素

由于各种原因引起的血管痉挛、血管损伤、血管炎等可导致脑血管病变，从而引起脑局部缺氧缺血及脑梗死。

（1）血管痉挛所致的脑供血不全：多种病因可引起血管痉挛，从而使脑局部缺氧缺血而导致新生儿脑梗死。

1）缺氧缺血：早期的研究认为缺氧缺血为脑梗死的病因。缺氧缺血造成新生儿脑梗死的原因可能是引起血管收缩及舒张功能障碍，一般引起分水岭区域的梗死，如双侧额或顶枕部及基底核，但不是局部大脑中动脉梗死的病因。很多研究中的缺氧缺血都是以 Apgar 评分为基础的，因而缺乏准确性，事实上 Apgar 评分较低和胎儿窘迫可能是梗死的表现。出生窒息可能是梗死的病因，也可能是结果，新生儿窒息引起的脑病与脑梗死可以同时发生。母亲妊娠期疾病如妊娠期高血压疾病、贫血也可引起胎儿缺氧缺血。妊娠期高血压疾病可引起全身小动脉包括胎盘螺旋小动脉痉挛，导致子宫、胎盘灌注不足，胎儿因缺氧而宫内生长受限甚至死亡。母体贫血也加重胎儿缺氧，导致胎儿宫内生长受限及脑梗死。

2）药物：孕母有意或无意服用药物可引起新生儿脑梗死的发生。母亲有可卡因滥用史的胎儿存在血管痉挛及阻塞。此类药物引起脑梗死的机制可能是：口服药物通过胃肠道吸收后，在肝脏被内质网的微粒体代谢，胎儿对其的代谢能力较差，导致了长期暴露于同一剂量，出生后出现戒断综合征。此类药物通过抑制 γ 氨基丁酸神经元，激活多巴胺神经元，后者释放的多巴胺对脑血管发挥作用。此外，孕妇暴露于可卡因更容易发生胎盘早剥，增加了栓子形成的风险。另外，有不孕病史的母亲，可因过度应用卵巢刺激药物而引起卵巢过度刺激综合征，从而导致血液浓缩和血栓形成。

（2）血管壁损伤所致血栓形成：各种原因引起的血管损伤或血管炎均可导致血栓形成，从而增加脑梗死的危险。

1）产时创伤：产时创伤与新生儿脑梗死有关，机制包括分娩时用力操作引起胎儿椎动脉或大脑中动脉及其分支牵拉损伤，难产时产钳对头颅及颅内血管的压力造成脑血管损伤等。

2）出生后的有创性操作：如脐静脉插管及深静脉置管等操作可导致深静脉血栓形成，血栓栓子脱落可堵塞脑血管而引起脑梗死。

3）宫内感染：是新生儿脑梗死的重要危险因素。机制可能与细胞因子如白细胞介素-6 和白细胞介素-1 增加引起血管炎有关。

（3）先天性脑血管发育畸形：脑血管发育畸形是一个很重要的新生儿脑梗死的危险因素。脑血管畸形时病灶部血流紊乱、血管痉挛，可损害其邻近脑组织的血液循环，发生血管破裂或引起局部脑缺氧缺血而梗死等。

3. 血流因素

各种原因引起的血液黏稠、血流缓慢、血容量低可导致脑供血障碍，造成脑局部缺氧缺血，导致脑梗死的发生。

（1）各种心脏疾病所致的血流动力学改变：心脏疾病约占脑梗死原因的 25%。先天性心脏病是常见的危险因素，尤其是发绀型心脏病、复杂先天性心脏病更容易导致脑梗死，原因可能是血液分流引起血流动力学改变，血栓栓子形成而导致脑栓塞，即静脉系统的栓子通过动静脉系统之间的异常通道进入动脉系统，造成动脉系统栓塞。心肌病、瓣膜病、心律不齐和新生儿肺动脉高压可能使心排血量减少，均是新生儿脑梗死的危险因素。

（2）各种疾病导致的血流缓慢。

1）红细胞增多症：红细胞增多症导致血液黏稠、血流缓慢，与脑缺血性梗死有关，有症状的患儿一般6周内可能发生脑梗死。红细胞增多症与脑循环中血流缓慢有关，血流缓慢易于血栓形成，导致脑梗死。

2）孕母妊娠糖尿病：孕母患妊娠糖尿病导致子宫胎盘血流量减少。此外，高血糖及高胰岛素使胎儿代谢增加，胎儿耗氧量大易形成慢性缺氧，这些均可诱发胎儿红细胞增多症，进而引起脑梗死。另外，妊娠糖尿病母亲更易导致巨大胎儿的出现，增加了分娩困难及损伤的可能。

（3）血容量低导致脑灌注不足。

1）新生儿或胎儿贫血：在新生儿脑梗死各危险因素中，严重的胎母输血占8%～22%。严重胎母输血时，患儿出现贫血、低血压及低血容量，使胎儿或新生儿灌注不足及脑水肿，导致脑梗死。

2）双胎输血综合征：是新生儿脑梗死的危险因素。因两个胎盘间存在动静脉吻合，使一个胎儿为供血儿，发生贫血、生长受限；另一个胎儿为受血儿，接受的血液过多，发生生长过快和心力衰竭，两胎儿均有发生脑梗死的危险，前者可发生脑局部缺血，而后者发生局部淤血，导致血栓形成。另外，双胎之一胎死宫内也可增加存活胎儿颅内出血或血栓性疾病引起脑梗死的风险。

3）体外膜氧合作用：体外膜氧合作用可起到部分心肺替代作用，维持人体脏器组织氧合血供，但却增加了脑梗死及窦静脉血栓形成的风险。

二、分布与范围

脑梗死可发生在大脑前动脉、中动脉、后动脉供血区，主要与脑血管发育异常有关，有关新生儿脑梗死的病例报告，多属此类型。80%的新生儿脑梗死为缺血性脑梗死，20%为出血性脑梗死或脑静脉窦血栓形成。90%的病例为单侧脑梗死，大脑中动脉最易受累，其中75%发生于左侧大脑中动脉，也有颈内动脉异常，造成全脑供血障碍后更大面积梗死的报道。动脉缺血性梗死与出生时一系列脑血管异常相关，来源于静脉、心脏，甚至胎盘血栓，可栓塞动脉管腔，进而引起相应动脉供血区缺血，主要累及脑大动脉（大脑中动脉占74%～83%，其中左侧大脑中动脉占53%～66%）；小血管受累主要涉及丘脑/基底核区域，典型的小血管受累表现为多病灶损害。与围生期缺血性脑梗死足月儿一样，绝大多数该病早产儿也表现为大脑中动脉受累，以左侧大脑半球受累更常见，6%的患儿可出现两侧大脑中动脉梗死。该病以左侧脑梗死居多，可能与动脉导管未闭导致右向左分流引起两侧大脑半球血流动力学差异有关。与围生期缺血性脑梗死足月儿比较，大脑中动脉豆状核纹状体分支受累在早产儿中更常见，而大脑中动脉皮质分支梗死在早产儿中并不常见。但是，由于超声检查可能遗漏小的皮质梗死灶，因此某些皮质梗死早产儿可能被漏诊，特别是儿童期无后遗症病例。在早产儿中，胎龄不同，大脑中动脉梗死分支不同。绝大多数孕龄为28～32孕周早产儿表现为豆状核纹状体动脉梗死，而大于32孕周早产儿多为大脑中动脉主干梗死。

三、临床表现

新生儿脑梗死的临床表现通常是非特异性的、不明显的或很难被发现。最常见的非特异性表现包括肌张力减低、昏睡、喂养困难、呼吸暂停或呼吸困难。惊厥是新生儿脑梗死早期最常见的主要症状，75%的患儿在新生儿重症监护病房住院期间表现出惊厥。早期研究认为与新生儿脑梗死有关的惊厥发生较晚，一般在出生后24～72小时，而新生儿缺氧缺血性脑病惊厥发生较早，一般在出生后12～24小时。近年研究表明，新生儿脑梗死在出生后12小时即可出现惊厥，提示新生儿儿科医师在评估新生儿惊厥时，应高度警惕患儿是否患有脑梗死。新生儿脑梗死发生惊厥多为病灶对侧躯体局部抽搐，患儿也可能会存在不同程度的意识障碍、肌张力和原始反射异常等非特异性症状和体征。惊厥常发生于大脑前、中或后动脉主干血管供血区大面积严重梗死的病例；而当梗死区病变并不十分严重或仅为脑血管分支供血区发生梗死时，临床不一定表现出惊厥。早产儿发生脑梗死时，其神经系统症状则更为隐匿。因此，临床医师应注意观察，综合分析不典型的临床表现，如患儿突然出现无明确原因的呕吐、瞳孔不等大等神经系统症状和体征，应高度重视，以便早期作出诊断。由于临床症状和体征缺乏特异性，新生儿脑梗死在临床上与缺氧缺血性脑病、中枢神经系统感染、先天性遗传代谢病等不易鉴别，单纯依赖临床表现做出诊断极易造成漏诊及误诊。

四、影像学诊断

由于围生期缺血性脑梗死是足月儿惊厥的常见原因，因此对惊厥新生儿均应进行神经影像学检测，以明确是否有缺血性病变。为了早期深层次诊断新生儿脑梗死，临床上可以将影像学诊断分为3个层次：第1层次，明确有无脑梗死；第2层次，了解血管病变状态和梗死的原因；第3层次，明确是否存在可以治疗的组织。

1. 明确有无脑梗死

（1）头颅CT：CT检查现已成为最常用的颅脑影像学检查方法之一，是诊断脑梗死和脑出血最普及的工具，尤其是32～64排容量螺旋CT，它对脑组织和血管的时间和空间分辨、病理和生理组织界限分辨的能力较强。由于头颅CT缺乏早期脑梗死特异指标，缺血性脑梗死后12～24小时，即第1天内CT可无阳性发现，其早期临床应用的诊断价值受限。同时，由于CT放射污染大，因此，目前不作为新生儿脑梗死影像学诊断的首选方法。

（2）MRI：脑梗死数小时内，病灶区即可表现出MRI信号改变，呈长T_1、长T_2信号，与CT比较，MRI显示病灶早，可以了解具体脑损伤部位、范围及其周围脑水肿情况。由于MRI检测能发现直径1 cm大小的病灶，因此，对于小梗死灶性脑梗死早期诊断远较CT敏感，是目前新生儿脑梗死影像学诊断的"金标准"。

2. 了解血管病变状态和梗死的原因

（1）CT血管成像（CTA）：CTA通过连续扫描和计算机三维图像重建，即可获得脑血管的三维立体影像。扫描时间短，不足1分钟，图像处理时间也不长，平均约30分钟，被认为是脑血管病诊断及术前评估的一种快速、简单、无创和可靠的影像学技术。另外，CTA可显示动脉阻塞和侧支循环情况。但由于CTA需要做造影增强，从而增加了药物过敏和血管痉挛的风险，三维立体影像处理中，也可能造成人为伪差，使其在急诊中的应用受到一定限制。

（2）磁共振血管成像（MRA）：无须增强MRA即可观察到颅内血管系统的近端大血管闭塞，并可提供梗死时颅内外血管状态的高质量图像，但不能可靠地检出远端或分支血管的闭塞。近年开发出更高磁场的机器，可清楚显示小的穿通动脉。同时，由于MRA

检测时间长，很难在危重新生儿中应用。

（3）数字减影血管造影（DSA）：DSA是通过电子计算机进行辅助成像的血管造影方法，是20世纪70年代以来应用于临床的一种X线检查新技术，可同时观察动脉、静脉、毛细血管狭窄、闭塞和灌注情况。但由于DSA是一种有创性检查，对脑血管病不应作为首选或常规检查方法。

（4）经颅多普勒超声（TCD）：TCD是利用超声波的多普勒效应来研究颅内大血管中血流动力学的一门新技术。优点是操作简便、重复性好，可以对患儿进行连续、长期的动态观察，以及同时观察血管形态和血流速度，甚至可直接测定血流量。缺点是不能直接观察血管，检查范围有限，主要应用于颈内外动脉和颈总动脉检查，目前尚缺乏对正常和异常频谱形态统一判定标准，容易受操作者技术的影响。

3. 明确是否存在可以治疗的组织

（1）弥散磁共振（DWI）：DWI是一种描述大脑结构的新方法，是MRI的特殊形式，能在发病后数分钟内显示缺血区，早期确定病灶的大小、部位和形成时间。

（2）灌注磁共振（PWI）：PWI可以提供脑血流动力学状态的相对测量值，通过比较灌注降低的脑组织面积和弥散加权显示梗死面积之差，推算出可逆的缺血脑梗死组织和处于缺血危险的脑组织。

（3）单光子发射计算机体层扫描（SPECT）：SPECT是一种测定相对脑血流量的微创检查方法，可确定可逆性缺血的阈值，并有助于预测患儿转归或监测其对治疗的反应。其缺点在于普及性差、费用昂贵，以及示踪剂制备困难。

总之，从治疗的角度出发，患儿应在3~6小时内完成第1层次的影像学诊断，48小时内完成第2层次的影像学诊断。目前，在开展第3层次的影像学诊断方面，临床上仍有困难。

五、评估及诊断

新生儿脑梗死发病常为亚临床型，常常发生在类似健康的足月新生儿，常无危险因素提示（如出生时可无或仅有轻度窒息，可无宫内缺氧病史），早期症状轻微或无症状，临床诊断比较困难。因此，对高危新生儿应早期进行脑梗死的评估，有利于早期诊断。新生儿脑梗死评估内容见表7-5。由于我国疾病谱与国外有一定差异，因此，应根据我国的具体情况制订适合临床应用的评估标准。

表7-5　新生儿脑梗死评估内容

病史
母亲疾病史（药物滥用）
妊娠期疾病（自然流产，先兆子痫，宫内生长迟缓，多胎妊娠，胎盘疾病）
产伤，围生期窒息
家族史（早期心血管疾病等）
影像学
DWI、MRA和常规MRI；如不能完成MRI，应作CT；如不能完成CT，应做超声、脑电图（EEG）
实验室检查
血常规
PT/APTT、抗凝血酶Ⅲ、凝血因子Ⅴ突变、凝血酶原

续表

20210A 突变

蛋白 C、蛋白 S

纤维蛋白溶酶原（PAI 突变）

同型半胱氨酸（MTHFR 突变）

抗磷脂抗体

脂蛋白 A

尿检查

有机酸和氨基酸

其他

胎盘病理学

与母亲凝血功能障碍相关的检查

影像学在新生儿脑梗死评估和诊断中具有重要的意义，可以对新生儿脑梗死病灶进行评估和诊断，并且可以对患儿预后进行初步判断。新生儿脑梗死常规影像学检查应包括颅脑超声（CUS）、CT 和 MRI。由于 DWI 可以早期发现小梗死灶，对于疑似病例，如 CUS、CT 和 MRI 难发现病灶时，应选择 DWI 对病灶定位和预后判定。对于危重新生儿，由于病情等原因在 48 小时内不能完成 MRI 检查时，应选 CUS、CT 进行初步筛查。另外，通过分析新生儿 EEG 背景活动如脑电波的振幅、持续性、对称性、频率等加以综合判断，也有利于早期诊断和判断预后。另外，EEG 的检测在出生后 24 小时内完成，对早期诊断才有参考意义。由于新生儿脑梗死诊断困难，一些研究探讨了脑梗死的诊断流程，有助于临床思维和判断：①了解患儿是否有头颈外伤史、感染史、不明原因发热等；②了解母亲药物使用情况，家族中有无发育迟滞、凝血功能紊乱；③仔细询问与早期心血管疾病、血栓形成疾病相关的家族史；④体格检查应特别注意生命体征、意识状态等改变；⑤影像学检查包括 MRI 和 MRA 或 CT。如果 MRI 和 MRA 发现梗死灶和引起梗死灶的血管分布位置，应选择下列检查：心电图、EEG、血常规、红细胞沉降率、叶酸、血红蛋白电泳、蛋白 C、蛋白 S、抗凝血酶Ⅲ、凝血因子Ⅴ、凝血因子Ⅷ、凝血因子Ⅻ、纤维蛋白溶酶原、纤维蛋白溶酶原抗体、抗磷脂抗体、狼疮抗凝物质、脂蛋白、头颅超声等；如果 MRI 和 MRA 发现梗死灶，但未发现相应的血管分布位置，应检测脑脊液中的乳酸、血氨和血浆氨基酸等以进一步明确梗死的病因。

六、治疗

新生儿脑梗死及时、正确诊断的意义，在于赢得早期治疗的宝贵时间，最大限度地改善预后。一经确诊，治疗必须分秒必争，刻不容缓。虽然成人脑梗死的治疗已经有许多成熟有效的方法，但是由于新生儿个体的特殊性，一些对成人或儿童脑梗死有效的治疗措施，还缺乏在新生儿脑梗死时应用的安全性和有效性证据。因此，目前对新生儿脑梗死仍以支持和对症治疗为主。近年来，随着对新生儿脑梗死发病机制及神经细胞损伤后修复机制研究的不断深入，对其治疗的研究也取得了一些新成果，如神经干细胞移植、抗凋亡治疗等，但这些方法均处于基础研究阶段。

1. 急性期治疗

急性期以支持和对症治疗为主，在新生儿脑梗死时，抗凝治疗的应用尚缺乏安全性和有效性评价，目前不主张常规使用。

（1）支持和对症治疗：惊厥是新生儿脑梗死早期常见的症状，频繁惊厥可加重脑损伤，增加继发癫痫的风险。早期积极有效地控制惊厥是减轻脑损伤的重要治疗措施。因此，应早期给予抗惊厥药物（如苯巴比妥）控制惊厥。降低颅内压可通过限制液体入量、应用呋塞米或甘露醇脱水等措施减轻脑水肿。另外，如有亚甲基四氢叶酸还原酶基因突变，应合理使用叶酸和 B 族维生素，以维持同型半胱氨酸的正常水平。

（2）颅内血肿引流：尽管目前并不清楚脑实质内血肿引流是否能改善脑梗死的预后，但是脑实质内血肿导致严重颅内高压时，应及时实施手术进行引流。另外，如患儿脑室内出血导致进行性脑水肿加重，对其实施脑室引流，有利于新生儿脑梗死的康复。

（3）抗凝治疗：对于新生儿动脉缺血性和脑静脉窦血栓性脑梗死，目前尚无很好的治疗措施。尽管溶栓治疗已经用于新生儿周围血管栓塞，但由于缺乏治疗新生儿脑静脉窦血栓的安全性和有效性评价，故很少用于治疗新生儿脑静脉窦血栓的治疗。普通肝素和低分子量肝素治疗新生儿脑梗死的安全性和有效性评价尚不确定，临床上也不推荐常规使用，但可用于影像学证实脑静脉窦血栓加重的病例。也有报道认为，使用抗凝血酶和蛋白 C 预防新生儿遗传性和医源性凝血因子缺乏所致的脑部静脉栓塞具有明显疗效。

（4）替代治疗：血小板明显减少所致颅内出血时，应及时补充血小板；凝血因子缺乏，应及时采用替代疗法；虽然维生素 K 缺乏是一个世界范围的问题，但维生素 K 在新生儿脑梗死治疗中并不作为常规使用，只针对维生素 K 依赖性凝血功能障碍的患儿才补充大剂量维生素 K。

2. 慢性期治疗

慢性期主要提倡尽早进行康复治疗；除患儿有遗传性凝血物质缺乏外，不主张长期使用药物治疗。

（1）康复治疗：新生儿出血性脑梗死存活患儿可出现脑瘫等神经系统后遗症。因此，对于新生儿脑梗死应提倡早期康复治疗，促进肢体功能的恢复，改善感觉障碍，预防和纠正不良的习惯性运动。同时家长应积极配合，正确认识新生儿脑梗死康复治疗的重要性。

（2）预防性治疗：由于新生儿脑梗死复发少见，不提倡长期预防性使用低分子量肝素等药物，但是对于具有血栓形成高危因素（如复杂性先天性心脏病）的新生儿，再次发生动静脉栓塞的风险高，应对其采取预防性治疗措施。同时，应积极预防和纠正脑梗死患儿的脱水和贫血，避免静脉窦血栓形成和脑梗死复发。另外，如颅内出血性脑梗死患儿有遗传性凝血因子缺乏，应长期预防性使用替代疗法。

七、预后

围生期缺血性脑梗死患儿的病死率很低，但约 50% 存活患儿可能遗留脑瘫、认知功能损伤、癫痫或感觉缺陷等神经系统后遗症。与足月儿相比，早产儿围生期缺血性脑梗死的结局更多与脑瘫、惊厥、语言发育延迟及行为问题等相关。在早产儿中，胎龄是影响围生期缺血性脑梗死预后的重要因素。许多研究发现，罹患围生期缺血性脑梗死的小早产儿较晚期早产儿更常出现认知、语言及学习障碍等问题。30% 的足月围生期缺血性脑梗死患儿发生运动功能受损或脑瘫。

脑瘫发生与脑梗死部位紧密相关。早产儿和足月儿大脑中，若动脉主干梗死，则可导致偏瘫、惊厥及学习障碍。大脑中动脉主干梗死的围生期缺血性脑梗死患儿可发生偏瘫，与大脑中动脉主干供血3个区域（大脑半球、内囊后肢和基底核）损伤有关。一项研究发现，大脑中动脉主干梗死的所有足月和早产围生期缺血性脑梗死患儿均发生偏瘫，58%反复惊厥，但仅15%的患儿惊厥症状持续至儿童期。此外，围生期缺血性脑梗死引起的皮质脊髓束损伤与患儿运动功能发育紧密相关，94%的未受累患儿运动功能发育正常，而66%的受累患儿发生脑瘫。

与儿童脑梗死比较，围生期缺血性脑梗死对于患儿认知功能影响更大，严重程度与梗死时损伤动脉血管有关。对纠正胎龄为24个月时婴儿认知能力的研究证实，若患儿发生大脑中动脉主干梗死的围生期缺血性脑梗死，其智商显著低于大脑中动脉分支梗死（皮质分支或豆状核纹状体分支）或前、后大脑动脉梗死的患儿。发生围生期缺血性脑梗死的早产儿较足月儿表现出更多的发育问题。大脑中动脉主干梗死导致围生期缺血性脑梗死的足月儿较早产儿的认知功能和智力损伤程度为轻。低智商IQ值在动脉主要分支梗死儿童中更普遍，尤其在男性患者中更明显，更容易表现出非言语推理、记忆及处理速率缺陷，但这些功能在左侧或右侧脑梗死患儿间比较，差异却无统计学意义。围生期缺血性脑梗死患儿可发生两侧大脑半球间语言功能重构，早产患儿的语言发育延迟机制与足月患儿不同，语言功能成熟障碍更明显。

喂养困难也是围生期缺血性脑梗死的后遗症之一，梗死可损伤大脑吞咽区与脑干间联系，导致吞咽功能紊乱。48.8%的脑梗死患儿在新生儿或儿童期即可出现喂养困难，需进行吞咽训练或经鼻胃管喂养。

相对于其他年龄组，新生儿脑梗死预后较好，尽管许多儿童脑损伤较重，但由于发育期脑的可塑性，大多数能恢复到较好的功能。但是，目前非常明确的是，仍有相当一部分儿童神经发育异常。关于多种功能失调如何相互作用及如何影响最终预后的研究是非常有意义的。如儿童本身具有较好的运动技能，但由于本体感受缺乏，阻碍其感知手部位置及获得运动技能或者患儿具有正常的，但是注意力缺陷，可能难以参与学习、治疗及体育等活动而改善脑功能。随着认知和监测的进步，整体认识多种因素如何影响儿童神经发育预后将是新生儿脑梗死预后研究中的一项重要挑战。

第四节　新生儿的意识发育和意识障碍

意识是大脑对躯体、自我和世界的感知过程。意识的出现与神经发育和心理发展相关。胎儿在宫内即具备一定的躯体感知能力，新生儿不但能感知自我，还能进行自我控制和调整。意识水平判定是评价神经功能的敏感指标之一，神经功能损害的新生儿可能出现相应不同程度的意识障碍。由于新生儿的特殊性，常用于儿童和成人意识障碍判断的Glasgow评分系统可能并不适用。该领域国内资料较少，本节将简要介绍新生儿意识发育的概况和新生儿意识障碍的判定方法，以利临床决策参考。

一、意识产生的发育解剖学基础

胎龄24周左右，胎儿的丘脑和皮质之间开始构建长距离的纤维联系，在此基础之上，意识逐渐形成。足月新生儿具备多种意识能力，如触觉、痛觉、嗅觉、听觉；能保持一定的醒觉水平并表达情绪；识别人脸并模仿表情；具备习惯形成的能力；能将说话声和噪声区分开来等。

神经元是意识形成的基本结构。未成熟胎儿的神经元较圆，与其他细胞的纤维联系较少，对刺激反应的准确度较低。胎龄 26 周后，皮质的锥体神经元数量迅速增加，轴突和树突不断发育完善，神经元之间的联络不断加强。丘脑到皮质的传入纤维从胎龄 12～16 周开始出现，这时丘脑起到了中继站的作用。从 24 周以后，包含躯体感觉、听觉、视觉的皮质丘脑纤维不断生长完善。人类的前额叶大脑皮质成熟最晚，到成年早期，神经元才最终完全髓鞘化。在这个过程中，神经元的活动和执行功能不断成熟。在出生后早期阶段，皮质下的结构可能对意识形成起到关键作用。位于视觉联合皮质的纺锤区与面部识别相关，杏仁核与情绪反应有关，新生儿已具备这方面的功能。

二、意识的神经生化基础

兴奋性氨基酸介导的神经元活动是维持意识水平的必要条件。在胎儿时期，最主要的兴奋性神经递质是 γ 氨基丁酸（GABA）。在出生前后，这种物质则转化为主要的抑制性神经递质。这是由于不成熟的神经元细胞依赖 GABA 进行去极化，出生后，GABA 则引起成熟神经元的超极化。这个过程是通过 K^+/Cl^- 的联合转运体维持细胞内低 Cl^- 浓度实现的。出生后，谷氨酸和天门冬氨酸取代了 GABA，成为主要的兴奋性氨基酸。

经典的神经递质，如去甲肾上腺素和乙酰胆碱可刺激唤醒和维持醒觉，参与意识形成的过程。去甲肾上腺素能神经元起源于蓝斑，与唤醒机制有关。新生儿出生后 2 小时往往处于觉醒状态，可能与去甲肾上腺素水平增高有关。研究发现，经阴道分娩后，新生儿外周血含有大量儿茶酚胺，提示中枢和外周的儿茶酚胺系统同时被激活。乙酰胆碱也是一种维持意识水平的重要神经递质。前脑基底部的胆碱能神经元的轴突投射广泛，包括丘脑、海马、小脑扁桃体和大脑皮质，觉醒时，胆碱能神经元功能增强。

三、研究胎儿和新生儿意识的方法

1. 功能磁共振

功能磁共振（fMRI）常常作为脑功能研究的首选方法，用来研究胎儿和新生儿如何进行感觉传导。但是婴儿只能在静息状态下进行检查，限制了这种方法在意识研究中的使用范围。

2. 脑磁图

脑磁图（MEG）是无创的研究方法，记录与大脑电活动相关的磁信号，但不能提供结构信息变化，常与颅脑超声或其他方法联合使用。这种方法还可用于研究胎儿的听觉和视觉反应。

3. 常规脑电图、振幅整合脑电图、诱发电位

这几种脑电生理方法也可用于研究新生儿的意识，有助于区别新生儿不同的意识状态。

4. 近红外光谱技术

近红外光谱技术（NIRS）在近年来研究逐渐增多，已有运用这种技术进行新生儿视觉、听觉、嗅觉和对言语的觉察功能方面的报道。这种方法无创、相对简单，可用于研究新生儿复杂的感觉信号传递过程。其原理是通过安置在颅骨上的电极探测皮质区域血红蛋白氧合水

平，分析脑血流的变化，经计算转换为神经活动的指数。通过分析脑部感觉传入过程，间接反映婴儿受到刺激时是否有意识障碍。其空间分辨率是 1~2 cm，时间分辨率是 0.01 秒，总体优于 fMRI。其缺陷是颅骨 2~3 cm 以内的深部脑组织无法通过这种手段进行探测研究。

四、意识的复杂构成

与年长儿和成人相仿，胎儿和新生儿的意识也涉及多个复杂方面，见表7-6。

表 7-6 新生儿的意识构成和发展特点

意识构成	发展过程和特点
感觉和疼痛	胎龄 32 周的早产儿即具有较好的感觉感知能力，痛觉引起的反应强度与出生后日龄呈正相关。针刺后，新生儿出现皮质反应的潜伏期比成人长，清醒时对有害刺激的反应更为强烈。25 周以下出生的超未成熟儿对疼痛的感受能力有限
嗅觉和味觉	新生儿行为可受嗅觉的影响，羊水的气味或者母亲的其他味道可用于安抚新生儿。近红外光谱技术证实了气味对额眶部嗅觉皮质的刺激作用
听觉和视觉	胎龄 16 周的胎儿可感知低频声音，20 周的胎儿能对声音做出反应。新生儿具备分辨母亲和其他人声音的能力。当听到声音信号时，足月儿能够将头和眼趋向并追随声源方向。早产儿对声音刺激的定向能力逊于足月儿。足月儿视觉敏锐度大约相当于成人的 1/40，能识别人脸并模仿表情
觉醒	胎儿大部分时间处于睡眠状态，有时也会睁开眼睛，属于醒觉无意识状态。胎儿睡眠多处于快速眼动睡眠期，随着成熟度的提高，非快速眼动睡眠的比例逐渐增加。正常足月新生儿常常在出生后最初 2 小时保持清醒状态。超未成熟儿（<25 周）基本处于睡眠状态。26 周后觉醒时间明显延长。30 周后出现具有觉醒特征的脑电图
自我意识	经典理论认为，真正的自我意识形成大约在 2 岁，即小儿认识镜中的自我并能正确运用人称代词"我"。新生儿具备一定的自我意识雏形。比如，他们对来自自身的触觉刺激常常没有反应，而对来自母亲或外界的触觉刺激有反应
情绪表达	新生儿面部表情肌可表达出喜、恶、惊、悲等原始情绪。在接受触觉刺激、喂哺、看到母亲、听到悦耳音乐时，新生儿表现出良好的情绪；而在疼痛、低温、接触难闻味道、听到杂乱无章的噪声时，会表示出不好的情绪，甚至呼吸暂停
模仿	模仿需要更高的意识水平。新生儿能够模仿成人表情，这是一种重要的学习潜能
面孔识别	新生儿有很高的人脸辨别能力，极不成熟的早产儿是否具备这种能力尚不清楚。像成人一样，新生儿更喜欢有吸引力的人脸，尤其对眼睛非常敏感
记忆	最原始的记忆能力是习惯形成，出现在胎龄 22~23 周。新生儿能够记忆在胎儿期听到的乐曲节奏。然而，有代表性的记忆重现始于出生后第 2~4 个月。这时婴儿具备更精确的感觉和情绪体验，并对周围事物形成了初步思维
语言	新生儿大脑在接受数小时的言语信号后，即对一般的言语产生了特殊反应。在听到语言时，左侧大脑半球兴奋性明显增强
自我调节	新生儿和小于 3 个月的婴儿哭闹时，奶嘴安抚并不奏效，把婴儿抱在怀里或晃动可能更有效。3 个月后，婴儿可通过转移注意力得到安抚

五、最低意识水平

人的意识具有指向性。新生儿意识能力不成熟，只以现实为导向，可作为一种"最低水平的意识"，即虽然能够看，但不知道看到的是何物，也不能在头脑里再现其看到的东西。这种意识会持续到近 1 岁，即能够形成记忆重现，并对物体进行命名。

胎龄 26 ~ 28 周出生的早产儿已具备一定的意识水平，对抚触、听觉和视觉刺激、疼痛都有皮质反应，可短暂清醒，对有害刺激显示躲避反应，并试图与母亲建立最初的目光交流。胎龄 26 周前出生的早产儿由于丘脑和皮质间的联系还不成熟，可能尚不具备这种最低的意识，这个阶段的痛觉反应可能是通过皮质下结构来完成，而非大脑皮质。

六、新生儿意识水平的判定

在人类神经功能的评价方面，意识水平判定是一个非常敏感的指标。良好的意识水平有赖于神经系统多层次和多结构的完整功能表达。足月新生儿的意识水平可通过其不同行为状态来评价（表 7-7）。

表 7-7 足月儿的行为状态

状态		睁眼	规律呼吸	粗大运动	定向反应
安静睡眠	1	-	+	-	-
活动睡眠	2	-	-	±	-
觉醒状态	3	+	+	-	-
	4	+	-	+	-
	5	±	-	+	+

注：-，不存在；+，存在；±，有或无。

如表 7-7 所示，第 1 ~ 2 种状态对应的是安静或活动睡眠，第 3 ~ 5 种状态对应的是三种不同的觉醒状态。正常新生儿的觉醒状态差别很大，影响因素包括最后一次喂奶时间、环境刺激、特殊事件（如针刺疼痛）、胎龄等。在胎龄 28 周前，很难划分其觉醒阶段。连续刺激可引起睁眼反应和短暂、大约持续数秒的觉醒状态。胎龄 28 周后，婴儿觉醒水平有了很大变化，轻轻摇晃就可以唤醒，并能保持觉醒数分钟时间，有时也会出现自发的觉醒过程。睡眠—觉醒周期有时不易观察，脑电生理检查有助于判断。胎龄 32 周后的新生儿能够自发觉醒，无须刺激。他们会经常睁眼，自发的眼球运动很常见，能观察到比较明显的睡眠—觉醒周期。胎龄 36 周以后，觉醒时间明显增多，清醒时常出现有力的啼哭。足月后，婴儿在接受听觉或视觉刺激后会持续注意刺激源，睡眠—觉醒周期变得更加清晰。

七、新生儿意识障碍的判断和临床意义

新生儿的意识水平可分为正常、意识模糊和昏迷 3 种不同状态，意识障碍包括意识模糊和昏迷。神经功能损害的新生儿常常出现不同程度的意识障碍。

由于新生儿的特殊性，判断意识障碍时不能采用儿童和成人的 Glasgow 评分系统，表 7-8 是临床用于判断新生儿意识障碍的简便而有效的工具，判断时可参照以下几点标准：①唤醒方法可采用持续轻轻摇晃、轻轻掐捏、光照、摇铃等；②运动数量和质量可通过自发运动和疼痛刺激诱发的运动反应进行观察；③判断新生儿的意识状态还要参照其胎龄大小。意识模糊的新生儿觉醒水平和运动水平可出现不同程度的降低，分为轻度、中度和深度 3 种水平。深度意识模糊和昏迷的主要区别是运动反应。深度意识模糊的患儿仍可出现较高水平的运动反应，但运动形式往往是无序化、延迟出现和易于习惯形成的。昏迷时运动反应往往

处于低水平，表现为刻板、突发、难于习惯形成的或完全丧失运动反应。新生儿中枢神经系统的很多疾病都会出现意识障碍，意识障碍程度重、持续时间长，往往提示病情重和预后不良。意识障碍的治疗主要取决于原发病的治疗，对于意识障碍程度较深的新生儿，需额外加强对生命体征和重要脏器功能的监护和支持，选择合理的营养途径，避免误吸、窒息等意外事件发生。从意识产生的角度而言，一般不主张积极抢救胎龄小于 24 周的极早产儿，尤其是已有严重脑损伤者。同样，长时间昏迷的重度缺氧缺血性脑病患儿，抢救价值也有限。

表 7-8　新生儿意识水平的判断

意识水平	醒觉状态	唤醒反应	运动反应	
			数量	质量
正常	清醒	正常	正常	高
意识模糊				
轻度	嗜睡	不易唤醒	轻度减少	高
中度	睡眠	很难唤醒	明显减少	高
深度	睡眠	无反应	显著减少	高
昏迷	睡眠	无反应	几乎消失	低

八、研究展望

成人或较大儿童出现意识障碍常常提示双侧大脑半球或间脑网状上行激活系统的灰质核团（尤其是丘脑）、中脑、脑桥出现功能障碍。新生儿的神经病理联系可能与之类似，但其中的详细机制尚待阐释，需要借助更高水平的神经影像和神经生物学技术探测。人类的自我意识如何逐步发育形成，新生儿意识障碍与远期神经心理发育预后的关系，以及精确判断新生儿意识障碍的临床方法等，都是有待于我们进一步深入探索的问题。

第五节　新生儿神经肌肉病

一、脊髓性肌萎缩

脊髓性肌萎缩（SMA）是一种较常见的常染色体隐性遗传病，由脊髓前角或脑干运动神经元变性而导致的进行性、对称性肢体近端为主的广泛性弛缓性瘫痪与肌肉萎缩，患儿智力发育及感觉正常。其致病基因是位于 5q12.2 ~ q13.3 的存活运动神经元（SMN）基因。发病率为 1/10 000 ~ 1/6 000。携带率为 1/40。

（一）病因

SMN 基因有两个拷贝，其端粒侧称为 SMN1 基因，着丝粒侧称为 SMN2 基因。SMN1 是主要功能基因，SMN1 基因缺失或突变时，其表达产物 SMN 蛋白的数量、结构、功能均有异常。SMN 蛋白在全身组织广泛表达，但表达水平各有不同，其中在脑、脊髓和肌肉中表达水平最高。当 SMN 蛋白数量减少，低于运动神经元所需的最低限度时就会导致运动神经元变性。研究证实，SMA 患者细胞核内 SMN 蛋白数量显著减少。国外大样本报道，有 87% ~ 96% 的 SMA 患者显示纯合 SMN1 外显子 7 和（或）8 缺失，少部分病例可能是由 SMN1 基因的微缺失、点突变等引起。SMN2 为修饰基因，SMN2 基因的拷贝数与疾病表型的严重程度有关。

（二）病理

SMA 病理特点为脊髓前角萎缩，大量前角运动神经元丢失，残存的前角细胞出现变性坏死、胶质细胞增生。骨骼肌肌纤维萎缩，无炎性或坏死细胞。

（三）临床表现

SMA 的发病时间和病情严重程度变异性很大，可以在出生前即发病，也可能到成人期才发病，患者可能因为病情严重在出生后迅速死亡，也可以基本不影响生命历程。依据发病年龄、疾病进展速度、获得的最大运动功能和死亡年龄，儿童时期发病的 SMA 可分为 4 种临床类型，即 0 ~ Ⅲ 型 SMA。

0 型 SMA 为非常严重的类型，出生前即可发病，可出现胎动减少，出生时因肌肉无力，易出现窒息和缺氧缺血性脑病，出生后即表现为呼吸窘迫，常需人工呼吸机辅助通气，生命预期非常有限，可能在 1 个月内死亡。

Ⅰ 型 SMA 又称为韦德尼希—霍夫曼病，通常 6 个月内发病，其中 1/3 的病例在新生儿期发病。临床特征表现为对称性肌无力，首先累及双下肢，且肢体近端较远端严重，下肢较上肢重，四肢主动活动少，不能抗地心引力。躯干中轴部位肌无力，使患儿大多不能很好地控制头部活动；由于延髓受累，出现舌和咀嚼肌无力，导致咀嚼及吞咽困难，黏液聚集于咽部，哭声微弱；呼吸肌受累后可出现气促，呼吸困难、喉喘鸣和反复肺炎。患儿智力大多正常，面肌无明显受累，面部表情正常。因肌张力低下呈现特殊的外观：肩及上肢内旋、双手朝外置于身体两侧呈"壶把"状，胸廓肋间肌受累，仅靠腹式呼吸而出现吸气时肋间肌塌陷、腹部膨隆呈"钟"形，下肢髋部外展、膝屈曲呈"蛙腿"状。四肢肌腱反射减弱或消失，感觉正常，小婴儿因皮下脂肪多，故肌肉萎缩不明显。病情呈进行性加重，不能独坐，至后期可仅有手足轻微活动，因反复呼吸道感染导致呼吸衰竭，常常在 2 岁前死亡。

Ⅱ、Ⅲ 型 SMA 起病于婴幼儿期，故不在本书描述。

（四）辅助检查

血清肌酸激酶（CK）正常或轻度升高。肌电图有广泛失神经电位，如纤颤电位、正锐波、束颤电位，外周神经的感觉和运动神经传导速度正常。肌肉活检显示神经源性损害。可行 SMN 基因检测，显示 SMN1 外显子 7 和（或）8 缺失或点突变。

（五）诊断和鉴别诊断

临床诊断主要依赖于临床表现、家族遗传史、实验室检查及基因检测。因小婴儿肌电图及肌活检较困难，对怀疑本病患儿可首选基因检测。

应注意与先天性肌营养不良、肌张力低下型脑瘫、普拉德—威利综合征、家族性或暂时性重症肌无力及线粒体肌病、中央轴空病等鉴别。

（六）监护和治疗

目前尚无有效治疗方法，主要是加强监护和对症支持治疗，以延长生存期。

1. 营养支持

患儿因吸吮及吞咽无力，常需鼻饲或经皮胃造瘘喂养，患儿因胃肠蠕动力弱，可出现胃潴留、胃食管反流及便秘。高脂肪食物摄入可延迟胃排空，增加反流概率，应注意避免。因疾病的特点不主张使用胃动力药。对便秘者可食用高纤维食物及多饮水。

2. 呼吸管理

积极翻身、拍背、吸痰以减少肺不张、肺部感染。对呼吸困难患儿，可根据血气及肺功能情况间歇给予无创呼吸机治疗。近来研究显示，尽可能早地给予患儿无创呼吸机辅助通气治疗可使胸廓扩张，改善低氧血症及高碳酸血症，延长存活期，对肺部感染者积极抗生素治疗控制感染。

3. 康复训练

适度的运动、姿势的矫正可延缓肌肉萎缩导致的关节挛缩。

4. 药物治疗

目前还没有药物能够治愈 SMA，但 SMA 致病基因的准确定位给 SMA 患者带来希望。干细胞移植、SMN2 基因激活剂、增加 SMN 蛋白水平药物、神经保护剂等尚在实验研究中。

（七）预后与预防

0 型及 I 型 SMA 患者预后极差，0 型 1 个月内死亡，新生儿期即出现症状的 I 型 SMA 患者平均寿命 8 个月，多于 1 岁内死亡。目前仍以避免 SMA 患儿出生为最有效的预防应对措施。通过检测 SMA 携带者并对高危夫妇进行婚姻及生育指导，配合产前基因诊断，可有效降低 SMA 的发病率，对提高人口素质有重要意义。

二、新生儿暂时性重症肌无力

新生儿暂时性重症肌无力仅见于患重症肌无力母亲的新生儿，喂养困难和肌张力降低为其主要临床特征，症状常在出生后 2 ~ 6 周自然消失。其发生率占重症肌无力母亲分娩的新生儿的 12% ~ 20%。

（一）发病机制

患重症肌无力母亲体内的抗乙酰胆碱受体抗体（AchR-Ab）由母体通过胎盘进入胎儿血中，干扰了新生儿横纹肌上乙酰胆碱受体的功能而使神经肌肉接头处传导功能发生障碍。随时间推移，抗体不断降解破坏，浓度下降，临床表现相应好转，故症状是暂时性的。几乎所有重症肌无力母亲分娩的新生儿体内都存在 AchR-Ab，但只有一小部分发病，可能是新生儿和其母亲 AchR 的抗原性不同或致敏后导致产生自身抗体所致。

（二）临床表现

出生后数小时至 3 天出现症状，表现为吸吮和吞咽无力、喂养困难，患儿有进食欲望，但进食时迅速出现疲劳，哭声微弱，缺乏面部表情，仅约 15% 的患儿出现眼睑下垂。全身肌无力者可出现动作减少、呼吸困难，少数患儿需呼吸机辅助呼吸治疗。患儿肌张力低下，腱反射减弱或消失。症状通常持续数天至数周，平均 18 天（5 天至 2 个月），以后完全恢复。

（三）辅助检查

血 AchR-Ab 滴度增高。新斯的明试验：皮下或肌内注射甲硫酸新斯的明 0.04 mg/kg，15 ~ 30 分钟肌无力症状改善。

（四）诊断和鉴别诊断

根据母亲病史、出生后数天内出现肌无力症状，查体全身肌张力降低，结合血清 Ach-RAb 滴度增高以及新斯的明试验阳性可明确诊断。部分患儿母亲可能无重症肌无力临床表现，而仅是血中 AchR-Ab 阳性的亚临床型，对疑似本病而母亲无明确病史者可行母 AchR-Ab 检测。

鉴别诊断包括先天性肌无力综合征，见于无重症肌无力病史的母亲分娩的新生儿，可在新生儿期出现症状，表现为眼外肌麻痹、肢带肌无力或呼吸窘迫等，是一组较为少见的遗传性神经肌肉接头传递障碍性疾病，可呈家族性发病。其发病机制可能为突触前膜乙酰胆碱的释放障碍、突触后膜处特异性的乙酰胆碱酯酶缺乏或运动终板上乙酰胆碱受体的数量减少或结构功能的缺陷。AchR-Ab 多为阴性，其症状为长期性，不能自行缓解。本病还需与脊髓性肌萎缩、先天性肌营养不良、线粒体肌病、中央轴空病等鉴别。

（五）监护和治疗

监护和治疗的目的主要是保证其呼吸功能和营养。部分患儿症状轻微，无须特殊治疗，可采用少量多次喂奶或喂奶时休息片刻再继续哺乳。如果影响吞咽或呼吸，需要给予胆碱酯酶抑制剂对症治疗，可在喂奶前 20 分钟，肌内或皮下注射甲硫酸新斯的明 0.04 mg/kg，视其反应决定下一次用量。若症状完全消失则应减量，直至调节到呼吸及吸吮的肌力明显改善但无不良反应出现为止。也可在喂奶前口服一次溴吡斯的明 4~6 mg，注意避免出现胆碱能危象。一般患儿应用抗胆碱酯酶药物治疗效果良好。对上述药物不能缓解而出现呼吸衰竭者可应用血浆置换治疗。

（六）预后与预防

所有患病母亲所分娩的婴儿均应评价是否有一过性肌无力。母体的抗体水平与新生儿发生肌无力的频度和严重性相关，但患儿症状的严重程度与母亲的病情无相关性。如果患病母亲分娩出有一过性肌无力的婴儿，以后再分娩时可能同样累及。一旦出生后出现症状，应住院观察，并给予相应治疗，新生儿体内的抗体半衰期为 2~3 周，随抗体逐渐消失，多能完全恢复。重症如不给予及时治疗，可因呼吸衰竭导致死亡。

三、松软儿

松软儿在 NICU 并不罕见，它不是一种独立的疾病，而是由多种病因引起的，包含以下三个方面临床表现的一组症候群：肌张力低下、肌力降低、韧带松弛和关节伸展角度增加，也称为婴儿肌张力低下。肌张力反映了关节被动活动时阻力的大小，包括位相性肌张力和姿势性肌张力，位相性肌张力是肌肉对快速牵拉的反应，如肌腱反射；姿势性肌张力体现了肌肉对持续的低强度牵拉的反应，如机体对抗重力作用保持姿势平衡。

（一）病因

松软儿的病因多种多样，可分为中枢神经系统疾病和神经肌肉病两大类，以前者居多。非弛缓性肌张力低下不伴肌力显著降低提示病损可能在中枢，弛缓性肌张力低下伴肌力显著降低提示病损在外周神经肌肉，病因可能是神经源的、遗传的、综合征性的或代谢性的。常见病因分类见表 7-9 和表 7-10。

表 7-9　与中枢性/非弛缓性肌张力低下相关的病因

急性脑病

　　产伤

　　缺氧缺血性脑病

　　低血糖脑病

慢性脑病

　　脑发育畸形

　　肌张力低下型脑瘫

　　遗传代谢病（黏多糖贮积症、氨基酸代谢异常、有机酸代谢异常、脂质沉积症、糖原贮积症、线粒体病、门克斯病等）

　　染色体异常（普拉德—威利综合征、21-三体综合征等）

　　家族遗传性疾病（家族性自主神经功能异常、眼脑肾综合征等）

　　过氧化物酶失调（新生儿肾上腺脑白质营养不良、脑肝肾综合征等）

　　内分泌/营养障碍（甲状腺功能减退、佝偻病、肾小管酸中毒等）

结缔组织病

　　埃勒斯—当洛综合征

　　先天性成骨发育不全

　　先天性韧带松弛

　　良性先天性肌张力低下

表 7-10　与神经肌肉性/弛缓性肌张力低下相关的病因

脊髓性肌萎缩（SMA）

　　Ⅰ型 SMA（韦德尼希—霍夫曼病）

　　Ⅱ型和Ⅲ型慢性 SMA

　　脊髓性肌萎缩伴呼吸窘迫Ⅰ型（SMARD-Ⅰ）

脊髓灰质炎

周围神经病

　　遗传性运动—感觉神经病

　　先天性髓鞘形成不良

　　急性脱髓鞘性多神经病

神经肌肉接头疾病

　　肉毒中毒

　　新生儿暂时性肌无力

　　自身免疫性肌无力

　　先天性肌无力综合征

肌肉病

　　先天性肌病（线粒体肌病、肌小管肌病、中央轴空病、多微小轴空病、贝特莱姆肌病和乌尔里希肌病）

　　先天性肌营养不良（CMD）（沃克—沃伯格病、福山病、肌—眼—脑病、分层蛋白阳性 CMD 等）

　　先天性营养不良性肌强直

代谢性肌病（酸性麦芽糖酶缺乏症、磷酸化酶缺乏症、线粒体肌病）

内分泌肌病（甲状腺功能减退）

（二）临床表现

松软儿病因和病变部位各异，病情严重程度也各不相同，在宫内可表现为胎动减少，娩出后可能有髋关节脱位、关节挛缩、畸形足、肢体屈曲畸形，甚至出现呼吸和喂养困难（吸吮缓慢、反复误吸）。临床的核心症状是平卧时呈蛙势，不能对抗重力维持姿势，被动活动时阻力减小和关节伸展角度增大。到婴儿期，肌张力低下表现更为明显，患儿运动发育迟缓，可伴或不伴其他方面的发育异常。表7-11列出了松软儿的一些临床表现，这些表现不一定会同时并存。

表7-11　松软儿的临床表现

1. 蛙势，自发运动减少，下肢完全外展，上肢置于体侧，屈曲或伸展

2. 牵引时头部明显滞后，扶坐时头完全不能竖立，坐立时背部明显弯曲（>33周）

3. 俯冲悬挂姿势时肢体完全松弛

4. 垂直悬挂时手下有易滑脱感

5. 可能伴有后枕部平坦、先天性髋关节脱位、关节挛缩和矛盾呼吸等

（三）辅助检查

1. 中枢性肌张力低下的辅助检查（表7-12）

辅助检查应针对中枢性肌张力低下的病因。如果考虑是缺氧缺血性脑病引起，诊断主要依靠相关病史，并参考脑部影像学特点。代谢性疾病相对罕见，由于检查方法的限制，该类疾病诊断率较低，临床应该注意避免过度检查的倾向。

表7-12　中枢性肌张力低下的辅助检查

血电解质（钙、磷、碱性磷酸酶等）、血气分析、甲状腺功能

血铜/铜蓝蛋白（筛查门克斯综合征）

染色体分析（21-三体综合征、普拉德—威利综合征等）

血尿氨基酸有机酸分析

尿黏多糖分析

极长链脂肪酸分析

遗传家系分析

眼科检查

颅脑影像（CT/MRI）

2. 外周性肌张力低下的辅助检查（表 7-13）

表 7-13 外周性肌张力低下的辅助检查

肌酶

乳酸

肌电图/重复神经刺激试验

肌活检（组织学、免疫组化、电镜、呼吸链酶分析）

遗传学检查（95% 的 I 型 SMA、营养不良性肌强直、先天性肌无力综合征患者会出现 SMN 基因缺失等基因异常）

神经活检（开展较少）

依酚氯铵试验

营养不良性肌强直常有母系家族史，染色体改变位于 19q13.2～13.3。肌电图神经传导速度检查对诊断有帮助。反射消失、肢体运动减少、除面肌外全身无力、肌酶正常、肌电图呈去神经改变常常提示前角细胞受损（如 SMA），检测到患者为存活运动神经元末端着丝粒的 7 号外显子基因缺失的纯合子可作为确诊依据。未见电生理异常的患者应考虑普拉德—威利综合征，染色体改变的位点在 15q13。

关节挛缩、喂养困难、反复窒息误吸、眼肌麻痹、上睑下垂、易疲劳提示先天性肌无力综合征（CMS）。CMS 常合并先天性多关节弯曲（AMC）。单纤维刺激肌电图出现异常束颤对神经肌肉传导阻滞的诊断有高度敏感性。CMS 患者的乙酰胆碱受体和肌肉特异性激酶（MuSK）抗体可以是阴性的，基因检测有利于诊断。

肌电图无异常的松软儿还可以考虑肌肉活检，但操作前应认真衡量手术风险，如麻醉并发症（术后呼吸衰竭、恶性高热、横纹肌溶解等）。

肌电图是鉴别病变是否为肌源性、神经源性或去神经性病变的重要依据。一般而言，任何年龄都可以进行肌电图检查，但是在出生后 6～8 周内，解释检查结果应该非常慎重，如果患者是早产儿，则更应如此。严重的肌病或神经源性肌病通过肌电图往往不难诊断，但程度较轻的肌张力低下常常很难确诊。相对于肌病，去神经性病变的肌电图和肌活检常有更好的一致性。一些肌病和神经源性疾病的肌电图特点总结于表 7-14。

表 7-14 外周性肌张力低下的肌电图特点

神经源性损伤——宽大波幅动作电位，干扰相减少，不稳定性增加

肌源性损伤——小波幅动作电位，干扰相增加

肌强直——插入电活动增加

肌无力——异常重复刺激和单纤维肌电网（异常束颤）

对于某些年幼儿童，神经电生理检查往往很难进行。近年来，先天性肌无力综合征的基因诊断有了很大的进步，一定程度上弥补了这一欠缺。

（四）诊断和鉴别诊断

1. 临床确诊方法

一旦怀疑为松软儿，均应按图 7-4 和图 7-5 进一步确定诊断，分别注意观察悬垂时头部

有无明显后垂和平卧时是否呈蛙势。

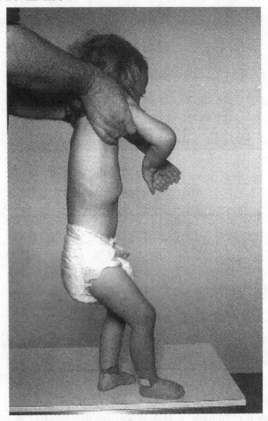

图 7-4 悬挂时观察有无头后垂

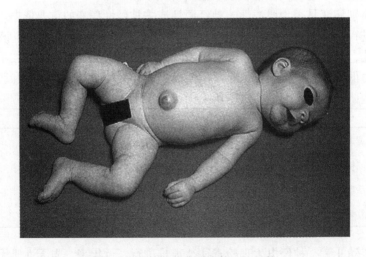

图 7-5 松软儿的典型姿势——蛙势

2. 检查时重要的诊断线索

见表 7-15。

表 7-15 检查时重要的诊断线索

1. 皮肤苍白、擦伤、紫癜或瘀斑、创伤——提示可能有脊髓损伤

2. 呼吸节律和呼吸型的变化，膈肌运动异常——提示先天性肌病

3. 心肌病——提示肉碱缺乏、脂肪酸氧化障碍、酸性麦芽糖酶缺乏、Pompe 病

4. 肝脾肿大——提示贮积病或先天性感染

5. 肾囊肿、肝功能异常、高额头、大囟门——提示脑肝肾谱系病

6. 先天性青光眼、白内障——眼脑肾综合征

7. 尿味异常——先天性代谢病

8. 色素减退、隐睾——普拉德—威利综合征

9. 脂肪垫异常、乳头内陷——先天性糖代谢异常（CDG）

3. 定位诊断程序

（1）诊断松软儿后，应定位区分其病损是中枢性还是外周性。肌力、肌张力降低不显著而肌腱反射亢进，提示病变位于中枢。无意识障碍、肌力显著降低、无抗重力运动、肌腱反射消失，提示病变是下运动神经元。神经肌肉接头有病损时，肌腱反射仍可引出。定位诊断可参考表 7-16。

表 7-16 松软儿的定位诊断

鉴别项目	中枢	前角细胞	外周神经	神经肌肉接头	肌肉
受累范围	面部	−	±	+ + +	不确定
	上肢	+	+ + + +	+ + +	+ +
	下肢	+	+ + + +	+ + +	+
近端与远端受累比较	>或=	>或=	<	=	>
肌腱反射	正常或活跃	消失	减弱	消失	减弱
肌电图	正常	肌束震颤	神经传导速度降低	不确定	小振幅，潜伏期缩短
肌肉活检	正常	失神经支配	不确定	正常	典型改变

（2）中枢性肌张力低下：在松软儿中占 60% ~ 80%，其临床特点见表 7-17，但有这些表现并不能排除外周性肌张力低下。中枢和外周的病损在一些患儿可以同时并存。

表 7-17 提示中枢性肌张力低下的临床征象

1. 除运动功能受损外，同时有智力发育障碍

2. 符合某种综合征的诊断

3. 手持续握拳

4. 肌腱反射活跃

5. 假性延髓性麻痹，下颌反射活跃，垂直悬挂时内收肌交叉呈剪刀样

6. 合并神经管畸形

7. 有缺氧缺血性脑病、产伤、症状性低血糖病史

8. 合并惊厥发作

（3）外周性肌张力低下：临床特征见表7-18，对于新生儿来说，很难像成人一样检查肌力和肌张力，所以临床表现和相关病因的追溯非常重要。

表 7-18　提示外周性肌张力低下的临床征象

1. 运动发育落后，但智能发育相对正常

2. 有神经肌肉病家族史或孕母肌肉强直

3. 自发抵抗重力的运动减少或消失，肌腱反射减弱或消失，关节伸展度增大

4. 下肢呈蛙势，上肢呈壶把样，与自发运动显著减少有关

5. 肌病性面容（张口，上唇帐篷样隆起，吸吮时唇闭合不严，面部表情缺乏，上睑下垂，眼球运动受限）

6. 肌肉震颤（罕见，但对诊断有重要意义）

7. 其他肌肉萎缩、肌肉肥大、肌腱反射减弱或消失

（4）有些情况下，中枢和外周的病损可以并存，见表7-19。

表 7-19　提示中枢性和外周性肌张力低下可能并存的临床征象

1. 家族性自主神经功能异常

2. 缺氧缺血性脑病

3. 婴儿神经轴索变性

4. 脂质贮积病

5. 溶酶体病

6. 线粒体病

7. 运动单元病继发围生期窒息

---

4. 病因诊断

在对松软儿作出初步的定位诊断后，可参考图7-6的临床鉴别诊断流程，分别针对中枢或外周的病因进行进一步分析。如果松软儿同时合并多器官系统受累，也可参考图7-7的流程进行检查分析。

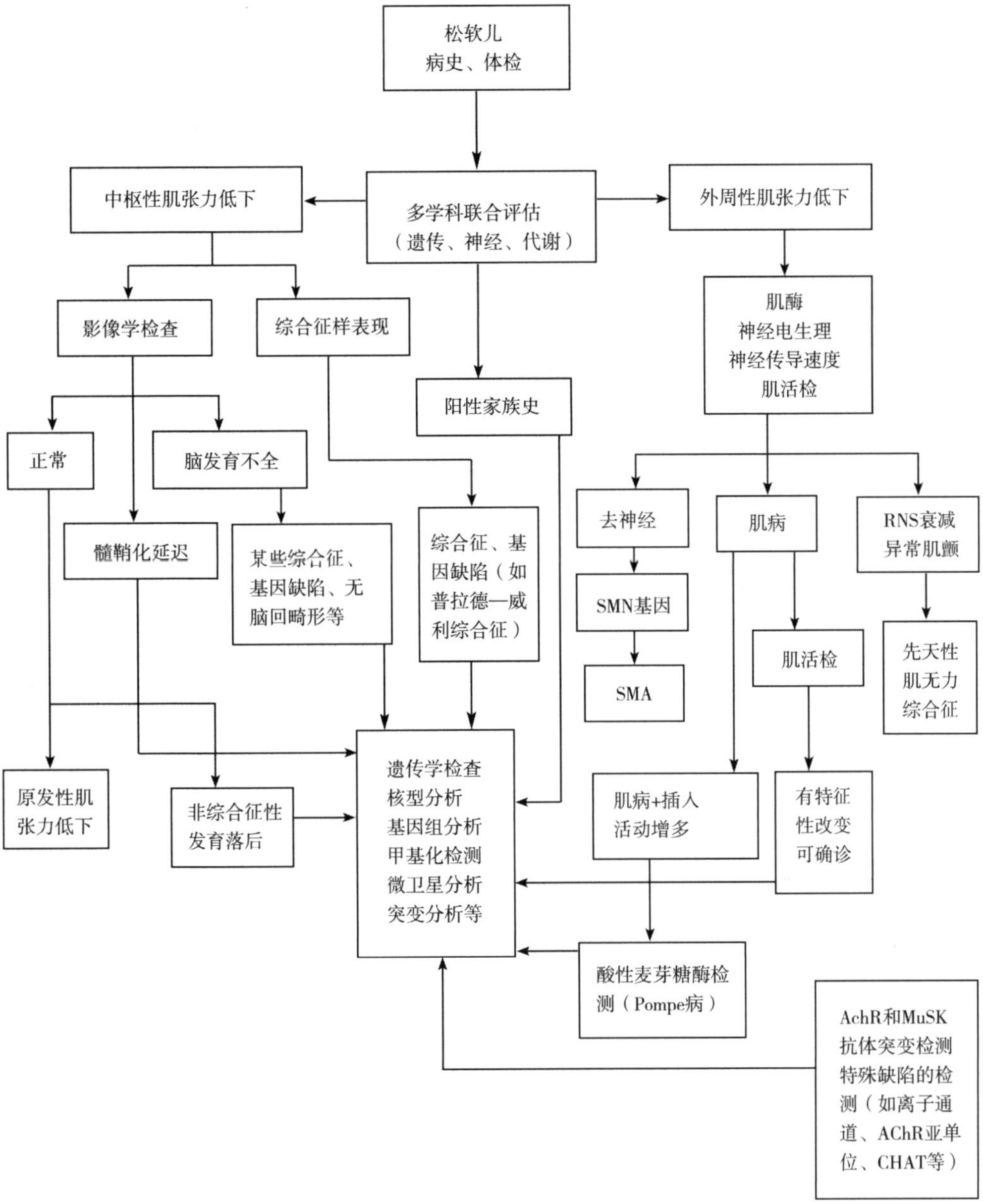

图 7-6　松软儿的临床鉴别诊断流程

SMN：存活运动神经元；SMA：脊髓性肌萎缩；RNS：重复神经刺激；AChR：乙酰胆碱受体；

MuSK：肌肉特异性激酶；CHAT：胆碱乙酰转移酶

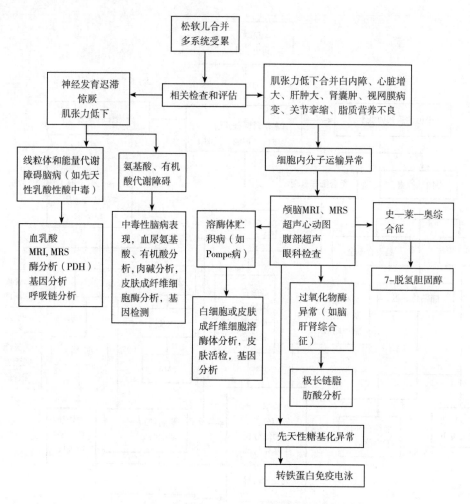

图 7-7 合并多系统受累松软儿的检查流程

MRS：磁共振频谱；PDH：丙酮酸脱氢酶

（五）监护与治疗

松软儿可以出现多种功能障碍，支持治疗十分重要，只有少部分病例有特异的病因治疗，如甲状腺功能减退、先天性肌无力综合征（新斯的明治疗）、先天性佝偻病等。某些先天代谢缺陷可以通过特殊饮食和替代治疗得以改善。治疗松软儿应注意以下原则。

（1）理疗：重点注意牵拉以防关节肌肉挛缩，病程长已出现关节挛缩者可请整形外科矫治。

（2）支具：协助维持姿势，提高日常生活质量。

（3）预防和治疗脊柱侧弯。

（4）注意心脏功能的保护和评价，给予必要的呼吸支持，可根据病情采用无创或有创的机械通气设备，必要时气管造瘘。

（5）精心喂养，可予鼻饲或胃造瘘，保证营养所需，用药物或手术手段防治胃食管反流。

（6）对患儿的神经心理和认知功能进行早期干预。

（7）接种疫苗，预防呼吸道感染。

（六）预后与预防

产前诊断甚为重要，有高危家族史的孕妇可行羊水穿刺或绒毛膜活检进行产前诊断。娩出的新生儿一经诊断，即应马上评价患儿有无生命危险，尤其注意有无吞咽功能障碍和呼吸肌麻痹，并给予相应支持。中枢神经系统疾病引起的松软儿，有部分患儿在新生儿期后的随访中出现脑瘫和智力低下。大多数松软儿的肌张力可以逐渐改善，但发育迟滞可能一直存在。重症病例有较高的病死率，尤其在 2 岁以内病死率更高。对于因心搏骤停及呼吸衰竭而经历心肺复苏的患者，是否需要后续治疗应充分考虑伦理学因素。

（七）小结

（1）中枢性肌张力低下的患儿有别于神经肌肉病导致的肌张力低下，前者应常规检查颅脑磁共振和脑电图。

（2）肌张力低下合并对重力失抵抗应高度怀疑神经肌肉病，外周性肌张力低下可先进行儿种常见遗传性疾病的筛查，如 SMA、普拉德—威利综合征等，再考虑电生理检查或肌肉活检。

（3）遗传和代谢性疾病占 50% 以上，基因检测有助于诊断某些遗传代谢病，在所有的检查中，遗传学检查应列为首选。

（4）详细的病史询问、神经专科检查、影像学检查和有针对性的遗传学检查可使松软儿的诊断率达到 60% 以上。

第六节　脑积水

脑积水的定义是颅内脑脊液（CSF）异常增多伴随颅内压增高。婴幼儿因头围增大，颅内压增高相对缓和，临床表现也相对隐匿。脑积水是颅内感染和出血等多方面原因造成继发脑损害的主要机制之一，因此其在新生儿重症监护阶段的早期发现和处理具有重要临床意义。

一、流行病学

国外资料显示，新生儿脑积水的总体发病率约在每千例活产婴儿 3 例。1961 年统计显示，作为独立先天性疾病的发病率为每千例分娩 0.9 ~ 1.5 例，加上并发脊髓脊膜膨出者为每千例分娩 1.3 ~ 2.9 例。近年来，随着叶酸补充的普及，先天性脑积水的发病率降低，而随着极低体重出生儿存活率的增加，继发性脑积水相对增加。

二、病因和发病机制

（一）CSF 的循环与吸收

CSF 主要由侧脑室和第三脑室的脉络丛产生，经中脑导水管进入第四脑室，经第四脑室的正中孔和侧孔进入蛛网膜下腔，再经脑和脊髓表面的蛛网膜下腔循环后，被主要位于大脑凸面的蛛网膜粒吸收入血。其他一些部位也参与吸收，包括脑室壁、脑膜，以及脊神经和脑神经的淋巴系统，在病理状态下，如脑积水时，它们提供一定的代偿。

蛛网膜粒上的微纤毛突入静脉窦，大幅增加了吸收面积。但新生儿并没有明显可见的蛛网膜粒，显微镜下也没有发现起微纤毛作用的相应结构。这些结构的缺如意味着新生儿 CSF 的吸收可能依赖其他机制或者其最大重吸收量少于成人。

（二）脑积水的病因与分类

脑积水的原因有多种（表 7-20），它的形成往往是因为某个环节出现了循环或吸收障碍。脉络丛乳头状瘤是特例，该病是因为 CSF 分泌过多，超出了正常的最大可吸收量而导致脑积水。

表 7-20　新生儿脑积水的病因分类

1. 先天性畸形

　　导水管狭窄

　　　胶质增生

　　　导水管隔膜

　　　导水管真性狭窄

　　　X 染色体连锁的导水管狭窄

　　Chiari 畸形 II 型（脑积水并脊髓脊膜膨出）

　　第四脑室正中孔和侧孔闭锁（丹迪—沃克畸形）

　　某种脑畸形的一部分，如脑膜膨出和前脑无裂畸形

　　某种遗传代谢病的一部分，如软骨发育不全

2. 出血后脑积水

　　脑室内出血后

　　　继发于血小板或凝血因子缺乏的宫内出血

　　　早产儿呼吸窘迫综合征

　　产伤

　　　硬膜下出血

　　　蛛网膜下腔出血

3. 感染后脑积水

　　新生儿脑室炎或脑膜炎，尤其革兰阴性菌感染者

　　宫内病毒感染，如巨细胞病毒感染

　　宫内弓形虫感染

4. 肿瘤或血管畸形

5. 良性外部性脑积水

6. CSF 产生过多，脉络丛乳头状瘤

7. 其他原因，如颅面发育异常、扁平颅底、成骨不全

大部分先天性脑积水的原因是导水管狭窄。导水管狭窄的原因包括胶质增生、导水管隔膜或真性狭窄。极少数的导水管狭窄与 X 染色体连锁的遗传性改变有关，这样的患儿还存在导水管狭窄以外的广泛脑发育异常，预后也较其他原因引起的脑积水差。丹迪—沃克畸形时，第四脑室正中孔和侧孔阻塞，伴有第四脑室的均匀增大。新生儿脑积水也可由肿瘤引

起，如髓母细胞瘤阻塞第四脑室。

多数脊髓脊膜膨出患儿伴有脑积水及相关的脑畸形，称为 Chiari 畸形 II 型。其特点是延髓和小脑蚓部向尾侧移位，多数伴有延髓的扭曲。第四脑室和枕大池的解剖异常可能是脑积水的主要原因。蛛网膜囊肿、先天性肿瘤及血管畸形也可因占位效应影响导水管或第四脑室而引起脑积水。

脑积水可发生于脑室出血或蛛网膜下腔出血后。早期大量微血栓阻塞脑室系统或 CSF 的吸收通道，继之导致基底池慢性蛛网膜炎，导水管或第四脑室出口狭窄或大脑半球表面蛛网膜下腔阻塞。

颅内感染并发脑室炎时，可由于导水管和脑室出口的炎性阻塞导致脑积水。脑膜炎则可导致软脑膜的慢性增厚和纤维蛋白沉积，从而影响 CSF 的循环。

需要特别提及的一个概念是良性外部性脑积水，它的主要特点是婴儿或儿童的蛛网膜下腔增宽，伴有轻度头围增大，而脑室正常或仅轻度增大，没有神经功能障碍，预后良好，但原因不明，推测可能与暂时性 CSF 吸收障碍有关。

除了按病因分类，传统上还根据脑室与蛛网膜下腔的交通性，将脑积水分为交通性和非交通性脑积水。交通性脑积水指 CSF 循环障碍的部位在脑室系统以外，脑室系统与蛛网膜下腔的至少一部分仍正常通连。非交通性脑积水指 CSF 循环障碍的部位在脑室系统内或脑室系统出口处，典型的非交通性脑积水为导水管狭窄导致的脑积水。非交通性脑积水的 CSF 压力常更高，脑室增大的速度更快，因此也需要更及时的检查与治疗。交通性脑积水发展相对较慢，部分病例可以非手术治疗控制。出血后和感染后脑积水早期可能呈交通性脑积水，数月后可能转变为非交通性。

三、临床表现

在新生儿和婴幼儿，脑积水的首发临床表现通常是头颅的异常增大。少数病例出生即有头颅增大，大多数脑积水缓慢进展，由于其发展隐匿，可能于数周后才被发现。婴儿常总体情况良好，精神和喂养正常。当颅内压明显增高时，可有易激惹、喂食后呕吐、前囟张力明显增高和上视受限等表现。通常只有 6 个月以上的婴儿才会出现异常的神经体征，如四肢肌张力增高等。视神经盘水肿及视神经萎缩在新生儿期不常见。癫痫发作极少单独由脑积水引起。在严重的脑积水病例，颅面比例明显失调，颅盖部显著膨大，眼和耳位置偏低。颅骨常变薄并前头部静脉怒张。触诊可及颅缝分离，叩诊呈破罐音。

四、辅助检查

头颅超声是目前确认脑室增大的最快速、经济和便捷的手段。因仪器可移动，超声检查非常便利，操作时间短，无须镇静且没有放射性，是新生儿头颅影像学首选的检查，尤其是需要反复跟踪检查者。脑积水时脑室增大不一定是均匀的，有时最明显的变化是后部的增大或从细长的裂隙变成圆球状。除脑室扩大、侧脑室内血块外，超声还可以发现第三脑室栓子、脑内钙化及脑室炎后脑室内纤维带等异常改变。

CT 或 MRI 检查相对于超声较为不便，但可提供较超声检查更客观和清晰的影像信息，尤其适用于非典型病例的诊断或显示肿瘤及硬膜下血肿等。MRI 检查对于评估患儿是否适于行第三脑室底造瘘术尤其有用。CT 检查的意义相对较小，并且有放射性，尽管不够理想，但其普及性仍然使它成为随访时常用的手段。

五、诊断与鉴别诊断

在新生儿和婴幼儿，确诊脑积水需要两方面：①脑室系统扩大的明确证据；②头围确实增大。应对应其准确年龄进行头围的动态监测和记录。一般认为头围持续以每天 2 mm 的速度增加为异常增大。相邻两天 2 mm 的差距可能难以准确判定，但两天增加 4 mm 却是容易确认的。在新生儿，由于脑积水时颅缝逐渐开裂，颅内压增高可能并不明显，另外，由于实际操作的局限性，颅内压测量或监测并不常规使用。

出生时头围异常增大、前囟膨隆、颅缝开裂及头皮静脉迂曲扩张提示存在脑积水。多数情况下，出生后数周或数月脑积水才变得逐渐明显。脊柱裂、既往颅内出血或感染的病史增加了脑积水的可能性。

对脑积水的全面诊断还应包括脑积水病因的分析。全面回顾怀孕、分娩及产后短期的情况，结合临床表现和影像学检查，常可将患儿归于前述病因中的一种。如果找不到明显的原因，应分析宫内感染可能，并详细调查家族史。手术前应除外凝血因子缺乏和血小板减少，免疫性血小板减少症和凝血因子 V 缺乏可引起出生前脑室出血，导致先天性脑积水。

诊断脑积水常需与脑萎缩、硬膜下积液等鉴别。脑萎缩也可导致脑室扩大，但脑室的外形常不规则，并伴有脑萎缩的其他表现，如半球间纵裂池的扩大等。追踪观察一段时间可以看出头围是否异常增大。在单纯的脑萎缩，头围的增大常慢于正常而不会异常增大。出血性梗死后脑实质减少或脑室周围软化可能与进展性脑积水共存。

六、脑积水的手术治疗

进展性脑积水患儿即使不治疗也会达到稳定状态，脑室和头颅不再继续增大。到达这一阶段时，患儿智力可能正常，但更可能呈严重的残疾状态。手术治疗的目的在于建立 CSF 循环的平衡，以预防脑损害。

脑积水手术治疗的多样性说明各种方法都不是很满意，基本上所有的方法都可归结为两类，一是所谓的生理性手术，无须植入外来材料；二是非生理性手术，通过置入机械性管道和阀门转流脑室系统内循环受阻的 CSF。

（一）生理性手术

生理性手术包括脉络丛电凝或切除、阻塞部位的手术再通（如内窥镜导水管成形术），及在第三脑室底建立另外的通路，即内窥镜第三脑室底造瘘术（EVT）。脉络丛切除术已极少应用，而最为普及的是 EVT 手术（图 7-8）。内窥镜经一侧额叶进入侧脑室，再经室间孔进入第三脑室，在第三脑室底的乳头体和灰结节漏斗之间造瘘，使 CSF 直接由第三脑室进入基底池蛛网膜下腔。

EVT 手术的目的是在第三脑室循环受阻导致脑积水时恢复 CSF 循环。手术在第三脑室底乳头体的前方造一个瘘口，使 CSF 得以进入基底池和蛛网膜下腔。适合 EVT 的理想病例符合两个条件：①脑积水须为非交通性；②CSF 在蛛网膜下腔和静脉系统之间的循环路径通畅，但目前尚无客观手段对这一点进行术前验证。总体来看，EVT 在新生儿的成功率较低，且失败后易导致明显的脑功能受损，但手术的最大好处是成功者可以不带分流管生存。故如果手术的并发症率很低，严格筛选病例后，EVT 仍是一个可能的选择。

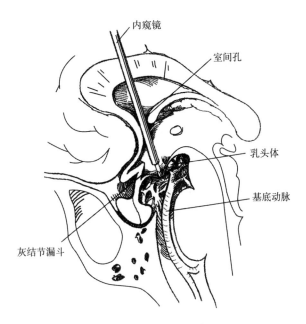

内窥镜

室间孔

乳头体

基底动脉

灰结节漏斗

图 7-8 EVT 手术示意图

对于晚发的或非婴儿期获得的导水管梗阻导致的脑积水患儿，EVT 效果最好。术前 MRI 检查可明确导水管梗阻的性质和基底动脉的位置，确认第三脑室的扩张并且其底部突向下。在分流管功能不良的较大患儿，EVT 可作为一种选择并可能成功去除分流系统。在婴儿，蛛网膜下腔，包括基底池可能尚未开放或者同时存在交通性脑积水或蛛网膜粒发育尚不成熟，因而成功率较低。

必须强调的是，EVT 的实施并非意味着治愈，一是 EVT 手术是否有效需要一段时间的观察；二是 EVT 手术后患儿有可能发生急性进展性颅内压增高，甚至导致死亡，原因可能是纤维化使造瘘口关闭而发生急性脑积水。因此 EVT 治疗患儿需要像分流手术患儿那样进行临床追踪，在婴幼儿尤其如此。

（二）非生理性分流

新生儿脑积水治疗的主流仍然是脑室分流术。最常用的是侧脑室—腹腔分流术。通常在外耳的后上方做弧形切口（任一侧），将皮瓣翻开，游离帽状腱膜下间隙，以备放置分流阀用。颅骨钻孔，确定合适长度的脑室端导管，在导芯辅助下穿刺入侧脑室。脑室端导管与分流阀的流入端连接。腹腔端导管经较长的皮下隧道引至腹壁皮下，确认分流阀通畅后与其流出端连接，再将导管置入腹腔。可在腹腔内置入较长的导管来适应患儿的成长。

腹腔无法吸收分流液体或有其他腹部外科问题时，则需要选用脑室心房分流术。腰大池腹腔分流术也被建议用于交通性脑积水患儿。

术后患儿进行常规的管理和喂养。部分刚脱离辅助通气的早产儿可能需要一段时间的辅助通气，以保证患儿在手术室和监护室之间的转送更加安全。术后一周内注意检查皮下隧道，任何炎症表现均提示急性感染，可能需要立即去除分流系统，以免感染上行引起更具破坏性的脑室炎。营养不良的早产儿应避免其向手术侧卧，以免形成压疮，使分流系统感染。

尽管分流手术本身的死亡率很低，但分流手术的问题在于多样而且频发的并发症，因此分流手术后，需要对患儿进行常规的临床随访。随访应由神经外科医师和儿科医师同时参与，早期应定期对头围进行测量，应告知家长患儿在发育中出现分流系统问题时可能的症状，如出现颅内压增高的症状和体征可能意味着分流不良，需要再手术来纠正等。分流手术最常见的并发症为分流不良、感染和过度引流，也可引起其他特殊但通常不严重的并发症，如腹水、肠梗阻、肠或其他脏器穿孔等。

分流不良常由于脑室端管或腹腔端管的堵塞，也可见于分流管断裂、松脱及分流阀故障。堵管后出现颅内压增高症状，可呈急性或慢性。急性堵管是神经外科急症，可表现为头痛、呕吐、抽搐及意识障碍，可导致昏迷、呼吸衰竭，甚至死亡。针刺放液可能挽救生命。堵管也可表现为较轻微的症状，如人格改变、淡漠无欲及视力问题。视力问题表现为单侧或双侧的视物不清乃至失明，明确诊断、早期处理可能挽救部分或全部视力。堵管后需要对堵塞部分进行修正，对部分患者也可能改行 EVT 手术，使其不再依赖分流系统；分流后的交通性脑积水可能转变为导水管梗阻的非交通性脑积水，因而 EVT 手术有效。

感染可发生于分流管的外表面，伴有急性炎症表现，有时出现头皮或皮肤的破溃。感染也可发生于分流系统内和脑室内（脑室炎），常见毒力较弱的致病微生物，典型者如表皮葡萄球菌，由手术时带入。由此常引起脑室炎，呈急症，表现为不适、发热，有时发作抽搐。在脑室腹腔分流者，感染常表现为远端管的堵塞，原因在于局部腹膜炎或包裹的形成。发生感染时，多数需要去除分流系统或将其外置做脑室外引流，同时抗感染治疗，直到更换新的引流系统。现在已有抗感染的新型分流管可供选择。

过度引流可导致硬膜下积液或血肿、裂隙脑室综合征或继发性颅缝早闭。发生过度引流时，通常需要更换分流系统，现在有抗虹吸及可调压分流系统有助于避免这样的情况。

七、预后与展望

总体而言，分流术大幅改善了脑积水患儿的预后。脑积水的原因影响预后，单纯导水管狭窄患儿预后良好，合并脊柱裂的脑积水患儿尽管在其他方面有各种缺陷，但其智力总体好于脑膜炎和脑室内出血导致的脑积水。

在单纯脑积水患儿，患儿的智商与治疗稳定后的额叶脑实质厚度高度相关。正常厚度为 $5.0 \sim 5.5$ cm，厚度达 3.0 cm 或以上的患儿智商的分布接近正常。额叶厚度少于 2.0 cm 时，获得良好发育的机会降低。在脑积水合并脊髓脊膜膨出患儿，因为存在脊髓脊膜膨出，出生时脑积水即同时被发现，很少因为诊断迟而延误手术，所以发育后额叶厚度少于 3 cm 者相对少见。但部分患儿因为严重的瘫痪影响了他们的活动，加上一定频度的 CSF 感染，可能影响了发育和智商，使其预后反而不如单纯的脑积水患儿。

随着经济和社会的发展，在脑积水的诊治中有两种情况需要从事新生儿重症监护的医师特别注意，一是随产前保健水平的提高，产前通过胎儿超声和 MRI 检查诊断脑积水的情况增加，这样的胎儿出生后应及早完成脑积水和全身情况的相关检查，如有必要，早期进行外科干预。二是随生育方式的变化和公共卫生水平的一定提高，早产儿和低出生体重儿存活率增加，早产儿脑室出血后脑积水的发生呈增加的趋势，而这一疾病过程通常发生和发展于一定的医疗监测下，早期的诊断和合理治疗与患儿预后密切相关。因此，我们以下将对新生儿脑室出血后脑积水进行单独讨论。

八、新生儿脑室出血后脑积水

新生儿脑室出血后脑积水是脑室出血后 CSF 循环受阻导致的脑室内压力增高和脑室扩张造成的，多见于早产儿。导致新生儿脑室出血后脑积水的始发事件是脑室周围室管膜下的生发基质内不成熟的血管结构出血。

（一）流行病学

足月儿脑积水的最常见原因是先天性异常，而早产儿脑积水 90% 以上的原因为脑室出血，早产儿脑室出血后约 13% 发生出血后脑积水。近年来，随我国的生育观念和政策、经济条件等的变化，低出生体重早产儿的出生率和存活率呈增加的趋势，使早产儿脑室出血及继发于此的脑积水的防治具有重要意义。

（二）病因和发病机制

在大脑半球发育过程中，脑室旁存在着神经胶质增生活跃的生发基质。在孕期的后 12 周，生发基质细胞密集，血管丰富，呈胶质状。在妊娠后期，这些不成熟的生发基质血管逐渐向皮质血管结构转化。晚期，生发基质渐趋不活跃，至足月时达低谷。在早产儿，因为不成熟的血管不能耐受脑血流的波动，有发生生发基质出血的倾向。发生出血的危险期通常在产后 3 ~ 4 天，尤其是最初的 24 小时。出血最常发生于尾状核头部，其次为尾状核体部和脉络丛。约 80% 的患儿，出血可进入脑室系统。

脑室出血导致脑室周围出血性梗死和脑积水。出血性梗死是指脑室周围白质的出血性坏死，这种情况发生于 15% 的出血患儿，约 70% 的病灶为单侧性。发生出血性梗死的高峰在出生后 4 天，而出血的高峰在出生后 24 小时。其可能的机制是血管周围间隙内的细胞毒性物质释放或血管痉挛。

（三）临床表现

早产儿脑室出血约 13% 发生出血后脑积水。脑积水多出现于出血后 4 ~ 6 周内，其进展与出血的严重程度有关。严重的出血在 1 周内导致早期急性梗阻性脑积水，此时常需要急诊处理。交通性脑积水发生较晚，多为脑池的蛛网膜炎阻塞小脑幕切迹周围蛛网膜下腔、第四脑室正中孔和侧孔的 CSF 循环导致。部分患儿因血肿、室管膜破裂或导水管周围胶质增生导致导水管狭窄，发生延迟的梗阻性脑积水。部分患儿脑室短期扩张后可自然静止，部分患儿脑室短期缓慢扩张后又可转变为急性进展。

（四）治疗和监护

脑积水导致中枢神经损害的机制主要是轴索的牵张和血管受压导致的继发性缺血缺氧，为脑室出血后的继发损伤，故出血发生后第 1 个月内需要保持高度的警惕并密切观察病情的变化，最好能定期进行头颅超声检查，监测颅内情况，必要时进行 CT 或 MRI 等影像检查，并动态随访。

新生儿脑室出血后脑积水的治疗措施可分为预防脑积水的发生、控制脑积水进展及维持长期稳定 3 个阶段。经过 4 周的治疗后脑室仍然继续扩张者，应行脑室—腹腔分流术（VPS）。

1. 脑室扩大早期的预防性治疗

在尚无明显症状或进展证据的脑室扩大早期，治疗的目的主要是减少继发损伤、停止脑室扩大及减少需要永久性分流手术的概率。乙酰唑胺和利尿剂药物治疗、连续腰椎穿刺、经脑室注射链激酶或尿激酶均有应用，但尚无充分证据证实这些措施是安全有效的。

2. 控制脑积水进展的治疗

随脑室的进行性扩大，继续治疗的目的是稳定脑室的大小和压力，直到患儿的体重和全身状态及 CSF 情况允许进行 VPS 手术治疗。该阶段的治疗措施除药物治疗外，主要包括需要神经外科医师参与的连续腰椎穿刺、脑室穿刺、脑室外引流、脑室连通器或帽状腱膜下分流等（图 7-9）。治疗可依据症状、体征以及头颅超声检查的情况随时开始，并持续到不再需要或是进行 VPS 手术时。

（1）连续腰椎穿刺治疗：连续腰椎穿刺作为一种相对简便易行的措施，很早就被用于新生儿脑室出血后脑积水的治疗，以稳定脑室的大小、压力和延缓分流。但新生儿的腰椎穿刺不一定每次都能成功释放足够的 CSF，故难以作为单一措施。研究也表明，腰椎穿刺对于减少脑积水分流手术没有明显的效果。但较大量的脑室出血后应立即开始连续腰椎穿刺，这也许能够减少需要 VPS 手术的机会。尽管反复腰椎穿刺可能导致感染、神经损伤等并发症，但是目前在临床上这种方法仍被广泛应用。

（2）连续经前囟侧角脑室穿刺：经前囟脑室穿刺可在 NICU 床旁进行，直接穿刺或在超声引导下均可。操作要求无菌，用套管针在前囟侧角向侧脑额角穿刺。在穿刺针进皮后，牵拉皮肤，再透过硬膜至脑室，这样使针道改变，从而减少 CSF 漏的可能性，然后拔出针芯，从套管内缓慢释放 CSF 约 20 mL。也可用带软管的细针直接穿刺，其特点是穿刺快速，痛苦少，患儿头颅移动不影响释放 CSF。在超声引导下穿刺可减少发生并发症的概率。通过连续的脑室穿刺释放 CSF 可使 50% 以上的患儿脑室缩小。但是，反复多次穿刺使出血和神经损伤的风险增加。如果需要反复的脑室穿刺，应该考虑选择一次性穿刺的置管外引流。

（3）脑室外引流：脑室外引流（EVD）比腰椎穿刺更符合脑积水时 CSF 循环的病理特点，虽然它不能降低需要分流的可能，但却是一个延缓脑室扩大的有效办法。不过随脑室外引流持续时间的延长，其感染并发症发生率也会逐渐升高，此时建议放置植入性脑室连通器以减少并发症。

脑室外引流系统可在 NICU 床旁完成。选定穿刺点后，常规消毒，皮下浸润注射局部麻醉，于冠状缝前方、中线旁开约 2 cm 钻颅，向侧脑室额角内置入脑室导管，导管应在头皮下潜行尽可能长的距离后另切口引出，再与外引流系统相连，以减少感染的危险。切口还应考虑到将来分流手术切口的设计。在超声引导下操作可减少并发症，并使引流管在脑室内的位置更加理想。引流系统置于一定的高度，使每日引流量约 20 mL 或根据囟门张力、超声检查情况调整引流量。操作中及放置引流后应注意避免 CSF 大量快速流出，在早产儿尤其如此，否则可能出现类似休克的反应。外引流丢失的 CSF 可用盐水经口或经静脉补充。在脑室扩大显著的患儿还应注意避免过度引流，以免导致硬膜下血肿。放置引流管的时机需要结合患儿的全身、脑室及 CSF 的情况，在仔细管理下，经头皮下隧道潜行的新生儿脑室外引流管可保持数周而只有很低的感染率。必要时可换侧再穿刺并放置引流或更换为脑室连通器及脑室—腹腔分流。

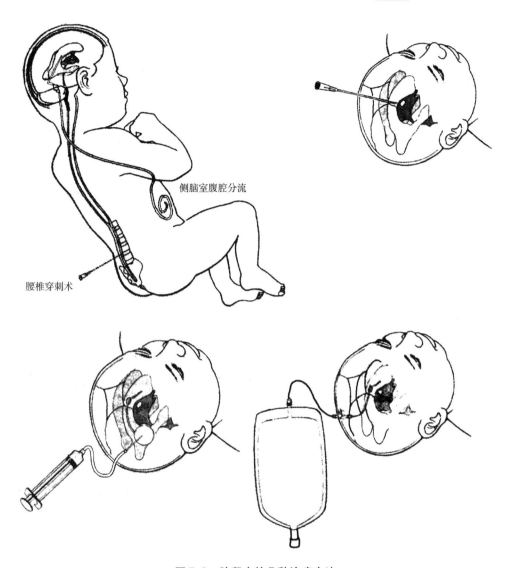

图 7-9　脑积水的几种治疗方法

左上为腰椎穿刺术和侧脑室—腹腔分流术；右上为侧脑室穿刺术；左下为脑室连通器穿刺抽液；右下为侧脑室持续外引流术

（4）脑室帽状腱膜下分流：近年来，脑室帽状腱膜下分流在新生儿脑室出血后脑积水的治疗中得到一定的应用。脑室帽状腱膜下分流以一种更加生理和封闭的系统对 CSF 进行暂时性转流，从而缓解脑室的进行性扩张，尤其是体重低于 1.5 kg 而可能无法耐受 VPS 手术者。

操作可在 NICU 床旁进行，导管出硬膜后，弯折处固定于骨膜上，以保障 CSF 引流至帽状腱膜下间隙。结果通常会导致大量的帽状腱膜下积液和头皮的扩张，这些在脑积水完全缓解或 VPS 手术后才能消失。这种完全的内引流可能减少了反复腰椎穿刺和外引流的感染风险，但缺点是会形成巨大的硬膜下积液。

（5）脑室连通器：脑室连通器（VAD）或脑室储液囊自 20 世纪 80 年代早期用于进行性脑室扩大和新生儿脑室出血后脑积水的治疗，是一种有效的暂时性措施。VAD 的安置通常在手术室进行。储液囊可被反复穿刺，并发症率很低，包括 VAD 堵塞、感染、帽状腱膜下积液和 CSF 漏等。少数患儿因为脑室不通，需要在对侧放置另一个 VAD。

对脑室连通器进行穿刺时，推荐应用 25G 或更细的头皮针。经 VAD 穿刺引流的频率和量取决于颅内压增高的临床征象和头颅超声检查结果。

3. 新生儿脑室出血后脑积水的最终治疗——脑室—腹腔分流术

经过前述引流等治疗后，脑脊液的性状好转，但停止引流后，经头颅超声检查证实脑室仍然进行性增大者，应考虑脑室—腹腔分流术（VPS）。决定手术治疗前还需要考虑一些因素。首先是患儿的体重，体重低于 1.5 kg 时，患儿可能无法吸收进入腹腔的 CSF，可能因为能吸收的腹腔表面积不够大。其次是 CSF 的性状，一种广泛存在的观点是 CSF 内的蛋白质附着于导管可能导致堵塞，因此 CSF 蛋白质水平增高会增加分流手术的并发症发生率，但也有研究表明 CSF 蛋白质含量增高并不增加并发症率，反而可能有利于提高硅胶的生物相容性和抑制细菌的附着。CSF 内的细胞成分对分流有不利的影响，细胞数增高可能使引流阈堵塞或不能正常关闭。

除了感染和分流管堵塞等并发症，在新生儿，尤其是早产儿，由于头皮菲薄，分流系统有一定的体积和硬度，较易出现伤口愈合差和 CSF 漏，这也可导致感染。故手术切口应尽量避开导管或分流阀的路径，术中注意勿损伤或电凝皮缘。脑室—腹腔分流术脑室端的安放通常选择右侧，有两种入路，一种是经额，另一种是经枕。经额穿刺的方法可以避免患儿仰卧位时枕部伤口处皮肤受压，而经枕入路时导管与脑室体部长轴一致，患儿在成长过程中不存在导管退出至脑室外的可能。分流管脑室端的理想位置位于侧脑室额角内室间孔外侧，避开脉络丛。分流系统的选择取决于脑室的压力和形态、分流系统的特性以及医师熟悉情况。通常婴儿需要较低的压力以保证引流，这种压力在患儿将来直立以后可能导致过度引流。应用具有抗虹吸和有调压功能的分流系统有助于弥补这种缺陷。

（五）预后和预防

脑室出血后脑积水患儿的预后取决于脑积水的治疗过程、神经系统损伤的程度及其他系统的问题。目前的治疗策略增加了存活者，但并不一定能预防神经系统后遗症，神经损伤包括出血导致的原发性损伤和进行性脑室扩大相关的继发损伤。因此，以预防脑室出血的发生与进展为目标的新生儿重症监护，配合以神经外科对脑积水的早期合理干预，才可能使神经功能的损害尽可能减少。

第八章

新生儿泌尿系统疾病

第一节 原发性肾小管酸中毒

肾小管酸中毒（RTA）是一种肾小管分泌氢离子障碍或重吸收碳酸氢根障碍或二者同时存在所致的临床综合征，其临床特点为血浆阴离子间隙正常的高氯性代谢性酸中毒，且肾小球滤过率正常或接近正常。病因可以是遗传性或获得性，可单独存在，也可合并其他多种肾小管功能紊乱，如范科尼综合征。目前尚无确切人群发病率的报道。其临床表现多种多样，无特异性。常见并发症包括电解质（钾、钠、钙、磷）紊乱、生长发育落后、骨病、肾结石、继发性甲状旁腺功能亢进、肾衰竭、肾性贫血、肾性尿崩症、营养不良、肌肉萎缩等。

一、流行病学

首例儿童 RTA 病例报道见于 1935 年，成人 RTA 病例报道于 1945 年；国内关于 RTA 的病例报道最早见于 1958 年。该病根据病因分为原发性和继发性。原发性多为肾小管先天功能缺陷，且与遗传因素有关，可呈常染色体显性遗传、常染色体隐性遗传或散发。继发性可见于多种疾病，如肝豆状核变性、系统性红斑狼疮、肝硬化、甲状腺功能亢进症、重金属中毒、以马兜铃酸为代表的药物性肾损害等，以远端小管病变多见，70%～80% 的患者为女性。

根据肾小管功能障碍的部位不同，该病分为 4 种类型，即远端型（Ⅰ型，dRTA）、近端型（Ⅱ型，pRTA）、混合型（Ⅲ型）和高钾血症型（Ⅳ型）。其中以远端 RTA（包括Ⅰ型和Ⅳ型）最为常见，而 pRTA 约占 RTA 患者的 20%，Ⅲ型较为少见。

二、病因

随着酸碱转运子的分子生物学研究的进展，现对原发性 RTA 的病因有了更深入认识。表 8-1 总结了导致儿童期发病的原发性 RTA 的病因。

三、发病机制

维持人体内酸碱平衡的稳态主要依靠体液的缓冲系统、肺及肾的调节，其中肾是最重要的器官，通过近端肾小管重吸收肾小球滤过的碳酸氢根以及远段肾单位（包括从连接管至集合管的一段）以铵离子和可滴定酸的形式泌氢，进而达到调节体液酸碱平衡的效果。

表 8-1 儿童期发病的原发性肾小管酸中毒病因

RTA 类型	亚型及遗传方式	发病年龄	基因定位	基因	基因产物
远端型（Ⅰ型）	常染色体隐性遗传，伴早发耳聋	婴儿	2p13	ATP6V1B1	H^+-ATP 酶 B1 亚单位
	常染色体隐性遗传，伴晚发耳聋	婴儿		ATP6V0A4	H^+-ATP 酶 A4 亚单位
	常染色体隐性遗传	儿童	17q21 ~ 22	SCL4A1	Cl^-/HCO_3^- 交换子（AE1）
近端型（Ⅱ型）	常染色体隐性遗传，伴眼部异常	婴儿	4q21	SLC4A4	Na^+/HCO_3^- 共转运子（NBCe1）
混合型（Ⅲ型）	常染色体隐性遗传，伴石骨症	婴儿	8q22	CA2	碳酸酐酶Ⅱ（CAⅡ）
高钾血症型（Ⅳ型）	常染色体显性遗传，肾型假性醛固酮减少症Ⅰ型	新生儿	4q31.1	MLR	盐皮质激素受体
	常染色体隐性遗传，多脏器假性醛固酮减少症Ⅰ型	新生儿	12p13 16p12	SNCC1A SNCC1B 及 SCNN1G	上皮细胞钠通道（ENaC）α、β、γ 亚单位

1. 近端肾小管重吸收碳酸氢根

肾小球自由滤过的碳酸氢根 80% ~ 90% 在近端肾小管重吸收。肾小管管腔内的碳酸氢根与氢离子结合形成碳酸，后者在刷状缘膜上的碳酸酐酶Ⅳ（CAⅣ）的催化下迅速分解成二氧化碳和水。其中二氧化碳自由弥散到近端肾小管细胞内，在胞质内碳酸酐酶Ⅱ（CAⅡ）的催化下与水结合成碳酸，进而解离成氢离子和碳酸氢根离子。其中碳酸氢根与钠离子由近端肾小管细胞基翻膜上的钠—碳酸氢根同向转运子（NBCe1）转运入血，氢离子则由近端肾小管细胞管腔侧的刷状缘膜上的钠氢交换子（NHE-3）和氢泵排泌到管腔。此外，近端肾小管细胞还能通过谷氨酰胺的代谢生成碳酸氢根和氨。

2. 远端肾小管和集合管泌氢的功能主要由 a 型闰细胞完成

（1）重吸收肾小球滤过的 10% ~ 20% 的碳酸氢根。

（2）小管腔中的磷酸氢根（HPO_4^{2-}）与氢离子结合为磷酸二氢根（$H_2PO_4^-$）。

（3）小管腔中的 NH_3 与氢离子结合形成 NH_4^+。a 型闰细胞通过氢泵和 H^+/K^+ - ATP 酶将氢离子泵入小管腔，同时通过 Cl^-/HCO_3^- 交换子将碳酸氢根转运回血液。

dRTA 的主要缺陷是远段肾单位泌氢功能障碍或氢离子回漏增加，使得不能在血液和小管液间建立足够的氢离子梯度，尿液不能被酸化，氢离子在体内蓄积而导致酸中毒。长期酸中毒除可引起厌食、嗜睡、呼吸困难及生长缓慢外，尚可动用骨的缓冲系统而释放骨钙，引起佝偻病/骨软化以及高钙尿症。细胞内酸中毒及缺钾使得尿中枸橼酸排出减少。尿 pH 高以及低枸橼酸尿，造成尿钙易于沉积，进而引起肾钙化和肾结石，而肾钙化严重者可导致慢性肾衰竭。此外。dRTA 时尿中常常少量丢失碳酸氢根，细胞外液容量减少，引起继发性高肾素血症—醛固酮增多，钠离子—钾离子交换增多，从而使得氯潴留、尿排钾增多，出现高氯血症和低钾血症。长期低钾血症可造成肾小管浓缩功能障碍，引起多尿。

pRTA 的主要缺陷是碳酸氢根的肾阈值降低（正常成人为 25 ~ 26 mmol/L，儿童 23 ~ 24 mmol/L，婴儿及足月新生儿 20 ~ 22 mmol/L，早产儿 18 ~ 20 mmol/L），近端肾小管对碳酸氢根回吸收减少，导致大量碳酸氢根从尿中丢失，碳酸氢根排泄分数 >15%，造成高氯性代谢性酸中毒，临床出现疲劳、厌食、呕吐和生长缓慢。如前所述，近端肾小管重吸收碳酸氢根的同时伴随着钠氢交换。因此当碳酸氢根重吸收障碍时，钠氢交换相应减少，家中丢失大量钠而引起低钠性脱水。pRTA 时远段肾单位泌氢功能正常，因而肾钙化和肾结石并不常见，且佝偻病或骨软化也不常见。

四、临床表现

各型 RTA 的临床表现多数呈慢性，也有少数呈暂时性。轻者症状不明显，重者可出现全身多系统受累表现。代谢性酸中毒可以很明显（完全性 RTA），也可以不明显（不完全性 RTA）。

新生儿 dRTA 通常为遗传性疾病，主要临床表现为食欲缺乏、肌张力低下、生长迟缓、多尿、高钙尿症、肾钙化、肾结石以及低钾血症，可伴有感音神经性聋。病程较久和酸中毒未完全控制者常发生佝偻病。肾钙化进展将导致慢性肾衰竭。

孤立性 pRTA 并不常见，而 pRTA 伴范科尼综合征则较为常见。生长障碍是原发性 pRTA 突出的临床表现，但很少发生肾钙化和肾结石。佝偻病和骨软化症见于合并范科尼综合征时。常染色体隐性遗传型 pRTA 表现为严重的身材矮小、眼部病变（如青光眼、白内障和带状角膜病变）、智力低下、牙釉质缺损和基底节钙化。近端肾小管重吸收碳酸氢根的功能不成熟所导致的散发型孤立性 pRTA 于婴儿期起病，生长迟缓和反复呕吐是其首发表现，可随年龄增长而自愈。

混合型 RTA 一方面见于婴儿和年幼儿童起病的原发性 dRTA，属于一种暂时现象；另一方面则见于碳酸酐酶 II 的缺陷。该酶缺陷所导致的疾病主要表现为石骨症、RTA、脑钙化和智力低下。

高钾血症型 RTA 常见于假性醛固酮减少症，呈孤立性或伴有慢性肾实质损害，无肾钙化和肾结石，骨病仅见于尿毒症患者。原发性假性醛固酮减少症 I 型是儿童遗传性高钾血症型 RTA 的主要原因。该症主要表现为失盐、高钾血症、代谢性酸中毒、血浆肾素活性和醛固酮浓度显著增高。婴儿期出现的一过性高钾血症、代谢性酸中毒、血浆肾素活性和醛固酮浓度正常或增高但临床无盐丢失症状被认为是肾型假性醛固酮减少症 I 型的一种变异型。

五、辅助检查

当血电解质测定和血气分析显示阴离子间隙正常的高氯性代谢性酸中毒时。应怀疑 RTA，进行以下实验室检查以明确诊断。

1. 尿 pH

酸中毒时尿 pH >5.5 应想到 dRTA。如果能够除外泌尿系感染、慢性代谢性酸中毒或其他原因引起的钾丢失，则支持 dRTA 的诊断。

2. 尿阴离子间隙

由于定量检测 NH_4^+ 存在困难，尿阴离子间隙作为一种替代方法以评估 dRTA 疑似病例 NH_4^+ 的排泄情况。根据尿中 Na^+、K^+ 以及 Cl^- 的浓度可以计算尿阴离子间隙。理论上认为尿中阴阳电荷的总和必须是 0。尿阴离子间隙阳性指的是 NH_4^+ 的排泄降低，见于 dRTA；尿阴离子间隙阴性指的是 NH_4^+ 的排泄增高，见于 pRTA。

3. 输注碳酸氢钠时尿二氧化碳分压（PCO_2）的变化（尿 PCO_2 – 血 PCO_2）

输注碳酸氢钠时尿二氧化碳分压（PCO_2）的变化（尿 PCO_2 – 血 PCO_2）反映远端肾小管分泌 H^+ 的能力。正常人在大量负荷碳酸氢钠后尿呈高度碱性，导致远端肾小管分泌 H^+ 增加，大量碳酸形成，碳酸进一步脱水形成水和 CO_2，使尿 CO_2 增高（能够上升至 70 mmHg 以上）。当尿 pH > 7.6，且尿 HCO_3^- > 80 mmol/L 时，正常儿童尿 PCO_2 – 血 PCO_2 > 2 mmHg。而 dRTA 时尿 CO_2 不能升至 55 mmHg 以上。

4. 尿酸化试验（氯化铵负荷试验）

尿酸化试验主要用于揭示不完全性 dRTA。如果已经存在酸中毒，则不需行氯化铵负荷试验。方法为顿服氯化铵 0.1 g/kg 后收集每小时尿液测定 pH 和 NH_4^+ 的排泄率，共 6~8 小时。尿 pH > 0.5 提示 dRTA，尿 pH < 5.5 提示 pRTA 或高钾血症型 RTA。

5. HCO_3^- 排泄分数（$FeHCO_3^-$）

HCO_3^- 排泄分数（$FeHCO_3^-$）为最可靠的诊断 pRTA 的方法。做法为口服 $NaCO_3^-$ ~ 10 mmo/（kg·d），每 3 天增加一次剂量，直至酸中毒纠正时测定血和尿中的 HCO_3^- 及肌酐含量，根据公式 $FeHCO_3^-$ =（尿 HCO_3^- × 血肌酐）÷（血 HCO_3^- × 尿肌酐）× 100% 进行计算。在血 HCO_3^- 正常的情况下，pRTA 时 $FeHCO_3^-$ > 15%，而 dRTA 时 $FeHCO_3^-$ 为 3%~5%。

六、诊断和鉴别诊断

对表现有原因不明的生长发育落后、烦渴多尿、呕吐、顽固性佝偻病、肾钙化或肾结石、低钾血症或周期性麻痹的患儿，应考虑 RTA 的可能，及早行进一步的检查以明确诊断。

RTA 需与以下疾病相鉴别。

1. 腹泻

腹泻时由于肠道丢失 HCO_3^- 使得血 HCO_3^- 水平下降。腹泻纠正后血 HCO_3^- 水平很快恢复正常。

2. 中重度肾衰竭

RTA 时血阴离子间隙正常、肾小球滤过率正常或接近正常，而中重度肾衰竭时血阴离子间隙增高、肾小球滤过率 < 30 mL/（min·1.73 m^2）。

3. 巴特综合征

本病可有低钾血症、肾素和醛固酮水平增高，但不存在高氯性代谢性酸中毒，而是低氯性代谢性碱中毒。

4. 家族性低磷血症性佝偻病

本病表现有低磷血症、佝偻病。但无酸中毒、烦渴多尿、肾钙化或肾结石、低钾血症等，故可与 dRTA 相鉴别。

5. 中枢性尿崩症

本病对垂体后叶升压素敏感，且无酸中毒及佝偻病表现。

七、治疗与监护

RTA 的治疗不仅要注重纠正代谢性酸中毒及电解质紊乱，也要注重改善患儿的生长发育及预防肾钙化和慢性肾病的发生。

急性期明显的酸中毒时需静滴 $NaHCO_3$ 纠正。但值得注意的是，给予碳酸氢钠前首先纠正低钾血症和低钙血症（如果存在），以预防肌无力、呼吸衰竭、心律失常或痛性手足搐搦症的发生。

维持治疗阶段通常采用口服给药。①就 dRTA 而言，纠正酸中毒的同时要补充钾盐。常用的药物有枸橼酸钠钾和碳酸氢钠。每日碳酸氢钠的剂量为 1 ~ 3 mmol/kg，分次口服。碱性药物剂量应足以纠正高钙尿症和低枸橼酸尿，可根据血 pH、血二氧化碳结合力、尿钙与尿肌酐比值以及尿枸橼酸与尿肌酐比值加以调整。②就 pRTA 而言，由于补充的碳酸氢盐部分由尿中排泄，因此需要大剂量碱性药物才能纠正酸中毒（每日碳酸氢钠的剂量为 5 ~ 20 mmol/kg）。双枸橼酸或多枸橼酸钾可以替代碳酸氢钠，且耐受性更好。低钾血症的患者需要补充钾。对于极重症单纯碱性药物难以奏效时可合用利尿剂，以减少碱性药物的需要量。常用氢氯噻嗪 1.5 ~ 2 mg/（kg·d），每日 1 次口服。合并范科尼综合征的患者可能需要补充磷酸盐和维生素 D。③就高钾血症型 RTA 而言，由于血钾一旦正常，酸中毒常自行纠正，故通常不需要碱性药物治疗。应避免使用潴钾药物，如螺内酯、吲哚美辛等。肾型假性醛固酮减少症 I 型所致的高钾血症型 RTA 者需补充氯化钠 10 ~ 15 mmol/（kg·d），盐皮质激素无效；而多脏器假性醛固酮减少症 I 型所致的高钾血症型 RTA 者对补充氯化钠无效，常需要降钾药物和低钾饮食。

八、预后与预防

原发性 dRTA 是永久性疾病，需终身治疗。补充碱性药物能够有效改善患儿的生长发育及阻止各年龄段患儿肾钙化的进展，因此如果能及早诊断并持续补充合适剂量的碱性药物，预后良好。如果初始治疗延误至儿童期。预后不佳，可致终末期肾衰竭。

pRTA 的预后取决于病因，尤其是伴范科尼综合征时。常染色体隐性遗传型 pRTA 需终身服用碱性药物。然而，散发的孤立性 pRTA 是暂时性疾病，肾小管缺陷随年龄增长而自行改善，通常 3 ~ 5 岁时可终止补充碱性药物，且不再复发。

高钾血症型 RTA 的预后视潜在病因而不同。

第二节 肾血管疾病

新生儿面临许多促进血栓形成的高危因素，任何破坏机体血液流动和血栓形成之间稳态的因素均可导致肾血管相关疾病，受累肾的预后较差。本节将重点讨论肾静脉血栓形成和肾动脉血栓形成。

一、新生儿肾静脉血栓形成

肾静脉血栓形成（RVT）是指肾静脉主干和（或）分支血栓形成，导致肾静脉部分或全部阻塞引起的一系列病理生理改变和临床表现，可发生于单侧或双侧肾。其主要发病机制为肾血管灌注减少，发病前常存在各种危险因素。本病虽多见于新生儿出生后，也可在宫内即发生。临床主要表现为三大症状，即血尿、侧腹部可触及肿块和血小板减少，常伴随严重疾病，尽快诊断有赖于早期识别。目前对于新生儿 RVT 的治疗尚存争议。

（一）流行病学

新生儿期血栓发生率高于较大儿童，而 RVT 是新生儿期最多见的非导管相关性血栓症，占新生儿期所有血栓症的 16%～20%。男婴发病较多，占 65%，造成这种差异的原因不明。超过 70% 的病例为单侧血栓，多发生于左侧肾，约占 67%。有时伴随其他部位的血栓形成，43.7% 同时累及下腔静脉，约 15% 与肾上腺出血有关。据德国统计，新生儿 RVT 的发生率为每 100 000 例活产新生儿中 2.2 例。国外报道，在 NICU 的每 1 000 例住院新生儿中，RVT 病例约 0.5 例。

（二）病因

新生儿期大部分 RVT 是非导管相关性，尽管有多种病理因素与新生儿 RVT 的发病有关，但确切病因尚不清楚。

1. 遗传因素

近年的研究显示，遗传因素在新生儿 RVT 的发生起着非常重要的作用。各种血栓前因子的异常，如狼疮抗凝因子、蛋白 C、蛋白 S 和血浆抗凝血酶Ⅲ的缺乏、脂蛋白（a）水平增高、凝血因子Ⅴ莱登突变、凝血酶原基因突变以及亚甲基四氢叶酸还原酶（MTHFR）的热敏突变等，都与新生儿 RVT 发生密切相关。具有遗传性血栓形成倾向的新生儿发生严重 RVT 的危险性较大，易出现宫内发病和（或）双侧肾受累以及复发性血栓栓塞性疾病。

2. 后天因素

后天获得性危险因素包括母亲糖尿病、分娩创伤、早产、血液高黏度、低血容量、血液浓缩、败血症、出生窒息、青紫型先天性心脏病、先天性肾静脉发育异常以及留置脐静脉导管等。最近研究显示，大约 1/3 的 RVT 病例为早产儿，32% 的病例伴有围生期窒息史。

（三）病理生理

血栓形成的确切机制不清，可能与以下因素有关。

1. 血液高凝

曾经认为，由于新生儿期先天的抗凝血物质缺乏，如蛋白 C、蛋白 S、抗凝血酶以及纤溶酶原水平低下，新生儿更容易发生血栓。另外，糖尿病母亲的婴儿以及红细胞增多症时，易出现高凝倾向。

2. 肾低灌注压

新生儿肾对血栓形成的敏感性还有可能与该时期的低肾灌注压有关。据推测，血栓很可能最早发生于弓状静脉或小叶间静脉，并逐渐延伸至较大的静脉和下腔静脉。既往的研究显示，在无中心静脉插管术前，近 80% 的新生儿 RVT 病例存在有危险因素，包括围生期窒息史、母亲糖尿病、早产、脱水和感染。在这些情况下，肾的低灌注导致血管收缩和静脉血流减少，使得更易发生血栓形成。

3. 血管损伤

高危儿的缺氧、感染、循环障碍、低体温、酸中毒等均可导致血管壁损伤，从而诱发新生儿 RVT 发生，尤其早产儿更易发生。

（四）临床表现

1. 发病时间

综述资料显示，大约有 7%、67% 和 26% 的新生儿 RVT 病例分别发生于宫内、出生

3 天内和出生 3 天后。尽管大多数病例在出生后发现异常，但实际上早期发病的病例中部分可能为宫内发病，这或许可以解释部分病例在出生后即在肾静脉和下腔静脉发现钙化斑以及 RVT 症状出现较早的原因。另外，宫内发病的新生儿 RVT 病例由于产前超声显示肾肿大，有可能被误诊为先天性肾肿瘤。应注意早期识别宫内 RVT 病例，避免误诊及耽误治疗。

2. **主要症状**

新生儿 RVT 主要有三大症状，即肉眼血尿、可触及的侧腹部肿块、血小板减少。这 3 种症状的发生率大约分别为 56%、45% 和 47%，具有全部 3 种特征表现的病例仅占 13% ~22%。

（1）血尿：多在发病 24 小时内出现肉眼血尿，常含有血块，此后可出现持续的镜下血尿或蛋白尿。

（2）可触及的侧腹部肿块：部分病例可触及突然肿大的侧腹部肿块，提示肾肿大，其张力和硬度远远高于生理状况。双侧肾肿大者，两侧肾肿大的程度和硬度可有差异，常以右侧为重。

（3）血小板减少：常呈进行性消耗性血小板减少。

3. **其他症状**

包括少尿或无尿、呕吐、休克、下肢水肿、腹胀。加拿大的一项多中心研究显示，56% 的病例发病时伴有肾功能不全，其中 41% 的病例为双侧肾受累，51% 的病例出现血小板减少或（和）贫血。50% ~74% 的病例血栓可延伸超出肾血管系统，因此远处器官栓塞可能为新生儿 RVT 的一个非常少见的首发症状。尽管高血压在疾病进展后期更常见，但在个别情况下，其也可为新生儿 RVT 的主要症状。

4. **并发症**

新生儿 RVT 可出现一系列的并发症，急性并发症包括肾上腺出血、动脉性缺血性卒中、血栓栓塞、中央窦静脉血栓和肺栓塞。

（五）辅助检查

1. **实验室检查**

以氮质血症多见，半数病例存在代谢性酸中毒，血钾可升高。90% 的病例出现进行性消耗性血小板减少，伴有溶血性贫血。凝血酶原时间和部分凝血活酶时间延长。

2. **影像学检查**

影像学检查对于 RVT 的诊断起重要作用。

（1）腹部 X 线片：可估计肾大小以及有无钙化斑。

（2）超声检查：超声所见无特异性，但因其非创伤性、价廉和方便等多种优点为其他影像学方法所不及，已成为新生儿 RVT 动态观察和跟踪检查的主要方法和诊断依据。

超声检查的结果受发病时间长短、疾病严重程度和血栓长度的影响。在发病第 1 周，可见肾肿大，伴有肾实质弥漫性或局灶性回声增强，血管周围的回声条纹与小叶间静脉和叶间静脉内的血栓有关，正常的皮质、髓质界线消失。尽管血管周围的回声条纹高度提示新生儿 RVT，但其在数天内即可消失，提示尽早进行影像学检查的必要性。1 周后，受累肾继续肿大，皮质、髓质的差异衰减或消失，此时可见到片状的高回声区和低回声区，提示出血和水肿。2 ~3 周后，叶间静脉内的血栓钙化，在超声下更为明显，呈带状或点状。绝大部分的受累肾在发病后 1 周内达到最大长度，然后逐渐缩小萎缩。产前超声可以检测到宫内发病的

RVT，其特点为肾肿大，伴或不伴有肾静脉系统的钙化斑。

除肾的灰阶影像外，光谱或彩色多普勒超声也经常应用。彩色多普勒超声是非常有用的检查方法，可检测到肾静脉分支及侧支血管内的血流抵抗或消失。即使主肾静脉及其分支内的血流正常，肾内小静脉内的血栓也可导致肾动脉阻力增加。多普勒检查可以检测到较高的动脉阻力和反向的心脏舒张期血流。

超声检查还可作为判断预后的方法。有报道显示，新生儿 RVT 发病时肾的长度与肾的预后成负相关，肾长度每增加 1 mm，肾小球滤过率平均下降 3 mL/（min·1.73 m^2）。同一研究显示，发病时肾长度超过 6 cm 者预后较差。最近研究显示，彩色多普勒超声的某些影像学发现可预示预后较差及肾萎缩可能，包括肾灌注显著减少、肾包膜下积液、显著的不均匀回声、极度低回声和不规则肾锥体，尤其是这些异常表现同时存在时。

3. 血管造影术

尽管肾超声是诊断 RVT 的最常应用的影像学方法，血管造影术却是诊断 RVT 的金标准。由于血管造影术为有创性检查，需要接触射线，只适用于病情平稳的新生儿。

（六）诊断和鉴别诊断

1. 诊断

新生儿 RVT 的症状和实验室指标异常都缺乏诊断特异性，如果危重新生儿出现了典型症状、体征和实验室异常时，需及时行影像学检查以证实或排除 RVT 的诊断。强调对入院的每例新生儿进行肾触诊，以及早发现异常。若出现肾前性或原因不清的肾性急性肾功能不全时，需警惕新生儿 RVT 的可能，并及时行影像学检查。在诊断明确前，应避免盲目限制入量以及过早透析治疗。

2. 鉴别诊断

新生儿 RVT 需要与新生儿肾动脉血栓形成（RAT）相鉴别。导致新生儿 RAT 最主要的病因是脐动脉插管，在脐动脉插管技术出现前，仅见很少的 RAT 病例报道。与新生儿 RVT 不同，RAT 的临床表现缺乏特异性，可表现为高血压、充血性心力衰竭、少尿、血尿、股动脉搏动减弱伴下肢缺血表现。其高血压常较新生儿 RVT 为重，而血尿较之为轻。虽然也可出现肾肿大，但是不易触及，且肾功能常正常。通过肾超声及其他影像学检查可以鉴别。

（七）治疗与监护

1. 治疗

目前对于新生儿 RVT 的治疗尚缺乏统一的指南规范。现有的治疗包括支持疗法、抗凝治疗和纤维蛋白溶解治疗。无足够文献报道比较单纯支持疗法与抗凝或纤维蛋白溶解治疗或后二者同时应用的疗效。

（1）支持治疗：所有病例给予支持治疗，以纠正水、电解质紊乱和酸碱失衡。避免使用高渗溶液、肾毒性药物、高渗的影像学造影剂以及不必要的利尿剂。查找导致 RVT 的原发病因及采取相应治疗措施。

（2）抗凝治疗：是否开始抗凝治疗取决于 RVT 的程度、单侧或双侧病变、是否存在肾功能受损以及血栓性体质。目前治疗尚未达成共识。低分子量肝素（LMWH）比普通肝素更多地用于抗凝治疗。某些作者推荐给予预防性肝素治疗，以避免血栓扩展，也有作者认为支持治疗和肝素治疗两种方法的治疗结局相似，包括继发于 RVT 的肾萎缩的比例相似。

2008 年，美国胸科医生协会（ACCP）更新了对于新生儿和儿童抗血栓治疗的循证指南。根据这一指南，对于不伴肾功能损害的单侧 RVT，支持治疗或肝素治疗都是合理的治疗方法。普通肝素或 LMWH 治疗推荐用于单侧 RVT 并延伸进入下腔静脉的治疗。对于伴或不伴肾功能损害的双侧 RVT，初始应用组织型纤溶酶原激活物（tPA）进行溶栓治疗和普通肝素行抗凝治疗。随着应用普通肝素或 LMWH 继续抗凝治疗。但是，对于单侧 RVT 伴肾功能损害的病例或具有明确的血栓形成危险因素的病例如何开始抗凝治疗或溶栓治疗，该指南未给予明确的推荐方案。

肝素治疗的初始剂量为 50 ~ 100 IU/kg，继之以维持剂量 25 ~ 50 IU/kg 持续输注，以维持 PTT 为正常值的 1.5 倍。应每 8 ~ 12 小时检测血药浓度。使其维持在 0.3 ~ 0.5 IU/mL。肝素治疗前应重新测定抗凝血酶Ⅲ的活性，因为肝素的抗凝作用需要抗凝血酶Ⅲ的参与。最近，LMWH 已应用于血栓的初始治疗以及闭塞血管再开放后的预防治疗。

（3）纤维蛋白溶解治疗：多用于病情更严重的病例，如双侧肾静脉血栓形成和伴有严重的全身表现者。链激酶和尿激酶的溶栓治疗已应用于新生儿 RAT 和 RVT，效果不一。重组的 tPA 的使用经验有限，可以小剂量应用（0.02 ~ 0.03 mg/kg），维持 PTT 值为正常值的 1.5 倍。溶栓治疗时需同时应用新鲜血浆以补充凝血因子。需床旁预备鱼精蛋白和氨基己酸，以防严重出血。

2. 监护

在治疗过程中，需要密切监测凝血状态，包括血小板计数、凝血酶原时间（PT）、部分凝血活酶时间（PTT）、纤维蛋白原和纤维蛋白降解产物。由于超过 50% 的 RVT 病例至少存在一项凝血功能异常，所以对凝血状态的监测非常必要。同时，需要监护血压和肾功能。必须强调，无论采取哪种治疗方法，治疗后都需密切观察各种肾并发症，如高血压、慢性肾功能不全和肾萎缩的可能性。

（八）预后与随访

1. 预后

在新生儿期所有的血栓性疾病中，RVT 的病死率最低，大约为 3%，死因多为原发病或继发肾功能不全而非 RVT 本身。由于受累肾的严重程度与性质不同，长期的临床结局也不同，肾的长期预后不因治疗方法的不同而改变。从可维持正常肾功能或出现慢性肾损伤至终末期肾病。新生儿单侧和双侧 RVT 病例中，分别有 19% 和 22% 的病例后期出现高血压，还可出现肾小管功能障碍、部分至全部的肾纤维化或肾功能不全。曾有报道慢性肾功能不全的患病率可达 71%。尽管给予及时治疗，仍有 45% 的受累肾出现萎缩。但只有 3% 的病例由慢性肾损伤进展至终末期肾衰竭，需行肾替代或肾移植治疗，多见于双侧 RVT 病例。超过 80% 的新生儿 RVT 病例会出现持续的肾影像异常。对于这些病例尚缺乏长期预后的足够数据，需长期随访。

2. 随访

在对新生儿 RVT 病例的随访中，建议除了常规的生长发育指标测量以观察体格生长外，还应每次监测血压变化，对高血压应给予相应处理。肾功能恶化者应进行系列肾功能检查，存在微量白蛋白尿或蛋白尿者需监测尿浓缩能力。定期进行肾多普勒超声检查，监测受累肾的大小和血流情况，肾超声还可证实单侧肾受累者是否有对侧正常肾的代偿性增大。随访频度和监测项目随每个病例给予个体化方案，对于已显示肾功能不全或恶化者应密切随访。

具有遗传性血栓形成因素异常的新生儿较之无遗传性疾病者，发生 RVT 复发的危险性增大。研究显示，复发的最大危险期为青春期开始后。因此，应对所有患 RVT 的新生儿筛查血栓形成异常的危险因子，对于一些严重的遗传性抗凝因子缺乏的病例，如抗凝血酶、蛋白 C 和蛋白 S 等缺乏者，需要给予终身的抗凝治疗以避免复发性血栓形成；而促凝血因子水平增高者，可通过对血浆中这些因子的动态监测和持续抗血栓的治疗预防而获益。

二、新生儿肾动脉血栓形成

新生儿肾动脉血栓形成（RAT）发生率远低于新生儿 RVT，随着新生儿重症监护医学的迅速发展，病例逐渐增多。绝大多数由脐动脉插管引起，可表现为高血压、充血性心力衰竭、少尿、血尿、肾衰竭。血管造影术、多普勒超声和放射性核素扫描可辅助诊断。对此病的治疗尚存争议。

（一）流行病学

1976 年国外学者首次报道此病，1 例新生儿表现为恶性高血压、充血性心力衰竭等，肾扫描显示右肾动脉下级分支显示不清，诊断为新生儿肾动脉栓塞综合征，肾切除术后临床治愈。至今仅见少数病例报道，尚未发现性别差异。

（二）病因

导致新生儿 RAT 最主要的病因是脐动脉插管，其他重要的危险因素包括休克、凝血障碍和充血性心力衰竭。

1. 脐动脉插管

留置脐动脉插管可堵塞肾动脉或放出栓子进入肾动脉。脐动脉插管相关性 RAT 的发生率报道不一，在很大程度上反映出所选择诊断方法的差异。超声研究显示脐动脉插管相关性 RAT 的发生率为 14% ~35%，但血管造影术却显示其发病率为 64%，尸检报告提示其发病率为 9% ~28%。

如果脐动脉插管的位置较高，即将导管置于 $T_{6\sim10}$ 胸椎水平，可显著降低其并发症的发生率，且不会增加任何不良反应。如果在输液时加入低浓度的肝素（0.25 IU/mL），也可降低脐动脉插管相关的血管并发症。

2. 其他危险因素

导致大动脉和肾动脉血栓形成的危险因素还包括：全身感染、出生体重 < 1 500 g、围生期窒息、红细胞增多症、先天性心脏病、高凝状态、脱水、输注钙剂、肠外营养；孕妇滥用可卡因、母亲患糖尿病或系统性红斑狼疮；活化蛋白 C 抵抗（其中超过 90% 的病例继发于凝血因子 V 基因突变）和纯合的先天性蛋白 C 缺乏症。

（三）病理生理

血栓形成的确切机制不清，据推测，脐动脉插管对血管内皮的损伤是导致大动脉血栓形成的原因。

（四）临床表现

1. 临床表现

足月儿 RAT 的症状出现在出生后最初几天，而早产儿的症状出现稍晚，平均出现在出生后 8 天。与新生儿 RVT 不同，RAT 的临床表现常缺乏特异性。临床症状依动脉血栓的长度和严重性而不同，可表现为以下几方面：高血压、充血性心力衰竭、少尿、血尿、肾衰竭、继发于肠系膜上动脉或下动脉的肠局部缺血或坏死性小肠结肠炎、股动脉搏动减弱伴下肢缺血表现。

2. 轻重分级

根据临床症状的轻重可分为：①微小血栓伴肢体血流灌注轻微减少，高血压和血尿；②中等血栓伴肢体血流灌注减少，高血压、少尿和充血性心力衰竭；③较大血栓伴高血压和多器官衰竭。

（五）辅助检查

1. 实验室检查

实验室异常包括血小板减少、低纤维蛋白原血症、纤维蛋白降解产物增多、凝血酶原时间和凝血活酶时间变化、高直接胆红素血症、血尿素氮和肌酐增高、高肾素血症和血尿。

2. 影像学检查

多普勒超声是诊断新生儿 RAT 首选的影像学检查方法，可以显示血栓的大小、形态和所在位置。但它不能检测到较小动脉内的血栓和一些较大的无症状的静脉血栓；如超声检查无法确定诊断，可进行放射性核素显像检查。放射性核素检查可显示肾缺血的程度和范围，以此反映肾梗死的情况，同时还能反映主动脉及其各分支的血流状态；血管造影术是诊断的金标准，对于已有脐动脉插管者，可通过导管直接注射造影剂以显示动脉及其分支的阻塞部位、程度和范围等。

（六）诊断

新生儿 RAT 的临床表现缺乏特异性，造成诊断困难。强调对新生儿及时测量并准确记录血压以提示本疾病可能。当有脐动脉插管或其他危险因素的新生儿出现高血压、充血性心力衰竭、少尿、血尿时，及时进行影像学检查以协助诊断。

（七）治疗和监护

1. 治疗

目前对于新生儿 RAT 的治疗尚存争议，治疗措施包括支持治疗、抗凝治疗、纤维蛋白溶解治疗和外科手术治疗。

（1）支持治疗和对症处理：对于临床无症状或症状极轻微的新生儿病例，只推荐支持治疗，并拔除脐动脉插管，大部分情况下这种血栓可自行溶解。对于具有轻度器官功能障碍且肾动脉血栓已经稳定的新生儿，需采取对症处理，包括对高血压、暂时性肾功能不全和充血性心力衰竭及时治疗。

（2）抗凝治疗：通常全身性肝素应用以抗凝治疗，需密切监测实验室指标，以避免过度肝素化，并通过多普勒超声监测临床反应。肝素的剂量包括负荷量以及维持量，负荷量为 75~100 IU/kg，输注时间需超过 10 分钟；维持量为 28 IU/（kg·h）持续输注。根据 APTT 和血浆肝素水平两个指标共同确定肝素浓度。在应用肝素过程中可发生出血。应加以警惕，一旦出现，应立即停用肝素。如果出血危及生命或者需要马上止血，可给予鱼精蛋白，根据肝素治疗最后 2 小时内的肝素用量，按每 100 IU 肝素给予鱼精蛋白 1 mg。

低分子量肝素（LMWH）优于普通肝素，更安全有效，所致的肝素诱导性血小板减少症和骨质疏松症非常少见，并可皮下给药，适用于静脉通路较差的新生儿。LMWH 使用过程中也无须频繁的实验室指标监测和剂量调整。对于 LMWH 使用过程中发生严重出血的病例，应及时静脉给予鱼精蛋白。其剂量取决于之前 3~4 小时内所使用 LMWH 的剂量，每 1 mg 鱼精蛋白可灭活 100 IU 的 LMWH。

（3）纤维蛋白溶解治疗：如果主动脉或肾动脉血栓症导致危及生命的并发症，在支持治疗的同时，应给予纤维蛋白溶解治疗，可选择全身性治疗或血栓内治疗。目前关于新生儿溶栓剂治疗的有效性、剂量和安全性尚缺乏足够证据，血栓内溶栓剂注射可减少其累积剂量和可能的全身不良反应，相对较安全。溶栓过程中，必须密切超声或血管造影术监测以评价治疗反应。

最常用的溶栓剂是重组的组织型纤溶酶原激活物（tPA）。tPA 通常全身给药，持续输注，也可直接导管内注射。全身给药时，开始治疗时即可给予大剂量重组 tPA 0.1~0.6 mg/（kg·h），输注时间超过 6 小时；也可从小剂量开始，重组 tPA 0.01~0.06 mg/（kg·h），可降低大出血的发生率。也可经脐动脉导管内直接注射溶栓剂，尤其是当导管已接近血栓时，可给予小剂量重组 tPA，即 0.01~0.2 mg/（kg·h），按 24 小时持续输注，治疗效果较好，而大出血并发症的概率较低。如果用此剂量无效，应开始第二轮治疗。当溶栓治疗应用超过 24 小时，由于内生的纤溶酶原消耗殆尽，治疗效果下降，称为"纤溶酶原窃取现象"。当发现纤溶酶原水平低下时，可外源性补充纤溶酶原，以避免此现象发生。如果同时存在血小板减少和维生素 K 缺乏时。应在溶栓治疗前给以纠正。

出血是 tPA 治疗的主要并发症。继发于溶栓治疗的轻微出血可通过局部加压缓解。如果出血量大，应立即停用 tPA，并静脉输注新鲜冰冻血浆或冷沉淀物，如果出血危及生命，可考虑应用抗纤维蛋白溶解剂氨基己酸。治疗过程中应密切监测脑室内出血或脑水肿的可能性。

（4）外科手术：以往文献主张对于单侧肾动脉血栓形成者可行患侧肾切除，以期迅速降低血压和控制心力衰竭。也有报道行血栓切除术，但技术操作难度大，效果不佳。文献显示，外科治疗的疗效并不优于保守治疗，且死亡率高达 33%。目前已摒弃外科治疗。

2. 监护

治疗过程中，密切监护血压、肾功能、心功能和出血倾向。密切监测凝血状态，包括血小板计数、凝血酶原时间（PT）、部分凝血活酶时间（PTT）、纤维蛋白原和纤维蛋白降解产物。

（八）预后

新生儿主动脉和肾动脉血栓形成的总病死率为 9%~20%。RAT 最常见的长期并发症是肾血管性高血压，但多数病例最终可脱离抗高血压药物，且血压正常。尤其是单侧 RAT 经保守治疗后，通常在 2 岁时血压正常，不再需要抗高血压治疗。尽管其中部分病例出现单侧肾萎缩伴对侧肾代偿性肥大，但肌酐清除率正常。新生儿 RAT 的另一个后果是不可逆的肾实质损伤导致的慢性肾功能不全，较少见，常常发生在严重的主动脉或双侧肾动脉血栓形成的病例。

第三节　急性肾衰竭

新生儿急性肾衰竭（ARF）是指新生儿期由于各种病因导致肾小球滤过率突然下降，

出现少尿或无尿，水、电解质代谢紊乱，酸碱失衡及氮质血症。新生儿出生前、出生时及出生后的各种致病因素均可引起 ARF。按照病因可分为肾前性、肾性和肾后性三大类。文献报道，8% ~24% 的 NICU 患儿罹患 ARF，病死率为 14% ~73%。

一、流行病学

近年来，一些重症医学和肾病学教科书用新生儿急性肾损伤取代新生儿 ARF，其目的在于强调早期识别 ARF 初期出现的肾损伤。

新生儿肾损伤在 NICU 发生率较高，25% 的住院期间死亡的新生儿有肾损伤，47% 的肾损伤患儿表现为非少尿型肾衰竭。一项前瞻性研究发现，26% 的新生儿脓毒症患儿伴有 ARF（血尿素氮 >7.2 mmol/L），发生 ARF 者死亡率高于未发生者。由于新生儿疾病种类及治疗的差异较大，需进行大样本前瞻性研究才能对新生儿 ARF 流行病学有更加清楚的认识。

二、病因

引起新生儿 ARF 的危险因素包括：产前孕母出血，患儿母亲孕期使用非甾体抗炎药或抗生素，极低出生体重儿（出生体重 <1 500 g），5 分钟 Apgar 评分低，窒息。出生时气管插管，脓毒症，呼吸窘迫综合征，动脉导管未闭，光疗，患儿使用非甾体抗炎药、利尿药或抗生素。

（一）肾前性

肾前性 ARF 在新生儿 ARF 中最常见，其特点是肾灌注不足，及时有效治疗能改善肾灌注，肾功能将会得以较快改善，尿量增加。引起肾前性 ARF 的常见原因是脱水、出血、脓毒症休克、坏死性小肠结肠炎、动脉导管未闭和充血性心力衰竭。孕母使用非选择性非甾体抗炎药、环加氧酶 2 抑制剂、血管紧张素转化酶抑制剂、血管紧张素受体拮抗剂均可能引起新生儿 ARF，出生后使用减少肾血流的药物也可能引起肾前性 ARF。

发生肾灌注不足时，机体为提高肾小球滤过率，通过激活肾交感神经系统、启动肾素—血管紧张素—醛固酮系统、释放抗利尿激素与内皮素而发挥自身调节功能。除了抗利尿激素能减少水钠丢失，机体还通过增加肾小管细胞间渗出来提高小管周围压力，从而增加近端小管对水钠的重吸收。部分新生儿因为分泌的抗利尿激素少、肾对抗利尿激素反应差、肾小管细胞功能差而不出现少尿或无尿。

（二）肾性

引起新生儿肾性 ARF 最常见的原因是急性肾小管坏死，导致急性肾小管坏死的原因包括：围生期窒息、脓毒症、心脏手术、肾前性因素持续影响和使用肾毒性药物。急性肾小管坏死的病理改变很复杂，包括肾小管细胞损伤、细胞黏附分子改变和肾血流动力学改变。引起新生儿肾性 ARF 的其他原因有肾发育畸形、肾血管病变等。

尽管肾是氧供较好的器官之一，但在病理状态下，血流在器官间重新分布，并且肾髓质由单独的血管滋养，所以肾对缺氧缺血性损伤非常敏感。肾实质损伤的程度依赖于损伤持续时间，可以出现轻微的小管功能异常，也可出现急性小管坏死，严重者出现肾梗死或肾皮质髓质坏死。肾性 ARF 常常发生在肾前性氮质血症之后，与肾前性 ARF 不同，肾性 ARF 因为损伤了肾实质细胞，如近端小管近髓质段和升支粗段髓质段的小管上皮细胞，功能恢复较慢。

（三）肾后性

新生儿肾后性 ARF 由尿道梗阻而引起，常见于各种先天性尿道畸形，如尿道狭窄、后尿道瓣膜和巨输尿管；尿道医源性损伤、肾念珠菌感染、尿道结石、神经源膀胱和畸胎瘤压迫引起的新生儿肾后性 ARF 较少见。肾后性 ARF 常常随着梗阻的解除而治愈。

三、发病机制

ARF 的发病机制十分复杂，目前认为主要有下列改变：肾小管损伤、肾血流动力学改变、缺血再灌注肾损伤。新生儿 ARF 发病机制有其特殊性，而早产、窒息、呼吸窘迫和脓毒症等引起的缺氧缺血是导致新生儿 ARF 的常见诱因。

（一）肾小管损伤

肾小管损伤的组织学标志是小管上皮细胞出现特征性的空泡、刷状缘缺失、细胞骨架崩解和细胞间连结消失，如果损伤严重，小管上皮细胞将出现坏死和凋亡。肾缺血或毒物作用时引起肾小管上皮细胞坏死和脱落，脱落的肾小管上皮细胞引起肾小管堵塞，造成管内压失衡，导致肾小球滤过压降低和尿量减少，同时，肾小管上皮细胞受损导致肾小管液回漏，出现肾间质水肿。当肾小管细胞受损，将激活血管收缩功能，破坏血管舒张功能和白细胞黏附功能，引起肾局部缺血和血管炎。肾小管损伤还可导致免疫功能紊乱和全身炎症反应。

（二）肾血流动力学改变

机体出现肾素—血管紧张素活化，儿茶酚胺、血管紧张素 Ⅱ、内皮素、腺苷等活性增强或释放增多，可引起肾血管收缩和肾小球入球小动脉收缩，导致肾灌注不足、肾小球毛细血管内皮细胞肿胀伴毛细血管腔变窄，进而出现肾小球滤过率下降。

（三）缺血再灌注肾损伤

肾缺血再灌注时，细胞膜损伤，导致钙离子内流造成细胞内钙超负荷，钾离子外流造成细胞内低钾；同时，由于缺氧，造成肾细胞内氧化磷酸化障碍，细胞产生大量氧自由基，导致肾细胞不可逆损伤。

（四）缺氧缺血性损伤

新生儿缺氧缺血可引起各种肾血管源性物质，如儿茶酚胺、血管紧张素 Ⅱ、内皮素、腺苷等活性增强或释放增多，导致肾灌注不足，肾小球滤过率下降。缺氧缺血引起细胞内 ATP 水解产生腺苷，腺苷发挥收缩肾小球入球小动脉和舒张肾小球出球小动脉的功能，导致肾小球滤过率明显降低，动物实验中，使用茶碱和腺苷拮抗剂预处理可预防新生儿 ARF。严重的新生儿缺氧缺血患儿非常容易出现 ARF，其发生率可高达 66%。

（五）脓毒症损伤

ARF 是发生脓毒症时器官功能不全的表现之一。脓毒症时出现呼吸循环功能降低，刺激机体产生多种血管活性物质，如血管紧张素 Ⅱ、儿茶酚胺、内皮素、腺苷和血栓素 A_2 等可导致肾持续灌注不足和肾小球滤过率降低。同时，细菌脂多糖（LPS）、致炎因子、氧自由基和促凝物质等也可加剧 ARF 的发生与发展。由 LPS 刺激肾细胞及 T 淋巴细胞产生的血小板活化因子（PAF）在 ARF 发生中起着重要作用，动物实验提示，将 PAF 输入动物体内可引起肾血流减慢和肾小球滤过率降低。肿瘤坏死因子刺激肾产生的内皮素 1 也可以引起肾血流严重减慢和肾小球滤过率降低，用内皮素 1 单克隆抗体或其受体阻滞剂可以改善内皮素 1 对肾功能的影响。

四、临床表现

胎儿 ARF 在出生前即有羊水少的表现，因为胎儿尿液是羊水的主要来源，羊水少提示胎儿少尿及反映肾损伤的严重程度。根据尿量多少，新生儿 ARF 可分为少尿型和非少尿型。非少尿型 ARF 指血尿素氮、血肌酐升高，肌酐清除率下降，不伴有少尿表现，临床表现较少尿型 ARF 症状轻、并发症少、病死率低。临床上少尿型 ARF 常见。临床过程分为三期：少尿或无尿期、多尿期和恢复期。

（一）少尿或无尿期

1. 少尿或无尿期

新生儿每日尿量 < 25 mL 或每小时 < 1 mL/kg 为少尿，每日尿量 < 15 mL 或每小时 < 0.5 mL/kg 为无尿。少尿或无尿持续 24 ~ 36 小时需考虑 ARF。少尿或无尿期持续时间越长，肾损害越重。

2. 水潴留

表现为全身水肿、胸腔积液、腹水、高血压，严重时可出现心力衰竭、肺水肿或脑水肿。

3. 电解质紊乱

高钾血症、低钠血症、低钙血症、高镁血症、高磷血症和低氯血症。

4. 代谢性酸中毒

疲乏、嗜睡、食欲缺乏、恶心、呕吐、呼吸深快或昏迷。

5. 氮质血症

表现为食欲缺乏、恶心、呕吐、出血、贫血、昏迷。

（二）多尿期

患儿尿量逐渐增多，全身水肿减轻，可出现脱水、低钠血症、低钾血症等。可从下列方面判断患儿是否存在低血容量，如体重、心率、皮肤黏膜干燥情况、前囟凹陷情况、血钠。

（三）恢复期

患儿肾功能逐渐恢复，尿量恢复正常，精神、食欲好转。

五、辅助检查

（一）实验室检查

（1）尿常规、尿比重、尿钠、尿渗透压测定，有助于鉴别肾前性新生儿 ARF 和肾性新生儿 ARF。

（2）血肌酐、血尿素氮增高，血肌酐 ≥88 μmol/L，血尿素氮 ≥7.5 mmol/L 或血肌酐每日增加 ≥44 μmol/L，血尿素氮增加 ≥3.75 mmol/L。血肌酐是临床评价肾小球滤过率最常用的指标。血尿素氮可能因为高蛋白饮食、消化道出血、使用激素和高代谢状态而升高，因而血肌酐的特异性比血尿素氮好。尽管血肌酐是临床中评价新生儿 ARF 最常用的指标，但它也有局限性。①直到 25% ~ 50% 的肾功能受损，血肌酐才升高，因而发现血肌酐升高时肾损伤可能已有数天；②肾小球滤过率低时，血肌酐可因肾小管分泌肌酐而降低；③血肌酐可因患儿肌肉含量、性别、年龄不同而不同；④使用 Jaffe 法检测血肌酐，药物和胆红素可影响检测结果；⑤由于血肌酐可因透析而轻易消除，血肌酐不再适合用于评估透析患儿的肾功能；⑥血肌酐随胎龄和出生日龄变化而变化；⑦初生几天胆红素的变化会影响血肌酐的结果。

（3）血电解质表现为高钾血症、高磷血症、高镁血症及低钠血症、低钙血症、低氯血症。

（4）血气分析提示代谢性酸中毒。

（5）中性粒细胞明胶酶脂质运载蛋白、尿白细胞介素-18、肾损伤标志物等被认为是肾损伤的早期标志物。

（二）影像学检查

（1）肾超声检查了解肾大小、形态、积水、结石、肿块等，有利于病因诊断。

（2）CT 及 MRI：辨别肾后性梗阻。

（3）心电图高血钾表现，心律失常、T 波高尖、QRS 增宽。

六、诊断和鉴别诊断

根据孕母病史、新生儿出生体重、体格检查、检验检查结果和治疗情况，可对 ARF 诊断提供重要线索。诊断新生儿 ARF 后，首先要判断是否存在肾血液灌注不足，然后对肾前性、肾性和肾后性 ARF 进行鉴别。血肌酐、血尿素氮等指标都滞后于 ARF 的出现。

1. 肾前性与肾性 ARF

两者的鉴别对于指导治疗和判断预后极其重要。

2. 肾后性 ARF

多数患儿系先天性尿道畸形所致，表现为出生后少尿或无尿，常有胎儿期羊水少的病史。可以通过肾超声、CT、MRI 等检查以鉴别。

七、治疗与监护

新生儿 ARF 治疗原则是去除病因，积极治疗原发病，保持水电解质平衡，供应充足热量，减少肾负担及防治感染等。

（一）早期防治

早期防治要点是去除病因、积极对症治疗。肾前性 ARF 需要补足容量，积极改善肾灌注不足，如无充血性心力衰竭，可在 2 小时内静脉输注等张氯化钠注射液 20 mL/kg。肾后性 ARF 以解除梗阻为主。如不及时治疗，肾前性和肾后性 ARF 均可导致肾损伤，最终出现肾性 ARF。

（二）少尿或无尿期治疗

1. 控制液量

每天液量 = 不显性失水 + 前日尿量 + 胃肠道失水量 + 引流量 - 内生水量。足月儿不显性失水为每日 30 mL/kg，早产儿或极低出生体重儿每日 50 ~ 70 mL/kg。监测体重变化，体重最好每日减少 0.51%。

2. 纠正电解质紊乱

（1）高钾血症：停用一切含钾物质。血钾 6~7 mmol/L、无心电图改变时使用阳离子交换树脂 1 g/kg 日服或灌肠，每 4~6 小时 1 次。血钾 >7 mmol/L，可使用 10% 葡萄糖酸钙 0.5~1 mL/kg 加葡萄糖静脉缓滴。还可同时使用 5% 碳酸氢钠每次 2 mL/kg、葡萄糖加胰岛素（每 3~4 g 葡萄糖加 1U 胰岛素）促进钾离子进入细胞内。

（2）低钠血症：因血容量过多而出现的无症状低钠血症（120 mmol/L < 血钠 < 130 mmol/L），需严格限制液体入量；如血钠 <120 mmol/L，有低钠症状时可输注 3% 氯化钠，12 mL/kg 可提高血钠 10 mmol/L，输注过程需超过 2 小时，并注意预防心力衰竭、肺水肿、脑室内出血。

（3）低钙血症、高磷血症：补充钙剂、减少磷的摄入。如血钙 <8 mmol/L，可给予 10% 葡萄糖酸钙 0.5~1 mL/kg 加葡萄糖静脉缓滴。

（4）代谢性酸中毒：当血 HCO_3^- <15 mmol/L 时，予以 5% 碳酸氢钠 2~3 mL/kg 静脉滴注，5% 碳酸氢钠 1 mL/kg 可提高血 HCO_3^- 1 mmol/L。

（5）饮食和营养：足够的能量供给有利于组织细胞再生，新生儿 ARF 应提供167 kJ（40 kcal/kg）以上能量，主要给予葡萄糖和脂肪，脂肪乳用量每日 2 g/kg，氨基酸用量每日 1~1.5 g/kg，注意补充维生素。少尿期一般不补充钾、钠、氯离子。行持续性腹膜透析和血液滤过的患儿，因蛋白质异常丢失，蛋白质摄入量需每日增加 1 g/kg。

（6）腹膜透析治疗：通过综合保守治疗无效，出现下列情况需透析治疗。①严重的水中毒，出现心力衰竭、肺水肿等。②严重代谢性酸中毒（pH <7.15）。③严重高钾血症（血钾 >6.5 mmol/L）。④血肌酐 >530.4 μmol/L，血尿素氮 >35.7 mmol/L。禁忌证为腹膜炎、凝血功能不全或低灌注者。有学者认为及早开展透析治疗去除多余水分有利于代谢平衡的恢复，有利于 ARF 患儿恢复；在透析治疗保障下，有利于营养物质的供给，而无须担心补液过多。开始时推荐小剂量持续循环透析，每次透析剂量 10 mL/kg，每个治疗周期大约 1 小时，根据脱水量决定透析液葡萄糖浓度。

（7）持续性血液滤过：不能行腹膜透析治疗者，可采用持续性血液滤过将体内多余液体、电解质和中小分子溶质滤出。持续性血液滤过具有持续性治疗、对患者血流动力学影响小、纠正水电解质紊乱能力强的优势。尽管使用最小容积的透析器和新生儿管路，多数新生儿仍需要用血液预充体外管路。

（三）多尿期

多尿期治疗以不出现脱水为原则，每日补液量为前一天尿量的 2/3，注意监测血生化变化，防止出现脱水、低钠血症、低钾血症。

（四）恢复期

恢复期肾功能逐渐恢复，患儿可能存在营养不良、贫血和免疫功能低下，应注意休息、营养支持、纠正贫血和防治感染。

新生儿 ARF 仍无特效治疗，在治疗方面还需进行大量探索。对于缺氧、酸中毒或者吲哚美辛引起的早产儿和足月新生儿 ARF，多巴胺能够增加肾灌注。危重新生儿常常使用利尿药治疗，然而，新生儿使用利尿药能否预防 ARF 或改善 ARF 预后仍不清楚。如果新生儿使用祥利尿药，小剂量持续使用优于大剂量间断使用，具体方法为首剂呋塞米以 0.1 mg/kg（最小剂量 1 mg），然后按 0.1 mg/（kg·h）的剂量持续静脉注射，监测开始治疗后尿量，如尿量少于 1 mL/（kg·h），每 2 小时翻倍呋塞米剂量，直到最大剂量 0.4 mg/（kg·h）。持续使用能够降低药物的肾毒性和耳毒性；呋塞米大剂量间断静脉注射是指每 4 小时静脉注射一次呋塞米，每次剂量为 1 mg/kg，监测尿量。如尿量少于 1 mL/（kg·h），每次呋塞米注射剂量可增加 0.20 mg/kg，直到最大剂量 2 mg/kg，大剂量间断使用祥利尿药的不良反应包括耳毒性、间质性肾炎、骨量减少、肾钙质沉积、低血压和持续性动脉导管未闭。非诺多泮是一种选择性多巴胺-1 型受体激动剂，能扩张肾血管、增加肾血流和增加肾小球滤过率。两项回顾性研究发现，非诺多泮能增加少尿型新生儿 ARF 患儿的尿量；然而，另一项前瞻性研究认为，行心肺分流术的新生儿使用低剂量非诺多泮 [0.1 μg/（kg·min）] 并不能降低肾损伤的发生率、改善体液平衡、缩短关胸时间、提前拔管和缩短住院日期。新生儿 ARF 常伴有高血压，如果是容量过多引起的高血压，需考虑使用利尿药和透析去除多余水分：钙通道阻滞剂选择性舒张血管而发挥降压作用，短效钙通道阻滞剂（如伊拉地平）起效快、不良反应少；β 受体阻滞剂也常用于治疗新生儿高血压。缺血引起的新生儿 ARF 需避免使用血管紧张素转化酶抑制剂，因为血管紧张素转化酶抑制剂会加重肾灌注不足和影响肾血流动力学。由于许多药物都经肾排泄，肾受损将引起药物蓄积和增加不良反应，特别是接受透析治疗的新生儿药物疗效容易受到透析模式、透析间隔等影响，所以，新生儿科医生、药剂师和肾病专家共同制订药物治疗方案非常重要。

八、预后与预防

新生儿 ARF 因病因不同，预后差别较大，死亡率波动于 14% ~73%。如果肾前性 ARF 的新生儿接受有效治疗改善肾灌注不足，通常预后较好。新生儿肾性 ARF 的病死率较高，肾结构异常的新生儿 ARF 的死亡率为 17%，急性肾小管坏死的新生儿 ARF 病死率为 55%。先天性尿道梗阻引起的肾后性 ARF 预后差别较大，取决于肾的发育情况。

第四节 新生儿血液净化

血液净化的目的在于替代衰竭肾的部分功能，如清除代谢废物、调节水电解质和酸碱平衡等。

一、现状背景

1854 年苏格兰化学家 Thomas Gralnam 首先提出了透析的概念，1912 年 John Abel 等第一次对活体动物进行弥散透析，次年用火棉胶制成管状透析器并首次命名为人工肾。

血液净化治疗是在血液透析的基础上发展而来，分为间断性及连续性血液净化两大类。间断性血液净化包括血液透析（HD）、血液滤过（HF）、血液透析滤过（HDF）、血浆置换（PE）、免疫吸附（IA）、血液灌流（HP）等；连续性血液净化技术（CBP）通常称为连续性肾替代治疗（CRRT），包括连续性动脉—静脉血液滤过（CAVH）、连续性静脉—静脉血液滤过（CVVH）、连续性动脉—静脉血液透析（CAVHD）、连续性静脉—静脉血液透析（CVVHD）、连续性动脉—静脉血液透析滤过（CAVHDF）、连续性静脉—静脉血液透析滤过

（CVVHDF）、缓慢连续超滤（SCUF）、缓慢低流量延时透析（SLFDD）、连续性高流量透析（CHFD）、高容量血液滤过（HVHF）和连续性血浆滤过吸附（CPFA）。

20世纪80年代以前，新生儿血液净化多为腹膜透析，随着CRRT在成人广泛应用，近十多年CBP在欧美开始应用新生儿，我国近几年也有个别报道。CRRT是指任何一种旨在替代受损肾功能而进行的持续至少24小时的体外血液净化治疗技术，自1977年Kramer等首次将CAVH应用于临床，重症急性肾衰竭患者可不需透析，经过特殊的水处理系统设备在床边得到治疗。近十年来，其方法得到不断完善和发展，并衍生出一系列技术，从而达到能连续、缓慢地清除溶质，快速清除过多液体，清除大量炎症递质的目的，可通过连续超滤调节。实行深静脉营养和静脉给药，血流动力学稳定。CRRT改善了血液透析对新生儿血流动力学造成的不稳定影响，除用于急、慢性肾衰弱，其在新生儿遗传代谢缺陷病、先天性心脏病术后、液体超负荷所致的充血性心力衰竭或高血压、肺水肿、毒物、药物中毒、危重症新生儿脓毒症、感染性休克、全身炎症反应综合征（SIRS）、多器官功能衰竭（MODS）的抢救方面也具有广泛的应用前景，目前已成为危重新生儿抢救的重要手段和方法。随着新生儿科医生对这门技术的了解及掌握，以及相应的符合新生儿特点的血液净化设备的日益改善，血液净化治疗必将在危重症新生儿的治疗中发挥越来越重要的作用。

二、治疗机制

血液净化的基本原理有弥散、对流和吸附等物理和化学作用机制。

（一）血液透析原理

血液透析（HD）主要通过弥散及对流的方式清除毒素及多余的水分，并向体内补充溶质。溶质通过半透膜从浓度高的一侧向浓度低的一侧运动的过程称为弥散。其与溶质的浓度梯度差及弥散面积有关，浓度越高，速度越快，弥散面积越大，清除毒素越快。水分子在静水压或渗透压的驱动下通过半透膜时发生超滤，溶质随水分子等通过膜孔得以清除，称为对流。对流过程对大于膜孔的分子无法清除。对流与膜的特性、消毒剂、血液成分和黏度、溶质的浓度梯度及温度有关。

（二）血液滤过原理

血液滤过（HF）是一种不同于血液透析的血液净化技术。血液透析主要是依靠弥散作用清除溶质及毒素，而血液滤过则模仿正常人肾小球滤过及肾小管重吸收原理，以对流方式滤过清除血液中的水分和尿毒症毒素。由于仅有相当于肾血流量的 $1/4 \sim 1/6$ 的血液流经滤器，因此需要在动脉端血流泵加压增加血流量，在滤器膜外用负压泵造成负压，以增大跨膜压。血液滤过较血液透析更似生理状态，因此有更稳定的血流动力学状态。HF对尿素氮、肌酐等小分子物质的清除不如HD，但对中分子物质的清除、心血管功能的纠正和稳定、血压的控制、过多液体的清除要优于HD。

（三）血液透析滤过的原理

血液透析滤过（HDF）是血液透析和血液滤过的结合，既有血液透析依靠弥散作用清除溶质及毒素，对尿素氮、肌酐等小分子物质有较好的清除率，同时有血液滤过以对流方式滤过清除血液中的中分子物质及毒素。血液透析滤过比单纯的血液透析更接近生理状态，有更稳定的血流动力学状态，因此具有这两种模式的优点，在单位时间内比单独的血液透析或血液滤过清除更多的中小分子物质。

（四）血浆置换原理

血浆置换（PE）的方法为将患者的血液由血泵引出，经过血浆分离器，分离血浆和细胞成分，弃去血浆，把细胞成分及所需补充的白蛋白、新鲜血浆等输回体内。基本原理为通过有效的分离置换方法迅速而且有选择性地从循环血液中去除病理血浆或血浆中的致病因子。

（五）连续性肾替代治疗的原理

1. 连续性动脉—静脉血液滤过

最初的连续性动脉—静脉血液滤过（CAVH）不需要血泵驱动，仅利用人体动静脉之间的压力差，驱动血液直接通过一个小型高效能、低阻力的滤器，其原理与血液滤过相似，以对流的原理清除体内大中小分子物质、水分及电解质，同时根据原发病的需要补充一部分置换液，通过超滤降低血中溶质的浓度，调节机体容量平衡。由于它是连续滤过，故比血液滤过更接近肾小球的滤过功能。

2. 连续性静脉—静脉血液滤过

连续性静脉—静脉血液滤过（CVVH）清除溶质的原理与 CAVH 相同。不同之处是采用中心静脉留置单针双腔导管建立血管通路，应用血泵驱动进行体外血液循环，CVVH 已逐渐取代 CAVH，是目前临床上最常采用的治疗方法之一，部分 CRRT 机器仅有 CVVH 功能。

3. 连续性动（静）脉—静脉血液透析

连续性动脉—静脉血液透析（CAVHD）的溶质转运主要是依赖弥散及少量对流。应用低通量透析器，较 CVVH、CAVH 能更多地清除溶质，但血流动力学稳定性较 CVVH、CVVHDF 差。连续性静脉—静脉血液透析（CVVHD）原理与 CAVHD 相同，区别在于采用静脉—静脉（通常单针双腔导管）建立血管通路，借助血泵驱动循环。

4. 连续性（动）静脉—静脉血液透析滤过

连续性动脉—静脉血液透析滤过（CAVHDF）也是在 CAVH 的基础上发展起来的，CAVHDF 其溶质清除的机制是对流加弥散，不仅增加了小分子物质的清除，还能有效清除中大分子物质，溶质清除率较 CAVH 增加 40%。连续性静脉—静脉血液透析滤过（CVVHDF）是在 CVVH 的基础上发展起来的，溶质清除的机制同 CAVHDF，不同点是采用静脉—静脉建立血管通路，应用血泵驱动血液循环。CVVHDF 能较好地清除毒素、炎症递质及排除潴留的液体，是目前使用最多的治疗模式。

三、操作方法概要

（一）血液净化装置

1. 血液透析装置

（1）血路控制系统：①透析器，血液透析器是由半通透性生物膜组成的中空纤维膜；②动脉血路，由血泵、肝素泵、动脉壶和动脉压力监测器组成；③静脉血路，由静脉壶、静脉压力监测器、空气探测器和静脉夹组成。

（2）超滤控制系统。

（3）透析液控制系统。

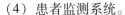

（4）患者监测系统。

2. 血液滤过装置

（1）血液滤过机器：与血液透析机相比，其没有透析液装置，而增加了超滤和输入置换液的装置。

（2）血液滤过器。

（3）血液滤过置换液。

3. 血液透析滤过装置

血液滤过装置增加了透析液装置，现在的血液滤过机多可同时具有血液滤过、血液透析或血液透析滤过功能，可根据需要选择血液净化模式。

4. 血浆置换装置

（1）血浆置换装置：与血液滤过机相似，用血浆分离器取代血液滤过器。其余与血液滤过机或 CRRT 机相同。

（2）置换液：新生儿多选用新鲜血浆或新鲜冰冻血浆作为置换液。

5. CRRT 装置

（1）CRRT 机：原始 CAVH 通常不需要血泵，但必须进行股动脉及股静脉插管。新生儿多用加用血泵驱动的 CRRT 机进行。CRRT 机基本同血液滤过机，新生儿用的 CRRT 机要求血泵能精确控制血流速度 3～5 mL/（kg·min）。超滤泵、透析液泵、置换液泵能精确控制超滤量、透析液流速及置换液流速，保证超滤液进出的精确。要有良好的温控装置以防低体温，以及肝素泵、患者监测系统等。

（2）根据治疗方式选择的血液滤过器或透析器。

（3）置换液：置换液种类见下述 CRRT 置换液，置换液补充途径同血液滤过。

（二）透析器、血液滤过器及血浆分离器的选择

1. 透析器

适合新生儿血液透析使用的透析器面积为新生儿的体表面积。

2. 血液滤过器

目前适合新生儿 CRRT 使用的血液滤过器。

特殊情况下，0.4 m² 的血液滤过器也可使用。2008 年因国内市场一度没有小滤器，作者等曾用 0.4 m² 的血液滤过器为一例 2.5 kg 肾衰竭的早产儿行间歇 CRRT 治疗，在用全血预充整个管路及透析器后，顺利进行了 10 次间歇 CRRT 治疗。

3. 血浆分离器

适合新生儿血浆置换的血浆分离器生产厂家有：Curesis plasma filter，0.12 m²；PF-1000 plasma filter，0.40 m²；Asahi OP-02W，血容量 25 mL。

（三）血管通路的建立及双腔导管的置入

1. 血管通路

新生儿的血管通路多采用中心静脉置管的方法建立。多选用脐静脉、脐动脉、股静脉、颈静脉等。可采用 5F、6.5F、7F 双腔管或两条 5F 单腔管。如 CAVH、CAVHDF、CAVHD 可用两条 5F 单腔管分别进行股动脉及股静脉插管用于引血和回血或脐动脉插管引血。段静脉插管回血。CVVH、CVVHD、CVVHDF 可采用脐静脉、股静脉或颈静脉单针双腔导管插管

法建立血管通路。

2. **血管通路的建立**

（1）脐静脉置管：见相关内容。

（2）脐动脉置管：如患儿日龄超过 5 天。脐静脉大多已闭合，可行脐动脉切开术。在脐窝下方 1 cm 处做弧形切口，切开皮下组织及腹直肌鞘，暴露脐动脉，将脐动脉分离后用两个结扎线圈结扎脐动脉，在两结扎线圈之间做一小切口，将充满肝素盐水的导管插入 7～8 cm。用注射器回抽导管端观察回血是否顺畅，再注入肝素生理盐水约 3 mL 冲净残血，肝素帽封管。立即行床旁 X 线摄片，并调整插管深度，将远心端的线圈扎牢，近心端的线圈用于固定导管，将皮肤切口缝合 1～2 针。并将线绕导管数圈后系牢固定，再以敷料覆盖伤口。

（3）股静脉置管：患儿仰卧位于辐射台，屈膝、大腿外旋外展 45°，穿刺点选择腹股沟韧带下 1～2 cm，股动脉内侧处，最好能在 B 超引导下血管定位。常规消毒，做穿刺点局部麻醉后，用含肝素生理盐水的注射器连接穿刺针，摸到股动脉处，示指不离开，穿刺针紧贴示指与皮肤冠状面呈 30°～45° 斜刺进针，进针过程中边进边回抽。有突破感后如见黯红色回血，说明针尖已进入静脉内，保持穿刺针固定，沿导丝口送入导丝，导丝进入 5～6 cm 后拔出穿刺针，将导丝留在血管内，再次超声确定导丝在静脉内，沿导丝将扩皮器送入皮下扩皮。如皮肤较紧，可以小尖刀侧切小口。拔出扩皮器，将已预冲肝素生理盐水的导管沿导丝插入股静脉，导管进入后即拔出导丝，关闭静脉夹。分别回抽导管动、静脉两端观察回血是否顺畅，再于两端分别注入肝素生理盐水 3～5 mL，冲净残血，肝素帽封管。用皮针与缝线将导管颈部的硅胶翼与皮肤缝合，固定导管，再以敷料覆盖包扎。置管后行腹部 X 线摄片，了解导管位置。

（4）颈内静脉置管：患儿仰卧位于辐射台，肩部处垫高取头低位，头转向左侧，保持右颈平坦。B 超引导下血管定位，可选择在胸锁乳突肌前缘中点处、胸锁乳突肌三角的顶端或胸锁乳突肌外侧缘中、下 1/3 交点作为穿刺点，穿刺针与皮肤呈 30°～45°，针尖略偏外。其余操作同股静脉置管。

3. **管路预充**

由于新生儿绝对血容量少。管路系统及透析器/血液滤过器需用全血（含肝素 0.2U/mL）预充或用肝素化的浓缩红细胞 +5% 白蛋白/生理盐水预充，以防止低血压的发生。

（四）透析液及置换液

1. **透析液**

（1）透析液成分：与人体内环境成分相似，主要有钠、钾、钙和镁 4 种阳离子，氯和碱基两种阴离子，部分透析液含有葡萄糖。透析液要求无菌、无致热源。

（2）透析液浓度。

1）钠：常用透析液钠离子浓度为 135～145 mmol/L。

2）钾：透析液钾离子浓度为 0～4 mmol/L，常用钾浓度为 2 mmol/L，临床应依据患者血钾浓度适当调整。

3）钙：常用透析液钙离子浓度一般为 1.5 mmol/L；当患儿患高钙血症或低钙血症时，透析液钙离子浓度可分别调至 1.25 mmol/L 或 1.75 mmol/L。

4）镁：透析液镁浓度一般为 0.5～0.75 mmol/L。

5）氯：透析液浓度与细胞外液氯离子浓度相似，一般为 100 ~ 115 mmol/L。

6）葡萄糖：分为含糖透析液（5.5 ~ 11 mmol/L）和无糖透析液两种。

7）透析液碱基：目前较少使用醋酸盐透析液，代之以碳酸氢盐透析液。透析液碳酸氢盐浓度为 30 ~ 40 mmol/L。碱性浓缩液以固体形式保存，使用时现配。

8）醋酸根：酸性浓缩液中常加入 2 ~ 4 mmol/L 醋酸，以防止钙、镁沉积。

2. 血液滤过置换液

（1）要求：无菌、无致热源，置换液成分应与细胞外液一致。尽量做到个体化治疗，做到可调钠、钾、钙。常用置换液配方（mmol/L）：钠 135 ~ 145、钾 2.0 ~ 3.5、钙 1.25 ~ 1.75、镁 0.5 ~ 0.75、氯 103 ~ 110、碳酸氢盐 30 ~ 34、葡萄糖 5.5 ~ 11。

（2）置换液的制备。

1）联机法为目前主要方式，反渗水与浓缩液按比例稀释制备成置换液，再经过滤后输入体内。

2）目前也有袋装的置换液。

3）用静脉输液制剂制作，按前述置换液成分配制，并根据患者具体情况进行调整。

（3）置换液补充途径。

1）前置换法：在滤器前输入，优点是血流阻力小，滤过率稳定，残余血量少和不易形成蛋白膜覆盖层，缺点是清除率低，所需置换液量大。在新生儿由于血流速度慢，多采用低剂量或无肝素透析，采用前置换法可减少堵管的机会。

2）后置换法：在滤器后输入，优点是大大减少了置换液的用量，同时增加了血液滤过的清除率，但易致滤器及管路堵塞，新生儿较少使用。

（4）置换液补充量：补充置换液量应个体化。新生儿为血流速度的 1/3 ~ 1/2。

3. 血浆置换液

（1）晶体液：生理盐水、葡萄糖生理盐水、林格液，用于补充血浆中各种电解质的丢失。晶体液的补充应少于丢失血浆的 1/3。新生儿所需血浆量少，且新生儿凝血功能较差，较少使用晶体液。

（2）血浆制品：新鲜血浆、新鲜冰冻血浆、纯化的血浆蛋白，新生儿通常使用血浆作为置换液。新鲜冰冻血浆含枸橼酸盐，治疗过程中需补充钙剂。

（3）人白蛋白溶液：常用浓度为 4% ~ 5%。白蛋白中钾、钙、镁浓度均较低，应注意调整，以免引起低钾血症和（或）低钙血症。

4. CRRT 置换液

成分及制备同血液滤过置换液，多器官功能衰竭及脓毒症伴乳酸性酸中毒、合并肝功能障碍者不宜用乳酸盐。无糖置换液可引起低血糖反应，高糖溶液可能引起高血糖症，不建议使用。

（五）抗凝剂

1. 全身肝素抗凝法

（1）普通肝素。

1）血液透析：常规应用肝素化法。文献报道差别较大，建议首剂负荷 10 ~ 20U/kg，维持量 5 ~ 20U/（kg·h）；有中度出血倾向的新生儿可无首剂或低首剂肝素，之后 5 ~ 25U/（kg·h）持续给药，透析结束前 0.5 ~ 1 小时停用肝素。

2）血浆置换：因为循环血液中的肝素大部分随分离的血浆弃去，肝素剂量为血液透析剂量的 1.5 ~ 2.0 倍，首剂负荷 20 ~ 40U/kg，维持量 10 ~ 20U/（kg·h）。

3）CRRT：文献报道各不相同，首剂负荷 0 ~ 30U/kg，维持量 5 ~ 20U/（kg·h）。根据 CRRT 前测定的活化凝血时间（ACT）而定，ACT < 100 秒时，首剂用 30U/kg，维持量 5 ~ 10U/kg。有中度出血倾向的新生儿，ACT 150 ~ 180 秒时，可不用首剂，以维持量 5 ~ 10U/（kg·h）持续给药。治疗期间监测活化部分凝血活酶时间（APTT）或 ACT，使其较基础值延长 1.5 ~ 2.0 倍，以达到满意的抗凝效果。不同个体差异大，应个体化调整。ACT > 200 秒、有明显出血倾向的新生儿可不用抗凝剂。

（2）低分子量肝素：新生儿无太多经验。成人首剂 60 ~ 80U/kg，非 CRRT 治疗不用维持量，CRRT 治疗，每 4 ~ 6 小时给予 30 ~ 40U/kg 静脉注射。可根据监测抗凝血因子 Xa 活性，调整剂量。

（3）枸橼酸盐因新生儿肝代谢枸橼酸盐能力有限，多不选用。

2. 局部体外肝素化法

透析开始前不给首剂肝素，在动脉端用肝素泵持续注入肝素，使透析器/血液滤过器及动静脉管路中血液肝素化。在静脉端，血液回入患者体内前。用注射泵持续注入鱼精蛋白中和体外肝素。急性肾衰竭时，肝素和鱼精蛋白用量为 1∶1，以减少出血危险。<35 周的早产儿，推荐用鱼精蛋白中和体外肝素法。

3. 无肝素透析

用全血预充前先用 5 000U/L 肝素生理盐水冲洗管路及血液滤过器，透析过程不加肝素。必要时每 30 分钟用生理盐水 10 ~ 20 mL 冲洗管路，用于冲洗而进入体内的生理盐水总量要计算到超滤量中加以清除。

（六）血液净化处方

1. 血液透析处方

（1）血流量：新生儿通常为 3 ~ 5 mL/（kg·min）。最大血流量为 5 ~ 8 mL/（kg·min），开始时血流量为 10 ~ 12.5 mL/min，并逐渐增加。

（2）透析液流速：3 ~ 8 mL/（kg·min），大致等于血流速度。如有些机器透析液流速不能调到该数值，也应尽可能低些。

（3）超滤量：1 ~ 2 mL/（kg·h）开始，根据患儿临床情况调整，不大于 0.2 mL/（kg·min），单次超滤总量不大于体重的 5%。

（4）抗凝剂：首剂 10 ~ 20U/kg，维持量 0 ~ 25U/（kg·h）。根据透析前的 ACT 值调整。

2. 血液滤过处方

（1）血流量：新生儿为 3 ~ 5 mL（kg·min），最少血流量 2 ~ 3 mL/（kg·min）。最大血流量为 5 ~ 8 mL（kg·min），血流量从 10 ~ 12.5 mL/min 开始，视管路的情况渐增加至目标值。

（2）置换量：为血流速度的 1/3 ~ 1/2。

（3）超滤量：1 ~ 2 mL/（kg·h）开始。根据患儿临床情况调整。单次超滤总量不大于体重的 5%。

（4）抗凝剂：首剂 10 ~ 20U/kg。维持量 0 ~ 20U/（kg·h）。根据透析前的 ACT 值

调整。

3. **血浆置换**

（1）血流量：血流量为3~8 mL/（kg·min）。置换液流速为血流速度的1/3。

（2）置换液：新鲜冰冻血浆或部分用5%白蛋白代替血浆。血浆滤出速度与置换量输入速度相同。每置换100 mL血浆需补充10%葡萄糖酸钙1 mL。

（3）每次血浆置换量：1~1.5倍血浆容量。通常每天或隔天交换一次，连续3~5次。危及生命的毒物中毒可连续置换2~3个血浆容量。

（4）抗凝剂：肝素首剂负荷20~50U/kg，维持量10~25U/（kg·h）。

4. CRRT

（1）血流量：最少血流量2~3 mL/（kg·min），起始血流量通常为3~5 mL/（kg·min）。最大血流量为5~8 mL/（kg·min），开始时血流量为10~12.5 mL/min，并逐渐增加。

（2）置换液流速、透析液流速：可相同或各不相同。透析液流速可与血流速度相同。或置换液流速、透析液流速均为血流速度的1/3~1/2。

（3）超滤率：开始为1~2 mL/（kg·h）。以后根据患儿临床情况调整。

（4）抗凝剂：参照前面CRRT抗凝。

（七）血液透析操作步骤

（1）血液透析前评估患儿。

1）一般状况评估：生命体征、意识、干体重及脱水量的计算。出入量的评估、出血情况、降压药和抗凝剂的用药情况及血肌酐、尿素氮、血清钾、血糖、二氧化碳结合力、血常规、出凝血时间等。

2）血管通路评估：中心静脉导管位置、有无感染、导管的通畅情况，导管口有无渗血、渗液。

3）透析用物评估：透析器种类、型号，血路管道。是否使用个性化透析液（低钙、高钾透析液），透析液、置换液是否处于正常状态。普通肝素或无肝素透析等。

（2）按二级反渗机开机流程开反渗机。

（3）启动血液透析机。

1）各管路连接正常，A、B液管正确放置于A、B液桶中，机器自检。

2）机器自检通过。

3）按透析器和管路预冲流程准备透析器和管路。

4）准备抗凝剂。

（4）准备血管通路：按深静脉置管护理流程打开双腔管，静脉注射首剂肝素。

（5）透析治疗。

1）将机器调到血液透析状态，检查机器温度、电导率是否正常，选择0.1~0.3 m² 的透析器及与之相匹配的小儿血路管，预充血路管及透析器，用新鲜全血或用浓缩红细胞 + 5%白蛋白或等量生理盐水混合后预充满整个血路管及透析器。建立好体外循环后打开连接管夹，设置透析治疗参数、追加肝素量和超滤量，调节泵速，血泵流速5 mL/（kg·min），透析液流速同血流速度，开始治疗。

2）按预设时间结束透析治疗，不回血。提前1小时关肝素泵。将体外循环的血弃去。

分离血路管动静脉，动静脉端分别推注 5 mL 生理盐水。用 1 : 2 肝素盐水正压封管。用安尔碘棉签由内向外消毒管端，盖上肝素帽，用纱布包好留置管，固定在患儿身上。

3）进行导管穿刺部位消毒后可用 3M 敷贴粘贴。

4）填写透析记录单并对透析后患儿进行评估。

（八）血浆置换操作

（1）开机，机器自检，按照要求进行管路连接，用浓缩红细胞 +5% 白蛋白或等量生理盐水混合后预充管路及血浆分离器，建立好体外循环后打开连接管夹。

（2）设置血浆置换参数，追加肝素量。设置各种报警参数，将置换液加温。

（3）血浆置换治疗开始时，血流速度宜慢，观察 2 ~ 5 分钟，无反应后再以正常速度运行。通常血浆分离器的血流速度为 3 ~ 8 mL/min。用泵控制置换液流速与分离丢弃血浆速度要相同。密切观察患者生命体征。

（4）置换达到目标量后结束血浆置换，不回血，将体外循环的血弃去。余下操作血液透析。

（九）新生儿 CRRT 操作

（1）评估患儿，观察并记录生命体征。

（2）机器接好电源后开机并调到持续血液滤过状态。

（3）选择 0.1 ~ 0.2 m² 的血液滤过器及与之相匹配的小儿血路管。

（4）打开平衡泵开关，上好双泵管，用肝素生理盐水 500 mL 冲洗管路及滤器。用新鲜全血或用浓缩红细胞 +5% 白蛋白或等量生理盐水混合后预充满整个血路管及血液滤过器。配好置换液，并经恒温器加热，与双泵管入液管端连接，泵后接动脉壶采用前置换法进入血路，出水管一端与旁路三通头连接，另一端接废液袋，出水夹，泵管置于平衡阀处平衡重量，再过双泵。准备好血管通路，在静脉端注入首剂抗凝剂。建立好体外循环，打开各个连接管夹，调节泵速，按平衡泵开关，使之转至运行状态，血泵流速 3 ~ 5 mL/（kg·min），置换液流速为血流速度的 30%，开始治疗。提前 1 小时关肝素泵。按预设时间后结束血液滤过，先关平衡泵，不回血，将体外循环的血弃去。余下操作同血液透析。

四、适应证及时机

（一）血液透析适应证

包括以下 7 项：①急、慢性肾衰竭；②急性药物中毒；③急性肺水肿伴呼吸困难；④严重顽固性心源性或肾源性水肿；⑤严重代谢性酸中毒，pH < 7.1；⑥血钾 > 6.5 mmol/L。⑦新生儿遗传代谢性疾病致高氨血症。

（二）血液滤过或 CRRT 适应证及时机

（1）具有血液透析适应证、不能耐受血液透析者，可行血液滤过或 CRRT 治疗。

（2）目前主张对于急性肾损伤的新生儿，不必等到衰竭期才行透析治疗。血清肌酐增至基线水平 2 倍以上或尿量 < 0.5 mL/（kg·h）时间达 16 小时，即可行肾替代治疗。

（3）甚至有主张在急性肾损伤的 I 期，即血清肌酐增至基线水平 1.5 倍以上或尿量 < 0.5 mL/（kg·h）时间达 8 小时，如果引起肾损伤的因素仍持续存在，即可肾替代治疗，为其他的药物治疗、液体复苏及营养支持创造条件。

（4）对容量负荷过多，液体超载 > 10% 者，如经保守治疗无效，主张尽早行肾替代治疗。

（5）新生儿脓毒症导致多器官功能衰竭者。

（6）新生儿先天性代谢性疾病致高氨血症、肝性脑病也主张尽早行血液滤过或 CRRT 治疗，以减轻神经系统的损害，改善远期预后及降低病死率。

（三）血浆置换适应证

包括：①新生儿免疫性溶血；②新生儿脓毒症导致多器官功能衰竭者；③急性毒物或药物中毒，不能通过血液透析、血液滤过清除者。

五、禁忌证

（一）血液透析禁忌证

包括：①休克；②大手术后 3 天内或有严重出血或出血倾向；③严重贫血；④严重心律失常、心肌功能不全；⑤严重高血压；⑥严重感染、极度衰竭，如脓毒症休克等血流动力学不稳定者。

（二）血浆置换禁忌证

（1）同血液透析禁忌证。

（2）对血浆、蛋白过敏者。

（三）血液滤过、CRRT 禁忌证

选择合适的血管通路、滤器，适当的抗凝方式。注意管路的预充，基本无禁忌证。

六、不良反应监测与处理

（一）血液透析治疗过程中的监测

1. 生命体征及病情观察

心电监护，血流动力学不稳定者，应每 30 分钟或 15 分钟监测并记录一次生命体征。观察患儿有无抽搐、恶心、呕吐、面色苍白、发绀、冷汗、寒战等。一旦发现这些症状，应立即做出相应处理。

2. 血流量、透析液评估

观察设置的血流量与实际血流量是否相符，必要时进行动脉压监测，以确保透析充分和保护血管；每小时观察、记录电导度一次，确保透析液处于正常状态。

3. 机器参数

观察治疗时间。肝素时间和量、超滤量、机温、电导是否正常，发现异常及时处理。

4. 凝血状况评估

记录静脉压、动脉压、跨膜压，异常时观察管路有无折曲。必要时回生理盐水观察静脉壶或透析器有无堵塞、血路管及透析器有无发黑或血栓等。

5. 血管通路的观察

观察置管部位有无渗血，双腔静脉导管有无脱出移位。

6. 透析器、管路及机器运作的观察

透析器或管路有无破裂。机器有无故障。

（二）不良反应监测与处理

1. 静脉压高报警

为双腔管位置不当或贴壁，透析静脉管路堵塞、打折或受压，血流量设置过高而管腔过细所致。注意有无双腔管位置不当、静脉管路存在扭结情况导致血液回流受阻；静脉管路堵塞时用手挤压静脉管路可有硬胀感，用生理盐水冲洗血路管可见静脉管路存在黑色血凝块；血流量设置过高高见血泵流速设置过大。

针对原因做出相应处理。如调整双腔管位置；疏通打折的静脉管路；用生理盐水冲洗血路管以判断血路管的堵塞情况，如静脉管路堵塞应及时更换。

2. 静脉压低报警

双腔管静脉端的连接脱落、动脉管路扭结、双腔管动脉端贴壁或堵塞、血流量设置过低等原因造成血流量不足。临床表现为血压降低，严重者出现低血压症状。血管路连接脱落可出现大量血液流出血管路；血流量不足时可出现动脉管路的小瘪塌，血液引出不顺或静脉可见跳管；血流量设置过低可见血泵流速值设置过小；静脉压力传感器异常可见静脉压力传感器沾湿、阻塞或未保持开放状态等。

针对原因做出相应处理，增加患儿有效循环，解除管路异常情况，检修压力传感器。解除动脉管路扭结，移动双腔管位置解除贴壁；出现血路管连接脱落者，按管路脱落处理；病情允许时适当调大血流量，更换静脉压力传感器、开放监测静脉压力传感器的夹子，出现低血压症状者予以相应处理。

3. 跨膜压（TMP）高报警

为管路及透析器堵塞，管路出现扭结情况，选择透析器不正确，设置的血流量、超滤量、置换液流量等治疗参数不合理，透析液压力传感器异常等原因造成。用生理盐水冲洗盘管路，可见透析器发生堵塞或静脉管路存在黑色血凝块；静脉血路存在扭结情况导致血液回流受阻；透析器发黑；检查可见透析液压力传感器沾湿、阻塞或未保持开放状态。

处理方法包括暂停超滤，立即用生理盐水冲洗管路以判断堵塞情况，如透析器、静脉管路堵塞，应及时更换；解除管路扭结情况，恢复管路通畅：根据需要使用合适的透析器/血液滤过器；重新设置各项治疗参数，如提高血流量、降低置换液量等，检测透析液压力传感器。

4. 滤器及管道堵塞

用生理盐水冲洗血管路，可见滤器发生堵塞或静脉管路存在黑色血凝块；透析器发黑。

处理方法包括暂停超滤，立即用生理盐水冲洗管路以判断堵塞情况，如透析器、静脉管路堵塞，应及时更换；根据需要使用合适的透析器/血液滤过器；重新设置各项治疗参数，如提高血流量、降低置换液量等。

5. 失衡综合征

透析时血中尿素迅速下降，而脑实质及脑脊液中尿素因血—脑屏障下降较慢，导致脑水肿；透析时酸中毒迅速纠正，导致脑组织缺氧。临床表现可分为：①脑型，表现为恶心、呕吐、血压升高，严重者表现为抽搐、昏迷，甚至死亡，多发生在首次透析后 2~3 小时；②肺型，表现为呼吸困难、低氧血症、肺部阴影，多发生在第一次透析结束后 4~6 小时。

治疗方法包括：吸氧、50% 葡萄糖注射液或 3% 生理盐水静脉注射，严重者立即停止透析。快速滴注 20% 甘露醇。预防：初次透析治疗需要限制血流量及时间，使尿素氮的下降小于 30% ，可使用高钠或可调钠透析，必要时可预防性使用甘露醇。

6. 低血压

为超滤率过大、透析液钠或钙浓度过低、透析液温度过高、严重贫血、心脏病变、透析前服用降压药等导致。临床表现为面色苍白、冷汗、血压下降、一过性意识丧失。

治疗包括平卧头低位、吸氧，减慢血流量、降低超滤率，必要时补充生理盐水或血浆、白蛋白制剂，对于经过上述处理后血压仍不能恢复正常的患者，应停止超滤或透析，必要时用升压药。

7. 心律失常

为水电解质紊乱（如高钾血症或低钾血症、低钙血症等）、酸碱失衡（如酸中毒等）导致。临床可出现面色苍白、冷汗、血压下降等症状和体征，心电监护显示心律失常。治疗包括及时纠正电解质紊乱、酸中毒，必要时应用抗心律失常药物。

8. 电解质紊乱

监测心率、心律的变化，及时监测电解质、酸碱平衡情况，及时调整透析液或置换液中的钾、钠、钙等。

9. 低血糖

出现面色苍白、出冷汗等低血糖表现时，及时监测血糖，从外周注入 50% 葡萄糖注射液，及时调整置换液的糖浓度。

10. 低体温

在温度较低的环境中补充大量未经加温的置换液可导致低体温。应及时监测患儿体温，注意患儿的保暖、置换液的加温及循环管路的保温。

11. 出血

置管处出血或皮下血肿等，应局部压迫止血，停用肝素、给等量的鱼精蛋白拮抗。

12. 双腔静脉导管内血栓

为血管引流不畅或回血受阻导致。治疗用尿激酶 10 000 ~ 30 000/mL 按管腔容量缓慢注入导管腔内，保留 20 ~ 30 分钟后回抽，通畅后启用导管，仍不通畅可重复 2 ~ 3 次。溶栓效果不好须拔管，重新置管。

13. 双腔静脉导管感染

导管口周围皮肤呈红、肿、热并有脓性分泌物或患儿有发热、寒战等，治疗需静脉滴注抗生素，及时行分泌物及血培养，先经验性选用抗生素，培养结果出来后根据药物敏感试验结果选用抗生素，如治疗 72 小时效果差，尽可能更换导管。

第五节　新生儿腹膜透析

腹膜透析是新生儿终末期肾病的主要肾替代治疗方法之一。

一、现状背景

1923 年德国医生 Ganter 首次将腹膜透析（腹透）用于人体治疗，20 世纪 40 年代，腹膜透析首次应用于治疗儿童肾衰竭。随着腹膜透析设备的不断改进与完善，其并发症——腹膜炎的发生率明显降低，腹膜透析得到更广泛的应用。儿童腹膜表面积与单位体重之比约为成人的2倍，单位有效滤过面积大，水超滤效果好，故儿童腹膜透析较成人效果好，对慢性肾衰竭的患儿残存肾功能的保护也好于血液透析。2008年，北美儿童肾协作组研究报道了不同年龄儿童的透析模式，在825例0～1岁的婴儿中765例采用腹膜透析模式，仅60例行血液透析。随着年龄增大，到13岁时，两种模式的使用比例接近。文献报道，20世纪80年代以前新生儿的血液净化基本上为腹膜透析，90年代末期欧美开始尝试将HD、CVVHD、CVVHDF等血液净化技术应用于新生儿，这些方法需建立良好的血管通路，而新生儿血管通路建立困难，对设备及技术条件要求较高。对一些血流动力学不稳定、出血明显，难以建立血管通路以及需要长期透析的新生儿或不具备新生儿CRRT设备及技术条件的医院，腹膜透析仍然具有不可替代的重要作用，尤其是近年来对先天性心脏病手术后出现肾衰竭和心力衰竭等并发症、对遗传代谢病出现器官衰竭等并发症，应用新生儿腹膜透析治疗的报道逐渐增多。

二、治疗机制

腹膜透析是指利用腹膜的半透膜性能，将灌入腹腔的透析液和腹膜毛细血管内的血液之间进行水和溶质转运与交换的过程。儿童腹膜面积按体表面积计算大约为成人的2倍，大于肾小球滤过总面积，因此新生儿及儿童腹膜透析治疗效果较好。腹膜透析的原理有弥散、对流、超滤及液体吸收等。①弥散：根据膜两侧溶质渗透浓度的不同，溶质将从浓度高的一侧向浓度低的一侧移动，这样尿毒症患儿体内的毒素可顺着浓度梯度从腹膜毛细血管弥散到腹腔的腹透液中，而葡萄糖、乳酸盐、钙等则从腹透液弥散到腹膜的毛细血管内。②对流及超滤：由于渗透作用，水分可从浓度低的一侧向浓度高的一侧移动，腹透液具有相对的高渗透性，腹膜毛细血管内血液中的水可在渗透压的作用下转移到腹腔，继而被排出体外，称为超滤。而液体移动过程中通过对流作用带动溶质的清除，因而液体超滤对中分子溶质的清除具有重要意义。③吸收：在弥散和超滤的同时，淋巴系统可直接和间接地从腹腔中吸收水和溶质。

三、操作方法概要

（一）腹膜透析装置

1. 腹膜透析导管

包括急性腹膜透析导管和慢性腹膜透析导管。

（1）急性腹膜透析导管：Tenckhoff急性膜透析导管，可床旁盲穿直接置管，但因易致脏器损伤、易感染及脱管等并发症较多，超过3天须换管，不能用于长期透析，目前渐被慢性腹膜透析导管取代。

（2）慢性腹膜透析导管：Tenckhoff腹膜透析导管为最常用的新生儿腹透管，有直型及末端卷曲型，单涤纶套、双涤纶套两型。新生儿因皮下隧道较短，第二套易外露，新生儿多采用单涤纶套型。末端卷曲型Tenckhoff管具有可减少导管移位和大网膜包裹、减轻腹透液灌入时引起的不适、提供更多的液体进出小孔等优点。其他可用于新生儿的腹膜透析导管有鹅颈管，带有两个涤纶套，具有较长的皮下部分，导管出口位于前胸壁，避免带尿布的新生儿导致的操作不便及降低出口感染，减少腹膜炎的发生率。

2. **腹膜透析连接装置**

腹膜透析导管腹外段通过钛接头与可更换的外接短管相连，外接短管通过其螺旋式的接头与双袋连接系统或透析液输送管道连接。

3. **双袋连接系统**

Y 型管的主干以接头形式与延伸的外接短管的接头相连，Y 型管的两个分支分别与新腹透液袋和引流袋相连。

4. **自动腹膜透析机**

腹透液通过透析液输送管道与腹膜透析导管的外接短管相连，用腹透液计量系统和透析液顺序流动系统，能自动控制腹透液进出腹腔进行液体交换。

（二）腹透导管置入

1. **长期腹膜透析导管置入**

临时腹透导管的保留时间通常不超过 3 天，预计使用时间较长者，为减少感染及渗漏，减少应用自动腹膜透析机时临时腹透导管的不便，目前多采用置入长期腹透管。术前应排空膀胱。术前 1 小时，脐水平或选在脐下 1 ~ 2 cm，腹正中切口。消毒皮肤后，逐层切开皮肤、皮下脂肪、腹直肌鞘。提起腹膜，切开 1 cm 左右的小口。在导管中插入导丝，紧贴腹壁将导管放在脏层和壁腹膜间并指向膀胱直肠窝（在插入腹腔前，将腹透管用生理盐水浸泡数分钟。继而用生理盐水冲洗腹透管以除去管中的微小颗粒，并用手挤去涤纶套的气泡）。采用腹膜荷包缝合使涤纶套固定腹膜外、腹直肌内，切勿过分牵拉腹膜造成腹膜撕裂。在缝合腹膜及腹直肌后鞘时采用双荷包缝合，荷包缝合后应仔细检查管周是否有漏液，如有渗漏立即在荷包外再加以缝合。只有确保管周没有漏液才可缝合腹直肌后鞘，同时荷包缝合时应注意用细针粗线。以防止较大的针口导致渗漏；顺着腹透管的方向用隧道器（一弧形的钢针）在皮下建立一个角度较大的弯曲。以使出口方向向下，出口处应避免缝合，可减少出口感染，从而降低腹膜炎的发生率。新生儿腹膜透析导管出口在尿布区以上，鹅颈管的出口在胸前。小儿的大网膜相对长，较容易发生大网膜包裹腹透管，目前多主张置管时行部分大网膜切除。

2. **临时腹膜透析导管置入**

由于易损伤腹腔脏器，容易发生导管渗漏，连接自动腹膜透析机时易发生导管脱出，目前已较少使用。插入通常在一个尖锐的套管针引导下进行。选择脐与耻骨联合连线上 1/3 处置入，最好能在超声引导下进行置管。术前应排空膀胱，常规消毒预定插入位点皮肤，局部麻醉后用套管针直接插入腹腔。取出针芯后，注入少许腹透液，腹透管顺着针套插入。或切开预定插入位点皮肤约 1 cm，用止血钳钝性分离筋膜层，将塑料管插入腹腔，在重力作用下灌入腹透液 50 ~ 100 mL，移走用于腹腔充液的塑料管，将套管针—导管穿过腹壁，与患儿尾骨垂线呈 20°角进入，当导管插入后拔出套管针，可见腹腔液体从导管流出。重新部分插入套管针，比全长短约 1 cm，将套管针—导管对准左侧腹股沟韧带，套管针不动。将导管沿着套管针方向向前推进，直到导管遇到阻力。拔出套管针，固定导管。

（三）腹膜透析液的种类

1. **葡萄糖腹膜透析液**

为最常用的腹膜透析液。根据葡萄糖浓度分为 1.5%、2.5%、4.25% 葡萄糖腹透液，依钙浓度不同分为高钙腹透液（钙浓度分别为 1.75 mmol/L、1.5 mmol/L）及生理钙腹透液（钙浓度为 1.25 mmol/L）。对需长期透析治疗者，主张用生理钙腹透液以避免高钙血症，为磷结合剂的应用留下空间。

2. 其他腹膜透析液

（1）右旋糖酐-70 腹膜透析液：适用于腹膜为高转运且须长时间留腹的长期透析患儿以及血糖高的患儿。目前在欧美已应用于临床。

（2）碳酸氢盐腹膜透析液：可用于乳酸性酸中毒患儿的透析，普通的葡萄糖腹膜透析液因含乳酸盐不适合用。双腔袋腹透液的问世解决了消毒及储存的问题，使碳酸氢盐腹透液的应用成为可能。其一腔装含钙的电解质溶液，其二腔则装碳酸盐溶液，透析前将两种溶液混合后再灌入腹腔可避免碳酸盐与钙结合生成不溶性碳酸钙的弊端，对腹膜结构的毒性较小。目前常用的乳酸盐少。

（3）氨基酸腹膜透析液：适用于欲通过腹腔补充氨基酸以纠正蛋白质营养不良者。

（4）低葡萄糖降解产物（GDPs）腹膜透析液：刚进入临床使用，期待其能降低葡萄糖代谢产物对腹膜的毒性，仍需要进一步的临床研究。

（四）腹膜透析方案

新生儿通常选用 1.5% 葡萄糖浓度生理钙腹透液，如需脱水、患儿有明显高血压、血容量过大、腹腔引流液超滤量不理想时，才选用 2.5% 浓度的腹透液。一般不选用 4.2% 高渗腹透液。浓度太高易发生高血糖，甚至高渗性昏迷、电解质紊乱、脱水、低血压、腹膜功能受损，须密切监测。在置管后的前 2 周，为防止透析管被纤维蛋白堵塞，常常在透析液中加入肝素 500U/L。注意监测血钾，当血钾降至 5.0 mmol/L 时，应在不含钾的透析液中按病情临时加入钾 2~4 mmol/L，以防止低钾血症的发生。

1. 间歇性腹膜透析（IPD）

用于急性肾损伤或慢性肾衰竭行持续性非卧床腹膜透析（CAPD）前的最初 3~10 天，可用双袋连接系统人工操作或用腹透机通过机器进行透析。每日透析 8~10 次，新生儿多为急性肾损伤等，常需血管术后即开始透析，应从 5~10 mL/kg 开始，透析液量 5 天后逐渐加量，最大可加至每次 40~45 mL/kg，透析液在腹腔内保留 10~60 分钟。留腹时间根据患儿胎龄、体重、透析的目的而不同。如欲透出体内过多液体，停留时间 15~30 分钟；如以透出尿素氮、肌酐、电解质为目的，留腹 30~60 分钟。

2. 持续循环式腹膜透析（CCPD）

通过机器进行透析，通常将全天透析量的 3/4 利用自动透析机于夜间进行交换，白天腹腔仅保留 1/4 液体，夜间腹透进行 4~6 次交换，日间 2 次交换。改良的 CCPD 适用于 NICU 的危重患儿，置管当日初始透析液量 5~10 mL/kg，留腹 30 分钟至 1 小时不等，逐渐加至留腹 2 小时，根据患儿情况，必要时可持续 24 小时进行。透析液量可渐加至每次 30~40 mL/kg。

3. 夜间间歇性腹膜透析（NIPD）

晚上腹透机进行交换，白天腹腔不留腹透液。患者要有足够的残余肾功能，每日 5~10 循环，置管当日初始透析液量 5~10 mL/kg，留腹 30 分钟~1 小时不等，5 天后透析液量渐加至每次 30~45 mL/kg。

4. 持续性非卧床腹膜透析（CAPD）

适用于慢性肾衰竭的患儿，可用双袋连接系统人工操作，每次透析液量 30 ~ 50 mL/kg，每日透析 4 ~ 5 次，白天透析液在腹腔内保留 3 ~ 4 小时放出，晚上 10 点输入最后一次透析液，可至次日早晨放出，每周 6 ~ 7 天。

5. 持续性流动性腹膜透析（CFPD）

普通的腹膜透析单位时间内的透析效果仍达不到血液透析的效果，近年来，CAPD 作为高清除率的透析技术引起大家的关注，2013 年上海国际儿科肾脏病大会上，南非的学者对其在新生儿的应用进行了报道。方法类似 CRRT，置入两根特殊的腹膜透析管或一根特殊的双腔管，一条用于腹透液的灌入，另一条用于腹透液的引出，其中一种是与血液透析相似的系统，与动、静脉滤器相连，透析液在体外净化，腹透液以 10 ~ 50 mL/min 速度灌入及流出，通过腹透的循环，通过血液滤过器，透析液在体外净化，保持腹腔内的溶质最低，根据需要，每天 4 ~ 8 小时不等。

（五）人工腹膜透析操作步骤

包括准备、连接、引流、冲洗、灌注、分离 6 个步骤。

1. 准备

清洁工作台及所需的物品，包括双联双袋系统、口罩、碘液微型帽及蓝夹子，戴口罩并清洁双手，打开外袋，取出双联双袋系统，检查拉口环、管路、出口塞和透析液袋是否完好无损；取出身上的短管确保短管处于关闭状态；称量新鲜腹透液并做好记录。

2. 连接

拉开接口拉环；取下短管上的碘液微型帽；迅速将双联双袋系统与短管相连，连接时应将短管朝下。旋拧双联双袋系统至短管完全密合。

3. 引流

用蓝夹子夹住入液管路；将腹透液袋的绿色出口塞折断；悬挂透析液袋：将引流袋放低位；将短管白色开关旋开一半，当感到阻力时停止，开始引流。同时观察引流液是否浑浊；引流完毕后关闭短管。

4. 冲洗

移开入液管路的蓝夹子，观察透析液流入引流袋，5 秒后再用蓝夹子夹住。

5. 灌注

打开短管旋钮开关开始灌注。灌注完毕后关闭短管，再用一个蓝夹子夹住入液管路。

6. 分离

搬开碘液微型帽的外包装，检查帽盖内海绵是否浸润碘液，将短管与双联双袋系统分离。将短管朝下、旋拧碘液微型盖至完全密合。称量透出液并做好记录。丢弃使用过的物品。

（六）自动腹膜透析机操作步骤

具体按机器说明书进行操作，包括准备、连接腹透液、排气操作、连接腹透管的外接短管至管组上，开始治疗，结束治疗后分离管组与患者自身的短管。

四、适应证及时机

包括以下 6 项：①急、慢性肾衰竭；②急性药物中毒；③严重顽固性心源性或肾源性水肿；④严重代谢性酸中毒 pH <7.1；⑤血钾 >6.5 mmol/L；⑥遗传代谢性疾病致高氨血症、肝昏迷等。

目前主张对于急性肾损伤的新生儿，不必等到衰竭期才行透析治疗，血清肌酐增至基线水平 2 倍以上或尿量 <0.5 mL/（kg·h）时间达 16 小时，即可行肾替代治疗。甚至有主张在急性肾损伤的 I 期，即血清肌酐增至基线水平 1.5 倍以上或尿量 <0.5 mL/（kg·h）时间达 8 小时，如果引起肾损伤的因素仍持续存在，即可行肾替代治疗，为其他的药物治疗、液体复苏及营养支持创造条件。对容量负荷过多，液体超载 >10% 者，如经保守治疗无效，主张尽早行肾替代治疗。新生儿先天性代谢性疾病致高氨血症，也主张尽早行肾替代治疗，以减轻神经系统的损害，改善远期预后及降低病死率。

五、禁忌证

包括以下 4 项：①广泛腹膜粘连或肠麻痹；②腹壁有广泛感染或蜂窝织炎；③腹部手术者 3 日以内（可术后 3~4 天开始）；④心肺疾病不能增加腹压者。

六、不良反应与监测

（一）临床监测工作

（1）监测新生儿的生命体征、体重、出入液量、尿量的变化。

（2）观察患者体温变化，注意有无发热、体温不升，有无吐奶、腹泻。

（3）平时应仔细观察透析管出口处有无渗血、漏液、红肿等，若有上述情况应做相应处理。

（4）密切观察透出液的颜色和澄清度，注意有无絮状物。记录透出液每次的超滤量及总超滤量。

（5）透析初期每天监测血糖、电解质、尿素氮、肌酐等变化，结合患儿临床情况的改善程度、体重、血压、尿量的变化等，判断透析处方是否合适，除临床指标外，必要时计算尿素清除指数值（Kt/V）。对透析充分性进行评估，适时调整透析方案。

（6）特别注意有无引流不畅、管周及腹壁渗漏、导管感染、腹膜炎等并发症。

（7）急性肾损伤、急性中毒、急性高氨血症等透析患儿临床情况改善。达到预定的目标后，应及时拔去透析管。

（二）透析充分性的监测

（1）临床评价尿量、尿毒症症状改善情况，体重、水肿、血压控制是否良好，营养状态、贫血控制是否良好。

（2）实验室指标。

1）血浆白蛋白、血红蛋白、酸碱平衡、电解质情况。

2）溶质清除率：血肌酐、尿素氮是否明显降低。Kt/V 和肌酐清除指数（CrCL），包括腹膜透析及残余肾单位两部分。充分透析的目标指数：NIPD、CCPD、CAPD 患儿每周 Kt/V 值（腹膜透析 Kt/V + 残余肾单位 Kt/V）分别达 2.2、2.1、2.0，NIPD、CCPD、CAPD 患儿每周肌酐清除指数（CrCL）（腹膜透析 CrCL + 残余肾单位 CrCL）分别达 66 L/1.73 m^2、63/1.73 m^2、60/1.73 m^2。

3）透析开始 2~4 周后进行腹膜平衡试验，根据腹膜转运功能调整透析处方。

腹膜平衡试验（PET）是了解患儿腹膜转运功能特点的标准方法。将夜间腹透液引流后，取平卧位，将 2.5% 葡萄糖腹透液按 50 mL/kg 透析量在 10 分钟内均匀缓慢地灌入腹腔，每 1~2 分钟帮患儿侧翻身一次，10 分钟时透析液全部注入腹腔记为 0 时，留腹 4 小时，分别于 0 小时、1 小时、2 小时、3 小时、4 小时留取腹透液标本。留取腹透液标本方法：引流出约 20% 的注入腹腔的腹透液，混匀后取 5 mL 化验，余下的腹透液重新注入腹腔。2 小时抽血查尿素氮、肌酐及葡萄糖，同时检测 0 小时、1 小时、2 小时、3 小时、4 小时留取腹透液标本的尿素氮、肌酐及葡萄糖。以腹透液标本的尿素氮、肌酐及葡萄糖与 2 小时血标本的尿素氮、肌酐及葡萄糖计算腹膜对尿素氮、肌酐的清除率及对葡萄糖的吸收率。并与小儿标准曲线比较，将腹膜功能分为高转运、高平均、低平均、低转运四种。高转运适合短留腹时间，以利于超滤及溶质清除，低转运则适合较长留腹时间。

（三）腹透注意事项

（1）做好消毒工作，严格执行无菌操作技术。

（2）透析管的护理中应仔细观察透析管出口处有无渗血、漏液、红肿等。

（3）换药时皮肤消毒范围 5~10 cm，距出口处 1 cm 范围内及腹膜透析管用灭菌注射用水或生理盐水清洗。

（4）患儿透析后期如需淋浴，淋浴前可将透析管用塑料布包裹，浴后将其周围皮肤轻轻拭干，再用聚维酮碘消毒，重新包扎，腹透患儿不宜盆浴，以免引起腹膜炎。

（四）腹膜透析常见并发症及其处理

1. 腹膜炎

腹膜炎是腹膜透析最常见的并发症，包括细菌性、真菌性及化学性腹膜炎。

（1）感染途径。

1）管腔内感染：是腹膜炎最常见的感染途径，常由更换透析液或装卸中间连接管时操作不当，细菌经腹膜透析管进入腹腔所致。

2）管周感染：皮肤表面的细菌可经腹膜透析管的隧道进入腹腔，当临时导管使用时间过长或长期导管伴有皮下隧道感染或导管出口感染时，可致腹腔感染。

3）跨肠壁感染：肠道内细菌穿透肠壁进入腹腔引起感染所致。

4）血行感染：远处感染灶的细菌经血液转运到腹膜而导致感染。

（2）临床表现：患儿可出现发热、寒战、体温不升、呕吐、腹泻等症状，可有腹肌紧张，腹膜透析液浑浊，可见絮状物。血常规白细胞升高。

（3）诊断标准：以下 3 个条件符合 2 项即可诊断为腹膜炎。①出现腹膜炎的症状体征。②腹膜透析液浑浊，白细胞数大于 $100/\mu L$。中性粒细胞大于 50%。③革兰染色或培养查出腹膜透析液中存在细菌。

（4）治疗。

1）立即留取透出液做常规和细菌学检查后，更换外接短管。

2）经验性选用抗生素，如一代头孢加广谱抗革兰阴性菌抗生素加入腹透液中留腹，分间断给药及持续给药两种方式腹腔给药。

3）根据药物敏感试验结果选用抗生素。抗生素总疗程 14 天。金黄色葡萄球菌、革兰阴性菌和肠球菌引起的腹膜炎，疗程 3 周以上。

4）治疗 5 天以上症状不改善者，予以拔管，同时静脉用抗生素。拔管可减少并发症，降低死亡率。

5）真菌及结核感染，一经确诊立即拔管，并予以相应的抗真菌或抗结核治疗。

（5）预防。

1）加强医护人员的培训，尤其是换液前洗手，正确的操作能明显降低出口感染及腹膜炎。

2）导管置入时出口向下，出口处应避免缝合，可减少出口感染，从而降低腹膜炎的发生率。

3）出口处的护理，导管置入至伤口完全愈合前要由医护人员用无菌技术进行敷料更换，更换敷料时要始终保持导管固定不动，避免损伤及牵拉出口处，必要时可用庆大霉素或莫匹罗星软膏涂在出口处，以减少出口感染。

4）应用自动腹膜透析机以减少操作次数，CAPD 时使用双联系统腹透液，透析灌液前冲洗管路等能有效降低腹膜炎的风险。

5）进行侵入性操作前预防性使用抗生素可降低腹膜炎的风险。

6）避免便秘及腹泻，二者均可能导致微生物通过肠壁的移生产生腹膜炎的风险。

7）腹膜透析的患儿在其他脏器感染需使用抗生素时，应常规应用抗真菌药物口服以预防真菌性腹膜炎。

2. 腹透管并发症

（1）管周渗漏：除出口部位可见渗液，也可表现为不对称的皮下隆起和水肿，透出液引流减少，体重增加。超声检查可协助诊断。延迟腹膜透析可促使管周渗漏自发停止，一旦出现渗漏，应立即停止腹膜透析，停止透析 24 ~ 48 小时。如病情需要必须透析，可暂时改为血液透析 1 ~ 2 周，腹膜愈合后再继续腹膜透析。预防：采用双涤纶套导管和置管时，在缝合腹膜及腹直肌后鞘时采用双荷包缝合，荷包缝合后应仔细检查管周是否有漏液，如有渗漏，立即在荷包外再加以缝合，只有确保管周没有漏液才可缝合腹直肌后鞘，同时荷包缝合时应注意用细针粗线，以防止较大的针口导致渗漏；最好在置管 2 周后再开始透析。如需置管后马上透析，应采用 IPD 方案，让腹腔有休息的时间，以利于伤口的愈合。此外，进液量应从 10 mL/kg 开始，逐渐加至目标量。

（2）引流不畅：当引流液明显少于灌入液体且没有管周渗漏证据时应考虑引流不畅。可能的原因为皮下隧道的腹透管扭曲，腹腔内腹透管出现漂移或被大网膜包裹、牵拉。便秘、腹膜炎发作或发作后纤维蛋白栓、纤维蛋白条堵塞腹透管小孔等。相应的处理包括纠正皮下扭曲的导管，治疗便秘，导管漂移所致者进行导管末端重新定位，大网膜包裹所致者外科手术剥离包裹的网膜，如是腹膜炎所致的引流不畅，按腹膜炎处理，除腹腔注入抗生素外，将肝素加入腹透液中透析，必要时用尿激酶 3 000 IU 加入生理盐水 30 mL 注入腹透管。夹住导管 1 ~ 2 小时以治疗纤维蛋白阻塞所致的引流不畅，若上述处理仍无法恢复腹透管引流，拔出阻塞的导管，重新置入新的腹透管。

（3）透析管移位：导管带有不透 X 线的条纹，腹平片可确诊透析导管是否出现漂移。如出现导管移位，可尝试使用腹腔镜重新定位。若重新定位失败，拔出旧导管，置入新导管。

（4）导管感染：出口感染和隧道感染统称为导管感染。以金黄色葡萄球菌及铜绿假单胞菌为最严重和常见的病原菌。出口排出脓性分泌物即可诊断出口感染，可伴有或不伴导管和表皮接触面的皮肤红肿。隧道感染可出现沿腹透管皮下移行段的皮肤红肿、触痛，有时症状隐匿，需行超声检查才能发现。一旦出现出口感染，立即开始经验性抗生素治疗，经验性治疗抗生素的抗菌谱要覆盖金黄色葡萄球菌。除行分泌物培养外，可及时行分泌物涂片革兰染色指导初始治疗。抗生素治疗至少 2 周，合适的抗生素、疗程足够仍不能控制感染者要在抗生素治疗下更换腹膜透析管。

（5）腹壁及管周疝：可通过 B 超确诊。发现疝应尽快手术修补，术后应尽可能降低腹腔内压，使用低剂量透析或改用血液透析至伤口愈合。置管后需立即开始透析者，入液量从 10 mL/kg 开始，避免过大入液量对预防切口疝及管周疝非常重要。

参 考 文 献

［1］江载芳. 实用小儿呼吸病学［M］.2版. 北京：人民卫生出版社，2020.

［2］刘春峰，魏克伦. 儿科急危重症［M］. 北京：科学出版社，2019.

［3］黄国英，王天有. 儿科学［M］.2版. 北京：人民卫生出版社，2022.

［4］廖伟，孙新. 实用临床儿科学［M］. 郑州：郑州大学出版社，2021.

［5］封志纯，毛健. 实用早产儿学［M］. 北京：人民卫生出版社，2022.

［6］王天有，申昆玲，沈颖. 诸福棠实用儿科学［M］.9版. 北京：人民卫生出版社，2022.

［7］唐晓艳. 协和听课笔记：儿科学［M］. 北京：中国协和医科大学出版社，2020.

［8］薛辛东，赵晓. 儿科学［M］.4版. 北京：人民卫生出版社，2019.

［9］赵祥文，肖政辉. 儿科急诊医学［M］.5版. 北京：人民卫生出版社，2022.

［10］包新华，姜玉武，张月华. 儿童神经病学［M］.3版. 北京：人民卫生出版社，2021.

［11］鲍一笑. 小儿呼吸系统疾病学［M］.2版. 北京：人民卫生出版社，2019.

［12］罗小平. 身材矮小症儿童诊疗规范［M］. 北京：人民卫生出版社，2019.

［13］毛萌，江帆. 儿童保健学［M］.4版. 北京：人民卫生出版社，2020.

［14］赵晓东. 儿童免疫学［M］.2版. 北京：人民卫生出版社，2022.

［15］蔡威，张潍平，魏光辉. 小儿外科学［M］.6版. 北京：人民卫生出版社，2020.

［16］申昆玲. 儿科呼吸系统疾病实例分析［M］. 北京：人民卫生出版社，2018.

［17］邵肖梅，叶鸿瑁，丘小汕. 实用新生儿学［M］. 北京：人民卫生出版社，2019.

［18］朱翠平，李秋平，封志纯. 儿科常见病诊疗指南［M］. 北京：人民卫生出版社，2018.